护理学基础与各科护理实践

HULIXUE JICHU YU
GEKE HULI SHIJIAN

主 编 申雪花 董建萍 赵素英 孟 倩 吕少芳

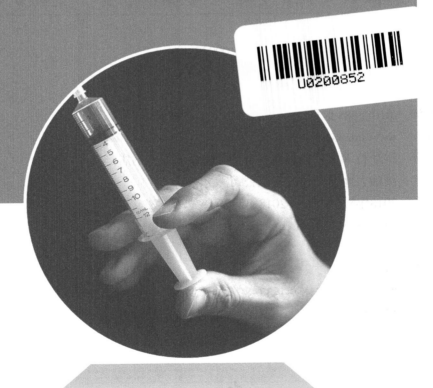

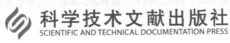
科学技术文献出版社
SCIENTIFIC AND TECHNICAL DOCUMENTATION PRESS
·北 京·

图书在版编目（CIP）数据

护理学基础与各科护理实践 / 申雪花等主编. — 北京：科学技术文献出版社, 2018.5
ISBN 978-7-5189-4437-8

Ⅰ.①护… Ⅱ.①申… Ⅲ.①护理学 Ⅳ.①R47

中国版本图书馆CIP数据核字(2018)第099477号

护理学基础与各科护理实践

策划编辑：曹沧晔　　　责任编辑：曹沧晔　　　责任校对：赵　瑷　　　责任出版：张志平

出 版 者	科学技术文献出版社
地　　址	北京市复兴路15号　邮编　100038
编 务 部	(010) 58882938，58882087（传真）
发 行 部	(010) 58882868，58882874（传真）
邮 购 部	(010) 58882873
官方网址	www.stdp.com.cn
发 行 者	科学技术文献出版社发行　全国各地新华书店经销
印 刷 者	济南大地图文快印有限公司
版　　次	2018年5月第1版　2018年5月第1次印刷
开　　本	880×1230　1/16
字　　数	432千
印　　张	14
书　　号	ISBN 978-7-5189-4437-8
定　　价	148.00元

前　言

随着社会经济的发展和生活水平的提高，人们对护理专业人员的技能提出了更高的要求。与此同时，医学科技的发展使护理新理论、新技术不断涌现并广泛应用于临床，有效减轻了患者负担，缓解了患者病情。实施以人的健康为中心，以护理程序为框架的整体护理模式，要求护士具备更高的人文素质、实践技能、整体护理知识和社会知识，本书正是在这样的背景下编写而成的。

本书首先介绍护理基础；然后介绍常见疾病的护理，涉及呼吸系统疾病护理、循环系统疾病护理、消化系统疾病护理、神经系统疾病护理、妇产科疾病护理以及骨科护理等。内容简明，实用性强，可为广大护理工作者的临床工作提供参考。

在编写的过程中，虽力求做到写作方式和文笔风格一致，但由于各位作者的临床经验及编书风格有所差异，加之时间仓促，篇幅有限，书中疏漏在所难免，希望广大同仁不吝赐教，使我们得以改进和提高。

编　者
2018 年 4 月

目　录

第一章　生命体征的观察和测量技术 ………………………………………………… 1
　　第一节　体温的观察与测量 ……………………………………………………… 1
　　第二节　脉搏的观察与测量 ……………………………………………………… 3
　　第三节　呼吸的观察与测量 ……………………………………………………… 4
　　第四节　血压的观察与测量 ……………………………………………………… 5
第二章　临床护理基本操作 …………………………………………………………… 8
　　第一节　口服给药法 ……………………………………………………………… 8
　　第二节　注射给药法 ……………………………………………………………… 9
　　第三节　吸入给药法 ……………………………………………………………… 15
　　第四节　滴入给药法 ……………………………………………………………… 17
　　第五节　栓剂给药法 ……………………………………………………………… 18
　　第六节　灌肠技术 ………………………………………………………………… 20
　　第七节　导尿技术 ………………………………………………………………… 24
　　第八节　外周静脉通路的建立与维护 …………………………………………… 27
　　第九节　中心静脉通路的建立与维护 …………………………………………… 29
　　第十节　静脉输血的程序 ………………………………………………………… 33
第三章　呼吸系统疾病护理 …………………………………………………………… 36
　　第一节　急性气管－支气管炎 …………………………………………………… 36
　　第二节　肺炎 ……………………………………………………………………… 37
第四章　循环系统疾病护理 …………………………………………………………… 42
　　第一节　原发性高血压 …………………………………………………………… 42
　　第二节　心律失常 ………………………………………………………………… 46
第五章　消化系统疾病护理 …………………………………………………………… 54
　　第一节　急性胃炎 ………………………………………………………………… 54
　　第二节　慢性胃炎 ………………………………………………………………… 56
第六章　泌尿系统疾病护理 …………………………………………………………… 60
　　第一节　急性肾小球肾炎 ………………………………………………………… 60
　　第二节　慢性肾小球肾炎 ………………………………………………………… 64
　　第三节　肾病综合征 ……………………………………………………………… 67
　　第四节　急进性肾小球肾炎 ……………………………………………………… 71
　　第五节　IgA 肾病 ………………………………………………………………… 72
第七章　神经系统疾病护理 …………………………………………………………… 74
　　第一节　颅内压增高 ……………………………………………………………… 74
　　第二节　脑脓肿 …………………………………………………………………… 82
　　第三节　重症颅脑损伤 …………………………………………………………… 83

第四节　听神经瘤 …………………………………………………………… 89
第五节　垂体瘤 ……………………………………………………………… 92
第八章　血液系统疾病护理 …………………………………………………… 96
　第一节　急性白血病护理 …………………………………………………… 96
　第二节　淋巴瘤护理 ………………………………………………………… 99
第九章　内分泌系统疾病护理 ………………………………………………… 103
　第一节　甲状腺功能亢进症 ………………………………………………… 103
　第二节　甲状腺功能减退症 ………………………………………………… 110
第十章　风湿免疫系统疾病护理 ……………………………………………… 113
　第一节　肉芽肿性多血管炎护理 …………………………………………… 113
　第二节　贝赫切特病护理 …………………………………………………… 116
　第三节　原发性干燥综合征护理 …………………………………………… 121
　第四节　抗磷脂抗体综合征护理 …………………………………………… 125
　第五节　结节性脂膜炎护理 ………………………………………………… 130
　第六节　骨与关节的真菌感染 ……………………………………………… 134
第十一章　妇产科疾病护理 …………………………………………………… 140
　第一节　妊娠期高血压 ……………………………………………………… 140
　第二节　前置胎盘 …………………………………………………………… 144
　第三节　胎盘早剥 …………………………………………………………… 146
　第四节　异常分娩 …………………………………………………………… 149
　第五节　胎膜早破 …………………………………………………………… 163
　第六节　羊水栓塞 …………………………………………………………… 165
　第七节　流产 ………………………………………………………………… 168
　第八节　早产 ………………………………………………………………… 170
　第九节　子宫肌瘤 …………………………………………………………… 172
　第十节　子宫颈癌 …………………………………………………………… 175
第十二章　骨科护理 …………………………………………………………… 179
　第一节　骨科患者的一般护理 ……………………………………………… 179
　第二节　骨折概述 …………………………………………………………… 189
　第三节　上肢骨折概述 ……………………………………………………… 196
　第四节　锁骨骨折 …………………………………………………………… 196
　第五节　肱骨干骨折 ………………………………………………………… 199
　第六节　肱骨髁上骨折 ……………………………………………………… 202
　第七节　尺桡骨骨折 ………………………………………………………… 205
　第八节　桡骨远端骨折 ……………………………………………………… 207
　第九节　下肢骨折概述 ……………………………………………………… 209
　第十节　股骨颈骨折 ………………………………………………………… 210
　第十一节　股骨干骨折 ……………………………………………………… 213
参考文献 ………………………………………………………………………… 218

第一章

生命体征的观察和测量技术

生命体征是指体温、脉搏、呼吸及血压，是机体内在活动的一种客观反映。当机体出现异常时，生命体征可发生不同程度的变化，因而生命体征成为衡量患者身体健康状况的基本指标。正确观察生命体征可以为疾病的预防、诊断、治疗及护理提供参考资料和依据。

第一节　体温的观察与测量

体温（temperature）指身体内部的温度，正常情况下，人的体温保持在相对恒定的状态，通过大脑和丘脑下部的体温调节中枢的调节及神经体液的作用，使产热和散热保持动态平衡。人体产热主要是通过内脏器官尤其是肝代谢和骨骼肌运动而进行的，散热则是通过辐射、传导、对流、蒸发等方式进行的。

测量体温所采用的单位是摄氏度（℃）或华氏度（°F），一般常用摄氏度。两者换算关系为：

℃ = （°F − 32）×5/9 或°F = ℃ ×9/5 + 32

一、体温的观察

（一）正常体温

1. **体温的范围**　正常体温常以口腔、直肠、腋下温度为标准。这3个部位测得的温度与机体深部体温相接近。正常人口腔舌下温度在36.3 ~ 37.2℃；直肠温度受外界环境影响小，故比口腔温度高出0.3 ~ 0.5℃；腋下温度受体表散热、局部出汗、潮湿等因素影响，比口腔温度低0.3 ~ 0.5℃。同时对这3个部位进行测量，其温度差一般不超过1℃。直肠温度虽然与深部体温更为接近，但由于测试不便，故临床上除小儿外，一般都测口腔温度或腋下温度。

2. **体温的生理性变动**　体温可随年龄、昼夜、运动、情绪等变化而出现生理性变动，但在这些条件下体温的改变往往在正常范围内或呈一过性改变。

（1）年龄的差异：新生儿因体温调节中枢发育不完善，其体温易受环境温度的影响，并随之波动；儿童由于代谢旺盛，体温可略高于成人；老年人由于代谢低下，体温可在正常范围内的低值。

（2）昼夜差异：体温一般在清晨2 ~ 6时最低，下午2 ~ 8时最高，其变动范围不超过平均值±0.5℃。这种昼夜的节律波动与人体活动、代谢、血液循环等周期性变化有关，如长期夜班工作的人员，则可出现夜间体温升高，日间体温下降的现象。

（3）性别差异：女性体温略高于男性。女性的基础体温还随月经周期而出现规律性的变化，即月经期和月经后的前半期体温较低，排卵日最低，而排卵后到下次月经前体温逐步升高，月经来潮后，体温又逐渐下降，体温升降范围在0.2 ~ 0.5℃。这种体温的周期性变化与血液中孕激素（黄体酮）及其他激素浓度的变化有关。

（4）运动影响的差异：剧烈运动时，骨骼肌紧张并强烈收缩，使产热量激增；同时由于交感神经兴奋，释放肾上腺素、甲状腺素和肾上腺皮质激素增多，代谢率增高而致体温上升。

（5）受情绪影响的差异：情绪激动、精神紧张都可使体温升高，这与交感神经兴奋有关。

（6）其他：进食、沐浴可使体温升高，睡眠、饥饿可使体温降低。

（二）异常体温

1. 发热　在致热原的作用下或体温调节中枢的功能障碍时，机体产热增加，而散热减少，体温升高超过正常范围，称为发热。

发热时，体温升高（以口腔温度为准）不超过38℃为低热，38~38.9℃为中等热，39~40.9℃为高热，超过41℃为超高热。发热过程可分为3个阶段。

（1）体温上升期：患者主要表现为畏寒、皮肤苍白、无汗，甚至寒战。

（2）发热持续期：患者主要表现为颜面潮红、皮肤灼热、口唇干燥、呼吸和脉搏增快。

（3）退热期：患者主要表现为大量出汗和皮肤温度降低。

将发热时所测得的体温值绘制成曲线图，可呈现不同的形态，称为热型。常见的热型有稽留热、弛张热、间歇热和不规则热。热型常能提示某种疾病的存在。

2. 体温过低　体温在35℃以下称为体温过低。可见于早产儿及全身衰竭的危重患者。

体温过低，开始时可出现寒战，当体温继续下降时，四肢开始麻木，并丧失知觉，血压下降，呼吸减慢，甚至意识丧失，出现昏迷。

二、测量体温的方法

（一）体温计

最为常用的是玻璃汞（水银）柱式体温计。水银端受热后，水银膨胀沿毛细管上升，所达刻度即为体温的度数。摄氏体温计的刻度为35~42℃，每一大格为1℃，每一小格为0.1℃。测量不同部位的体温计，其外形也有所不同，如口表和肛表的玻璃管呈三棱状，腋表的玻璃管呈扁平状；口表和腋表的水银端细长，肛表水银端粗短。

此外，还有各种电子体温计，采用电子感温探头来测量体温，测量迅速，读数直观，使用方便；化学体温计（点阵式体温计）则是将对特定温度敏感的化学试剂制成点状，在体温计受热45s内，即可从试剂点颜色的改变上来得知所测得的体温值，该体温计为一次性用品，用后即可丢弃，不会引起交叉感染。

红外线耳式体温计是通过测量耳朵鼓膜的辐射亮度，非接触地实现对人体温度的测量，只需将探头对准外耳道，按下测量钮，仅有几秒钟就可得到测量数据，非常适合急重病患者、老年人、婴幼儿等使用。

（二）测量方法

1. 用物　测量盘内盛体温计、纱布、弯盘、记录本、笔及有秒针的表。

2. 操作方法　检查体温计有无破损，水银柱是否甩到35℃以下，以免影响测量结果。备齐用物，携至床边，向患者解释并交代注意事项，以取得配合，并根据病情需要选择测量体温的部位。

（1）口腔测量法：将口表水银端斜放于舌下靠近磨牙处的深部，此处称热袋（heatpocket）系舌动脉经过处，所测出的温度最接近身体深部体温。嘱患者闭口用鼻呼吸，勿咬体温计。3min后取出体温计，用纱布擦净，与视线平行，稍转动看清度数并记录，将水银柱甩至35℃以下，放在弯盘内。

（2）腋下测量法：沾干腋下汗液，将体温计的水银端放于腋窝中央，紧贴皮肤，屈臂过胸夹紧。10min后取出，余同口腔测量法。

（3）直肠测量法：患者取侧卧位，小儿可取俯卧位，露出臀部，用液状石蜡润滑肛表水银端，分开臀部，看清肛门，轻轻插入肛门内3~4cm。婴幼儿测量，只需插入肛门即可。3min后取出，用卫生纸擦净，余同口腔测量法。

将所测体温绘制于体温单上，口腔温度用蓝圆点表示，腋下温度用蓝叉表示，直肠温度用蓝圆圈表示，并以蓝线与前一次的相连。高热患者降温30min后，所测体温绘制在降温前体温的同一纵格内，用红圆圈表示，并以红虚线与降温前体温相连，下一次测得的体温仍与降温前的体温相连。

3. 注意事项

（1）体温计应轻拿轻放，甩动时注意勿触及周围物体，以防损坏。

（2）幼儿、精神异常或昏迷患者、口鼻部施行手术者、呼吸困难者，不可采用口腔测温；腹泻、直肠或肛门施行手术者，不可采用直肠测温。

（3）进食或面颊部做冷敷、热敷者，须过 30min 后再测口腔温度；坐浴或灌肠后须待 30min 后，方可测量直肠温度。

（4）幼儿、精神异常或昏迷患者测量时，护士应在旁守护并用手扶托，以防发生意外。

（5）发现体温与病情不符合时，应重新测量。如有异常应立即通知医生，并采取相应措施。

（6）若患者不慎咬碎体温计将水银吞下时，首先应及时清除口腔内玻璃碎屑，以免损伤口腔与消化道组织；再口服蛋清液或牛奶，以延缓汞的吸收；若不影响病情，还可给予粗纤维食物，以加快汞的排泄。

（三）体温计的消毒及检查法

1. 体温计的清洁与消毒　目的是保持体温计清洁，防止交叉感染。常用消毒液有 70% 乙醇、1% 过氧乙酸、2 000mg/L 有效氯等。

（1）容器：所有盛消毒液和体温计的容器均应有盖，消毒液容器内有尼龙网兜。消毒液每天更换 1 次，容器每周消毒 1 次。

（2）方法：先将所用过的体温计全部浸没于一只盛有消毒液的容器内，5min 后取出，再放入另一盛有相同消毒液的容器内浸泡，30min 后取出，用冷开水冲净，再用消毒纱布擦干，存放于清洁盒内备用。肛表应按上述方法另行消毒。

2. 体温计的检查法　为保证测量准确，使用中的体温计应定期进行准确性检查。检查时，先将所有体温计的水银柱甩至 35℃ 以下，再同时置入 40℃ 的水中或恒温箱内，3min 后取出检视，若体温计误差超过 ±0.2℃ 或水银柱有裂隙者或自行下降者，则不再使用。

（申雪花）

第二节　脉搏的观察与测量

脉搏（pulse）是指在身体浅表动脉上可触摸到的搏动，是由心脏节律性地收缩和舒张引起动脉血管壁的相应扩张和回缩所产生的。正常情况下，脉率和心率是一致的。

一、脉搏的观察

（一）正常脉搏

正常成年人的脉搏为 60~100 次/分。脉搏的节律规则，间隔时间相等，搏动强弱适中。脉搏可随年龄、性别、活动和情绪等因素而变动。一般幼儿的脉搏比成年人的快，同年龄女性的脉搏比男性的稍快。进食、运动和情绪激动时，脉搏可暂时增快，休息和睡眠时，脉搏会相对减慢。

（二）异常脉搏

1. 频率的改变　成年人脉率超过 100 次/分，称为速脉，见于发热、甲状腺功能亢进症及由于缺血、缺氧所致的心脏代偿情况；低于 60 次/分，称为缓脉，见于颅内压增高、房室传导阻滞。

2. 节律的改变　脉搏间隔时间不等，称不整脉。有规律的不整脉是在一系列均匀的脉搏中，出现一次提前的搏动，随后有一补偿性的间歇，称为间歇脉。若每隔一个或两个正常搏动后出现一次提前搏动，呈二联脉或三联脉，见于各种原因引起的心肌损害。无规律的不整脉是在单位时间内脉率少于心率，且脉搏节律不等，强弱不同，称细脉（脉搏短绌），见于心房纤颤。

3. 强弱的改变　当心排血量大、外周阻力小、动脉充盈度和脉压较大时，脉搏强大，称洪脉，常见于高热、甲状腺功能亢进症；当有效循环血量降低、心排血量减少时，脉搏细弱，称丝状脉，常见于大出血、休克、心脏功能衰竭。

二、测量方法

凡浅表靠近骨骼的大动脉都可以用来测量脉搏。常取的部位是桡动脉，其次是颞动脉、颈动脉、股动脉及足背动脉等。

（一）用物

有秒针的表、记录本、笔。

（二）操作方法

（1）患者取卧位或坐位，手臂自然放置。

（2）以示指、中指、环指三指的指端按在患者的桡动脉上，压力的大小以清楚触及动脉搏动为宜。计数30s，将测得的脉率乘以2，记录。心脏病患者应测量1min。

（3）如患者有脉搏短绌时，应由两人测量，1人数脉率，1人听心率，由听心率者发出"起""停"口令，两人同时开始，测1min，记录方式：心率/脉率/分。

（4）将所测脉搏绘制于体温单上，脉率以红圆点表示，心率以红圆圈表示。如果脉搏与体温重叠于一点时，先画体温，再将脉搏用红圈画于其外；若系直肠温度，先以蓝圈表示体温，再在其内以红点表示脉搏。相邻脉搏之间应以红线连接。若需绘制脉搏短绌图，则于心率与脉率之间以红线连接。

（三）注意事项

（1）测量脉搏前，应使患者保持安静，活动后须休息15~30min再测。

（2）不可用拇指测量脉搏，因为拇指小动脉搏动易与患者的脉搏相混淆。

（3）测量时注意力集中，仔细测量脉搏的频

（4）节律、强弱，如与病情不符应重新测量。

（申雪花）

第三节　呼吸的观察与测量

呼吸（respiration）是指机体与环境之间进行气体交换的过程。通过呼吸，机体不断地从外界摄取氧和排出二氧化碳，以满足机体新陈代谢的需要和维持内环境的相对稳定。通过观察呼吸运动，可以判断机体内外环境气体交换情况，进而帮助判断病情。

一、呼吸的观察

（一）正常呼吸

正常呼吸时，胸廓、腹壁呈平稳、有节律的起伏运动，呼气较吸气略长，吸与呼之比为1：（1.5~2.0）。成人呼吸频率16~20次/分，呼吸与脉搏的比例为1：4。

呼吸频率和深浅度可随年龄、性别、活动、情绪、意识等因素而改变。一般幼儿呼吸比成人呼吸快，同年龄女性呼吸比男性呼吸稍快，活动和情绪激动时呼吸增快，休息和睡眠时呼吸较慢，意识也能控制呼吸的频率、节律及深浅度。

（二）异常呼吸

1. 频率的改变　成人呼吸超过24次/分为呼吸增快，多见于高热、缺氧；少于10次/分，为呼吸缓慢，多见于颅内压增高、巴比妥类药物中毒。

2. 节律的改变　常表现为周期性呼吸即呼吸运动与呼吸暂停呈周期性交替出现，有两种形式：

（1）潮式呼吸，又称陈-施（Chyne-Stokes's）呼吸：其特点为呼吸由浅慢逐渐加深加快，达高潮

后，又逐渐变浅变慢，然后呼吸暂停 5～30s，之后又重复出现上述呼吸，如此周而复始，犹如潮水涨落，故称潮式呼吸。多见于脑出血、全身衰竭的患者。

（2）间断呼吸，又称毕奥（Biot's）呼吸：其特点为在几次有规律的呼吸后，突然呼吸停止约 10s，然后又开始呼吸，如此反复交替。常见于颅内压增高症或呼吸中枢衰竭的患者。

周期性呼吸发生的机制是，由于呼吸中枢兴奋性减弱，血中正常浓度的二氧化碳不能通过化学感受器引起呼吸中枢兴奋，故呼吸逐渐减弱，以致呼吸暂停。由于呼吸暂停，血中二氧化碳分压增高，至一定程度后，通过化学感受器，反射性地兴奋呼吸中枢，引起呼吸。随着呼吸的进行，二氧化碳的排出，血中二氧化碳分压降低，呼吸再次减慢以致暂停，从而形成周期性呼吸。此种呼吸提示病情危重，尤其是间断呼吸，常出现在呼吸停止之前。

3. 深浅度的改变　一般情况下，急促的呼吸常表浅，缓慢的呼吸常深大。呼吸浅快见于肋骨骨折、胸腔积液、气胸、肺实变等；呼吸深慢见于代谢性酸中毒，是机体代偿的表现。

4. 呼吸困难　是呼吸的频率、节律、深浅度改变的总称，患者主观上感到胸闷气急、呼吸费力，客观上伴有烦躁、面色和末梢发绀、出冷汗、不能平卧等体征。

（1）吸气性呼吸困难：其特点为吸气费力，吸气时间延长，可出现"三凹征"（胸骨上窝、锁骨上窝、肋间隙凹陷），亦可出现鼻翼扇动和一种高音调声响。其发生机制为上呼吸道部分梗阻，气流进入不畅，呼吸肌收缩增强所致。常见于气管内异物或肿瘤，喉头水肿或痉挛。

（2）呼气性呼吸困难：其特点为呼气费力，呼气时间明显延长，并伴有喘息声。其发生机制为下呼吸道部分梗阻或痉挛，导致气流呼出不畅。常见于哮喘和阻塞性肺气肿。

（3）混合性呼吸困难：其特点为吸气与呼气均费力，呼吸频率增快。其原因为广泛性肺部病变，使气体交换面积减少，从而影响肺换气功能。常见于肺炎、肺不张、急性肺水肿等。

二、测量呼吸的方法

（一）用物

有秒针的表、记录本、笔。

（二）操作方法及注意事项

（1）在测量脉搏后，仍保持测量脉搏的手势，使患者处于不知不觉的自然状态中，观察患者胸部或腹部的起伏，一起一伏为 1 次呼吸，计数 30s，将所测值乘以 2 并记录。对呼吸不规则的患者和婴儿，应测 1min。

（2）计数同时，观察呼吸节律、深浅度的改变。

（3）重危患者呼吸气息微弱不易观测时，可用少许棉絮置患者鼻孔前，观察棉絮被吹动，并计数 1min。

（4）将所测呼吸绘制于体温单上，用蓝圆点表示，相邻呼吸之间以蓝线连接，或记录于体温单上的呼吸一栏内，相邻的呼吸应上下错开记录，以便于查看。

（申雪花）

第四节　血压的观察与测量

血压（blood pressure，BP）是指血液在血管内流动时对血管壁产生的侧压力。一般指动脉血压，如无特别注明，是指肱动脉血压。

当心脏收缩时，动脉血压上升达到最高值，称为收缩压（systolic pressure）；当心脏舒张时，动脉血压下降达到最低值，称为舒张压（diastolic pressure）。收缩压与舒张压之差称为脉压（pulse pressure）。血压的单位通常采用 mmHg。

一、血压的观察

（一）正常血压

1. 血压的范围　正常成年人在安静时，收缩压为 90～139mmHg，舒张压为 60～89mmHg，脉压为 30～40mmHg。

2. 生理性变化

（1）年龄和性别的影响：动脉血压随年龄的增长而增高。随着年龄的增长，收缩压和舒张压均有逐渐增高的趋势，但收缩压的升高比舒张压的升高更为显著。女性在更年期前血压低于男性，更年期后，血压差别较小。

（2）昼夜和睡眠的影响：一般傍晚高于清晨；过度劳累或睡眠不佳时，血压稍有升高；睡眠和休息后，可略有下降。

（3）环境的影响：寒冷环境中，血压可上升；高温环境中，血压可下降。

（4）不同部位的影响：部分人的右上肢血压高于左上肢 10mmHg 左右，这是由于右侧肱动脉来自主动脉弓的第一大分支无名动脉，而左侧肱动脉来自主动脉弓的第三大分支左锁骨下动脉，在血液运行中，能量稍有消耗，压力有所下降；大多数人下肢血压比上肢血压高 20～40mmHg，与股动脉的管径较肱动脉粗、血流量大有关。

（5）精神状态的影响：紧张、恐惧、害怕及疼痛都可引起收缩压的升高，而舒张压变化较小。

（6）此外劳动、饮食等均可影响血压值。

（二）异常血压

1. 高血压　目前我国采用国际上统一的血压分类和标准，成年人高血压定义为收缩压≥140mmHg和（或）舒张压≥90mmHg。

原发性高血压称为高血压病，继发性高血压则继发于其他疾病，如肾疾病、主动脉狭窄、嗜铬细胞瘤及妊娠高血压症等。过高的血压增加心脏的负担，容易诱发左侧心力衰竭，也易发生高血压脑病。

2. 低血压　血压低于 90/60～50mmHg，称为低血压。

各种原因引起的休克，可出现血压降低。血压过低可造成身体组织器官缺血缺氧，如不及时发现和处理，就会使身体的重要器官如心、肺、脑、肾组织发生变性坏死，甚至脏器功能衰竭，严重者导致死亡

3. 脉压异常　脉压增大，常见于主动脉瓣关闭不全、动脉硬化；脉压减小，可见于心包积液。

二、血压的测量

（一）血压计

动脉血压可用血压计来进行间接测量，这是根据血流通过狭窄的血管管道，形成涡流时发出声响的原理来设计的。

1. 普通血压计　由输气球、袖带、血压表 3 个主要部分组成。成人袖带的宽度为 12cm，长度为 24cm；小儿袖带的宽度则应为其上臂的 2/3，故有各种型号。血压表有汞柱式和弹簧式两种，常用汞柱式。

2. 电子血压计　在其袖带上有换能器，经过微电脑控制数字处理，在显示板上直接显示收缩压、舒张压和脉搏 3 个参数，并能自动充气和放气。

（二）测量方法

1. 用物　血压计、听诊器、笔记本、笔。

2. 测量部位　上肢肱动脉或下肢腘动脉。

（三）操作方法

检查血压计是否有漏气、汞量不足、汞柱裂隙等现象，以免影响测量结果的准确性，并根据患者情

况选择测量部位，一般用上肢测量法。

1. 上肢血压测量法　嘱患者取坐位或卧位，伸出一臂，将衣袖卷至肩部，袖口不可太紧，以免影响血流顺利通过。肘部伸直，手掌向上，肱动脉与心脏保持同一水平，坐位时肱动脉平第4肋间，仰卧位时肱动脉平腋中线。放平血压计，打开盒盖呈90°垂直位置，开启汞槽开关，将袖带平整缠于患者上臂，松紧度以放入一指为宜，袖带下缘距肘窝2～3cm。戴上听诊器，在肘窝内侧摸到肱动脉搏动点，将听诊器的胸件置于其上，但不能塞在袖带内，用手固定，另一只手握气球，关气门，向袖带内充气至肱动脉搏动声消失，再升高20～30mmHg，然后放开气门以每秒钟4mmHg的速度使汞柱缓慢下降，注视汞柱所示刻度，听到第一搏动声的汞柱刻度为收缩压，此时袖带内压与心室收缩压相等，血液能在心脏收缩时通过被压迫的血管。随后搏动声继续存在，直至袖带内压降至与心室舒张压相等时，搏动声突然变弱或消失，此时汞柱所示刻度为舒张压。测量完毕，排尽袖带内余气，拧紧阀门螺旋，解开袖带，整理妥善，放入盒内，气门螺旋卡在固定架上，将血压计向右倾斜45°关闭汞槽开关，盖上盒盖平稳放置。

2. 下肢血压测量法　嘱患者取仰卧稍屈膝位或俯卧位，露出下肢。用袖带（宽带比被测肢体直径宽20%）缠于患者大腿下部，其下缘在腘窝上3～5cm处，如肢体较粗，可加用宽布带包于袖带外面，缠于肢体上，听诊器胸件置于腘动脉搏动点上。其余测量方法同上肢测量法。

测得的血压值以分式记录在体温单的血压一栏内或指定的表格内，即收缩压/舒张压，可免记剂量单位，但下肢血压应注明"下"，以免发生误会。

（四）注意事项

（1）测量血压前，应使患者安静休息15min，或者在清晨时测量，以消除疲劳和精神紧张对血压的影响。

（2）袖带的宽带要符合规定的标准，如使用的袖带太窄，须用较高的空气压力才能阻断动脉血流，使测得的血压值偏高；如果袖带过宽，大段血管受压，增加血流阻力，使搏动在到达袖带下缘之前已消失，测得的血压值偏低。

（3）袖带缠裹要松紧适度，如果袖带过松，充气时呈球状，不能有效阻断动脉血流，使测得的血压值偏高；如果袖带过紧，可使血管在袖带未充气前已受压，致使测得的血压值偏低。

（4）为了避免血液重力作用的影响，测量血压时，肱动脉与心脏应处于同一水平。如果肢体位置高于心脏位置，测得的血压值偏低；反之血压值偏高。

（5）出现血压听不清或者异常时，应重新测量：先驱尽袖带内的气体，汞柱降至"0"点，稍待片刻，再进行测量，直到测准为止。不可连续反复加压，避免影响血压值和引起患者不适。

（6）为有助于测量的准确性和对照的可比性，对须密切观察血压者，应做到"四定"，即定时间、定部位、定体位、定血压计。

（7）血压计要定期进行检查和维修，防止血压计本身造成误差，如充气时汞柱不能上升至顶部，即表示汞量不足或漏气，应及时维修。

（申雪花）

第二章

临床护理基本操作

第一节　口服给药法

药物口服后，经胃肠道吸收，可发挥局部或全身治疗的作用。

一、摆药

（一）药物准备类型

1. 中心药房摆药　目前国内不少医院均设有中心药站，一般设在医院内距离各病区适中的地方，负责全院各病区患者的日间用药。

病区护士每日上午在医生查房后把药盘、长期医嘱单送至中心药站，由药站专人处理医嘱，并进行摆药、核对。口服药摆每日3次量，注射药物按一日总量备齐。然后由病区护士当面核对无误后，取回病区，按规定时间发药。发药前须经另一人核对。

各病区另设一药柜，备有少量常用药、贵重药、针剂等，作为临时应急用。所备的药物须有固定基数，用后及时补充，交接班时按数点清。

2. 病区摆药　由病区护士在病区负责准备自己病区患者的所需药品。

（二）用物

药柜（内有各种药品）、药盘（发药车）、小药卡、药杯、量杯（10～20mL）、滴管、药匙、纱布或小毛巾、小水壶（内盛温开水）、服药单。

（三）操作方法

1. 准备　洗净双手，戴口罩，备齐用物，依床号顺序将小药卡（床号、姓名）插于药盘上，并放好药杯。

2. 按服药单摆药　一个患者的药摆好后，再摆第2个患者的药，先摆固体药再摆水剂药。

（1）固体药（片、丸、胶囊）：左手持药瓶（标签在外），右手掌心及小指夹住瓶盖，拇指、示指和中指持药匙取药，不可用手取药。

（2）水剂：先将药水摇匀，左手持量杯，拇指指在所需刻度，使与视线处于同一水平，右手持药瓶，标签向上，然后缓缓倒出所需药液。应以药液低面的刻度为准。同时有几种水剂时，应分别倒入不同药杯内。更换药液时，应用温开水冲洗量杯。倒毕，瓶口用湿纱布或小毛巾擦净，然后放回原处。

3. 其他　①药液不足1mL须用滴管吸取计量，1mL=15滴。为使药量准确，应滴入已盛好少许冷开水药杯内，或直接滴于面包上或饼干上服用。②患者的个人专用药，应注明床号、姓名、药名、剂量、时间，以防差错。专用药不可借给他人用。③摆完药后，应根据服药单查对1次，再由第2人核对无误后，方可发药。如需磨碎的药，可用乳钵研碎。用清洁巾盖好药盘待发。清洗滴管、乳钵等，清理药柜。

二、发药

（一）用物

温开水、服药单、发药车。

（二）操作方法

1. 准备 发药前先了解患者情况，暂不能服药者，应作交班。

2. 发药查对，督促服药 按规定时间，携服药单送药到患者处，核对服药单及床头牌的床号、姓名，并询问患者姓名，回答与服药本一致后再发药，待患者服下后方可离开。

3. 根据不同药物的特性正确给药 ①抗生素、磺胺类药物应准时给药，以保持药物在血液中的有效浓度。②健胃、助消化药物宜在饭前或饭间服。对胃黏膜有刺激的药宜在饭后服。③对呼吸道黏膜有安抚作用的保护性镇咳药，服后不宜立即饮水，以免稀释药液降低药效。④某些由肾排出的药物，如磺胺类，尿少时可析出结晶，引起肾小管堵塞，故应鼓励多饮水。⑤对牙齿有腐蚀作用和使牙齿染色的药物，如铁剂，可用饮水管吸取，服后漱口。⑥服用强心苷类药物应先测脉率、心率及节律，若脉率低于60次/分或节律不齐时不可服用。⑦有配伍禁忌的药物，不宜在短时间内先后服用，如呋喃妥因与碳酸氢钠溶液等碱性药液。⑧催眠药应就寝前服用。

发药完毕，再次与服药单核对一遍，看有无遗漏或差错。药杯集中处理。清洁药盘放回原处。需要时做好记录。

（三）注意事项

（1）严格遵守三查七对制度（操作前、中、后查，核对床号、姓名、药名、浓度、剂量、方法、时间），防止发生差错。

（2）老、弱、小儿及危重患者应协助服药，鼻饲者应先注入少量温开水，后将药物研碎、溶解后由胃管注入，再注入少量温开水冲洗胃管。更换或停止药物，应及时告诉患者。若患者提出疑问，应重新核对清楚后再给患者服下。

（3）发药后，要密切观察服药后效果及有无不良反应，若有反应，应及时与医生联系，给予必要的处理。

（申雪花）

第二节 注射给药法

注射给药是将无菌药液或生物制品用无菌注射器注入体内，达到预防、诊断、治疗目的的方法。

一、药液吸取法

1. 从安瓿内吸取药液 将药液集中到安瓿体部，用消毒液消毒安瓿颈部及砂轮，在安瓿颈部划一踞痕，重新消毒安瓿颈部，拭去碎屑，掰断安瓿。将针尖斜面向下放入安瓿内的液面下，手持活塞柄抽动活塞吸取所需药量。抽吸毕将针头套上空安瓿或针帽备用。

2. 从密封瓶内吸取药液 除去铝盖的中央部分并消毒密封瓶的瓶塞，待干。往瓶内注入与所需药液等量空气（以增加瓶内压力，避免瓶内负压，无法吸取），倒转密封瓶及注射器，使针尖斜面在液面下，轻拉活塞柄吸取药液至所需量，再以示指固定针栓，拔出针头，套上针帽备用。

若密闭瓶或安瓿内系粉剂或结晶时，应先注入所需量的溶剂，使药物溶化，然后吸取药液。黏稠药液如油剂可先加温（遇热变质的药物除外），或将药瓶用双手搓后再抽吸，混悬液应摇匀后再抽吸。

3. 注射器内空气驱出术 一手指固定于针栓上，拇指、中指扶持注射器，针头垂直向上，一手抽动活塞柄吸入少量空气，然后摆动针筒，并使气泡聚集于针头口，稍推动活塞将气泡驱出。若针头偏于一侧，则驱气时应使针头朝上倾斜，使气泡集中于针头根部，如上法驱出气泡。

二、皮内注射法

皮内注射法是将少量药液注入表皮与真皮之间的方法。

（一）目的

（1）各种药物过敏试验。

（2）预防接种。

（3）局部麻醉。

（二）用物

（1）注射盘或治疗盘内盛2%碘酊、75%乙醇、无菌镊、砂轮、无菌棉签、开瓶器、弯盘。

（2）1mL注射器、4½号针头，药液按医嘱。药物过敏试验还需备急救药盒。

（三）注射部位

（1）药物过敏试验在前臂掌侧中、下段。

（2）预防接种常选三角肌下缘。

（四）操作方法

（1）评估：了解患者的病情、合作程度、对皮内注射的认识水平和心理反应，过敏试验还需了解患者的"三史"（过敏史、用药史、家族史）；介绍皮内注射的目的、过程，取得患者配合；评估注射部位组织状态（皮肤颜色、有无皮疹、感染及皮肤划痕阳性）。

（2）准备用物，并按医嘱查对后抽好药液，放入铺有无菌巾的治疗盘内，携物品至患者处，再次核对。

（3）助患者取坐位或卧位，选择注射部位，以75%乙醇消毒皮肤、待干。乙醇过敏者用生理盐水清洁皮肤。

（4）排尽注射器内空气，示指和拇指绷紧注射部位皮肤，右手持注射器，针尖斜面向上，与皮肤呈5°刺入皮内，放平注射器，平行将针尖斜面全部进入皮内，左手拇指固定针栓，右手快速推注药液0.1mL。也可右手持注射器左手推注药液，使局部可见半球形隆起的皮丘，皮肤变白，毛孔变大。

（5）注射毕，快速拔出针头，核对后交代患者注意事项。

（6）清理用物，按时观察结果并正确记录。

（五）注意事项

（1）忌用碘酊消毒皮肤，并避免用力反复涂擦。

（2）注射后不可用力按揉，以免影响结果观察。

三、皮下注射法

皮下注射法是将少量药液注入皮下组织的方法。

（一）目的

（1）需迅速达到药效和不能或不宜口服时采用。

（2）局部供药，如局部麻醉用药。

（3）预防接种，如各种疫苗的预防接种。

（二）用物

注射盘，1～2mL注射器，5～6号针头，药液按医嘱准备。

（三）注射部位

上臂三角肌下缘、上臂外侧、股外侧、腹部、后背、前臂内侧中段。

（四）操作方法

（1）评估患者的病情、合作程度、对皮下注射的认识水平和心理反应；介绍皮下注射的目的、过程，取得患者配合；评估注射部位组织状态。

（2）准备用物，并按医嘱查对后抽好药液，放入铺有无菌巾的治疗盘内，携物品至患者处，再次核对。

（3）助患者取坐位或卧位，选择注射部位，皮肤做常规消毒（2%碘酊以注射点为中心，呈螺旋形向外涂擦，直径在5cm以上，待干，然后用75%乙醇以同法脱碘2次，待干）或安尔碘消毒。

（4）持注射器排尽空气。

（5）左手示指与拇指绷紧皮肤，右手持注射器、示指固定针栓，针尖斜面向上，与皮肤呈30°～40°，过瘦者可捏起注射部位皮肤，快速刺入针头2/3，左手抽动活塞观察无回血后缓缓推注药液。

（6）推完药液，用干棉签放于针刺处，快速拔出针后，轻轻按压。

（7）核对后助患者取舒适卧位，整理床单位，清理用物，必要时记录。

（五）注意事项

（1）持针时，右手示指固定针栓，切勿触及针梗，以免污染。

（2）针头刺入角度不宜超过45°，以免刺入肌层。

（3）对皮肤有刺激作用的药物，一般不做皮下注射。

（4）少于1mL药液时，必须用1mL注射器，以保证注入药量准确无误。

（5）需经常做皮下注射者，应建立轮流交替注射部位的计划，以达到在有限的注射部位吸收最大药量的效果。

四、肌内注射法

肌内注射法是将少量药液注入肌肉组织的方法。

（一）目的

（1）给予需在一定时间内产生药效，而不能或不宜口服的药物。

（2）药物不宜或不能静脉注射，要求比皮下注射更迅速发生疗效时采用。

（3）注射刺激性较强或药量较大的药物。

（二）用物

注射盘，2～5mL注射器，6～7号针头，药液按医嘱准备。

（三）注射部位

一般选择肌肉较丰厚、离大神经和血管较远的部位，其中以臀大肌、臀中肌、臀小肌最为常用，其次为股外侧肌及上臂三角肌。

1. 臀大肌注射区定位法　如下所述。

（1）十字法：从臀裂顶点向左或向右侧画一水平线，然后从该侧髂嵴最高点做一垂直线，将臀部分为4个象限，选其外上象限并避开内角（内角定位：髂后上棘至大转子连线）即为注射区。

（2）连线法：取髂前上棘和尾骨连线的外上1/3处为注射部位。

2. 臀中肌、臀小肌注射区定位法　如下所述。

（1）构角法：以示指尖与中指尖分别置于髂前上棘和髂嵴下缘处，由髂嵴、示指、中指所构成的三角区内为注射部位。

（2）三指法：髂前上棘外侧三横指处（以患者的手指宽度为标准）。

（3）股外侧肌注射区定位法：在大腿中段外侧，膝上10cm，髋关节下10cm处，宽约7.5cm。此处大血管、神经干很少通过，范围较大，适用于多次注射或2岁以下婴幼儿注射。

（4）上臂三角肌注射区定位法：上臂外侧、肩峰下2～3横指处。此处肌肉不如臀部丰厚，只能做小剂量注射。

（四）患者体位

为使患者的注射部位肌肉松弛，应尽量使患者体位舒适。

（1）侧卧位：下腿稍屈膝，上腿伸直。

（2）俯卧位：足尖相对，足跟分开。

（3）仰卧位：适用于病情危重不能翻身的患者。

（4）坐位：座位稍高，便于操作。非注射侧臀部坐于座位上，注射侧腿伸直。一般多为门诊患者所取。

（五）操作方法

（1）评估患者的病情、合作程度、对肌内注射的认识水平和心理反应；介绍肌内注射的目的、过程，取得患者配合；评估注射部位组织状态。

（2）准备用物，并按医嘱查对后抽好药液，放入铺有无菌巾的治疗盘内，携物品至患者处，再次核对。

（3）协助患者取合适卧位，选择注射部位，常规消毒或安尔碘消毒注射部位皮肤。

（4）排气，左手拇指、示指分开并绷紧皮肤，右手执笔式持注射器，中指固定针栓，用前臂带动腕部的力量，将针头迅速垂直刺入肌内，一般刺入 2.5～3cm，过瘦者或小儿酌减，固定针头。

（5）松左手，抽动活塞，观察无回血后，缓慢推药液。如有回血，酌情处理，可拔出或进针少许再试抽，无回血方可推药。推药同时注意观察患者的表情及反应。

（6）注射毕，用干棉签放于针刺处，快速拔针并按压。

（7）核对后协助患者穿好衣裤，安置舒适卧位，整理床单位。清理用物，必要时做记录。

（六）Z 径路注射法和留置气泡技术

1. Z 径路注射法　注射前以左手示指、中指和环指使待注射部位皮肤及皮下组织朝同一方向侧移（皮肤侧移 1～2cm），绷紧固定局部皮肤，维持到拔针后，迅速松开左手，此时位移的皮肤和皮下组织位置复原，原先垂直的针刺通道随即变成 Z 形，该方法可将药液封闭在肌肉组织内而不易回渗，利于吸收，减少硬结的发生，尤其适用于老年人等特殊人群，以及刺激性大、难吸收药物的肌内注射。

2. 留置气泡技术　方法为用注射器抽吸适量药液后，再吸入 0.2～0.3mL 的空气。注射时，气泡在上，当全部药液注入后，再注入空气。其方法优点：将药物全部注入肌肉组织而不留在注射器无效腔中（每种注射器的无效腔量不一，范围从 0.07～0.3mL），以保证药量的准确；同时可防止拔针时，药液渗入皮下组织引起刺激，产生疼痛，并可将药液限制在注射肌肉局部而利于组织的吸收。

（七）注意事项

（1）切勿将针梗全部刺入，以防从根部衔接处折断。万一折断，应保持局部与肢体不动，速用止血钳夹住断端取出。若全部埋入肌肉内，即请外科医生诊治。

（2）臀部注射，部位要选择正确，偏内下方易伤及神经、血管，偏外上方易刺及髋骨，引起剧痛及断针。

（3）推药液时必须固定针栓，推速要慢，同时注意患者的表情及反应。如系油剂药液更应持牢针栓，以防用力过大针栓与乳头脱开，药液外溢；若为混悬剂，进针前要摇匀药液，进针后持牢针栓，快速推药，以免药液沉淀造成堵塞或因用力过猛使药液外溢。

（4）需长期注射者，应经常更换注射部位，并用细长针头，以避免或减少硬结的发生。若一旦发生硬结，可采用理疗、热敷或外敷活血化瘀的中药如蒲公英、金黄散等。

（5）2 岁以下婴幼儿不宜在臀大肌处注射，因幼儿尚未能独立行走，其臀部肌肉一般发育不好，有可能伤及坐骨神经，应选臀中肌、臀小肌或股外侧肌注射。

（6）两种药液同时注射又无配伍禁忌时，常采用分层注射法。当第一针药液注射完，随即拧下针筒，接上第二副注射器，并将针头拔出少许后向另一方向刺入，试抽无回血后，即可缓慢推药。

五、静脉注射法

（一）目的

（1）药物不宜口服、皮下或肌内注射时，需要迅速发生疗效者。

（2）做诊断性检查，由静脉注入药物，如肝、肾、胆囊等检查需注射造影剂或染料等。

（二）用物

注射盘、注射器（根据药量准备）、7～9号针头或头皮针头、止血带、胶布，药液按医嘱准备。

（三）注射部位

1. 四肢浅静脉 肘部的贵要静脉、正中静脉、头静脉；腕部、手背及踝部或足背浅静脉等。

2. 小儿头皮静脉 额静脉、颞静脉等。

3. 股静脉 位于股三角区股鞘内，股神经和股动脉内侧。

（四）操作方法

1. 四肢浅表静脉注射术 如下所述。

（1）评估患者的病情、合作程度、对静脉注射的认识水平和心理反应；介绍静脉注射的目的、过程，取得患者配合；评估注射部位组织状态。

（2）准备用物，并按医嘱查对后抽好药液，放入铺有无菌巾的治疗盘内，携物品至患者处，再次核对。

（3）选静脉，在注射部位上方6cm处扎止血带，止血带末端向上。皮肤常规消毒或安尔碘消毒，同时嘱患者握拳，使静脉显露。备胶布2～3条。

（4）注射器接上头皮针头，排尽空气，在注射部位下方，绷紧静脉下端皮肤并使其固定。右手持针头使其针尖斜面向上，与皮肤呈15°～30°，由静脉上方或侧方刺入皮下，再沿静脉走向刺入静脉，见回血后将针头与静脉的角度调整好，顺静脉走向推进0.5～1cm后固定。

（5）松止血带，嘱患者松拳，用胶布固定针头。若采血标本者，则止血带不放松，直接抽取血标本所需量，也不必胶布固定。

（6）推完药液，以干棉签放于穿刺点上方，快速拔出针头后按压片刻，无出血为止。

（7）核对后安置舒适卧位，整理床单位。清理用物，必要时做记录。

2. 股静脉注射术 常用于急救时加压输液、输血或采集血标本。

（1）评估、查对、备药同四肢静脉注射。

（2）患者仰卧，下肢伸直略外展（小儿应有人协助固定），局部常规消毒或安尔碘消毒皮肤，同时消毒术者左手示指和中指。

（3）于股三角区扪股动脉搏动最明显处，予以固定。

（4）右手持注射器，排尽空气，在腹股沟韧带下一横指、股动脉搏动内侧0.5cm垂直或呈45°刺入，抽动活塞见暗红色回血，提示已进入股静脉，固定针头，根据需要推注药液或采集血标本。

（5）注射或采血毕，拔出针头，用无菌纱布加压止血3～5分钟，以防出血或形成血肿。

（6）核对后安置舒适卧位，整理床单位。清理用物，必要时做记录，血标本则及时送检。

（五）注意事项

（1）严格执行无菌操作原则，防止感染。

（2）穿刺时务必沉着，切勿乱刺。一旦出现血肿，应立即拔出，按压局部，另选它处注射。

（3）注射时应选粗直、弹性好、不易滑动而易固定的静脉，并避开关节及静脉瓣。

（4）需长期静脉给药者，为保护静脉，应有计划地由小到大，由远心端到近心端选血管进行注射。

（5）对组织有强烈刺激的药物，最好用一副等渗生理盐水注射器先行试穿，证实针头确在血管内后，再换注射器推药。在推注过程中，应试抽有无回血，检查针梗是否仍在血管内，经常听取患者的主诉，观察局部体征，如局部疼痛、肿胀或无回血时，表示针梗脱出静脉，应立即拔出，更换部位重新注射，以免药液外溢而致组织坏死。

（6）药液推注的速度，根据患者的年龄、病情及药物的性质而定，并随时听取患者的主诉和观察病情变化，以便调节。

（7）股静脉穿刺时，若抽出鲜红色血，提示穿入股动脉，应立即拔出针头，压迫穿刺点 5～10 分钟，直至无出血为止。一旦穿刺失败，切勿再穿刺，以免引起血肿，有出血倾向的患者，忌用此法。

（六）特殊患者静脉穿刺法

1. 肥胖患者　静脉较深，不明显，但较固定不滑动，可摸准后再行穿刺。

2. 消瘦患者　皮下脂肪少，静脉较滑动，穿刺时须固定静脉上下端。

3. 水肿患者　可按静脉走向的解剖位置，用手指压迫局部，以暂时驱散皮下水分，显露静脉后再穿刺。

4. 脱水患者　静脉塌陷，可局部热敷、按摩，待血管扩张显露后再穿刺。

六、动脉注射法

（一）目的

（1）采集动脉血标本。

（2）施行某些特殊检查，注入造影剂，如脑血管检查。

（3）施行某些治疗，如注射抗癌药物做区域性化疗。

（4）抢救重度休克，经动脉加压输液，以迅速增加有效血容量。

（二）用物

（1）注射盘、注射器（按需准备）、7～9 号针头、无菌纱布、无菌手套、药液按医嘱准备。

（2）若采集血标本需另备标本容器、无菌软塞，必要时还需备酒精灯和火柴。一些检查或造影根据需要准备用物和药液。

（三）注射部位

选择动脉搏动最明显处穿刺。采集血标本常用桡动脉、股动脉。区域性化疗时，应根据患者治疗需要选择，一般头面部疾病选用颈总动脉，上肢疾病选用锁骨下动脉或肱动脉，下肢疾病选用股动脉。

（四）操作方法

（1）评估患者的病情、合作程度、对动脉注射的认识水平和心理反应；介绍动脉注射的目的、过程，取得患者配合；评估注射部位组织状态。

（2）准备用物，并按医嘱查对后抽好药液，放入铺有无菌巾的治疗盘内，携物品至患者处，再次核对。

（3）选择注射部位，协助患者取适当卧位，消毒局部皮肤，待干。

（4）戴手套或消毒左手示指和中指，在已消毒范围内摸到欲穿刺动脉的搏动最明显处，固定于两指之间。

（5）右手持注射器，在两指间垂直或与动脉走向呈 40°刺入动脉，见有鲜红色回血，右手固定穿刺针的方向及深度，左手以最快的速度注入药液或采血。

（6）操作完毕，迅速拔出针头，局部加压止血 5～10 分钟。

（7）核对后安置患者舒适卧位，整理床单位。清理用物，必要时做记录，如有血标本则及时送检。

（五）注意事项

（1）采血标本时，需先用 1：500 的肝素稀释液湿润注射器管腔。

（2）采血进行血气分析时，针头拔出后立即刺入软塞以隔绝空气，并用手搓动注射器使血液与抗凝剂混匀，避免凝血。

（董建萍）

第三节 吸入给药法

一、雾化吸入

雾化吸入法是利用氧气或压缩空气的压力，使药液形成雾状，使患者吸入呼吸道，以达到治疗目的。

（一）目的

（1）治疗呼吸道感染，消除炎症和水肿。

（2）解除支气管痉挛。

（3）稀释痰液，帮助祛痰。

（二）作用原理

雾化吸入器是借助高速气流通过毛细管并在管口产生负压，将药液由邻近的小管吸出；所吸出的药液又被毛细管口高速的气流撞击成细小的雾滴，形成气雾喷出（图2－1）。

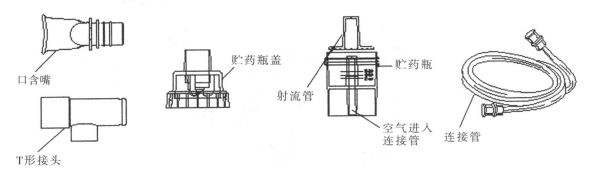

口含嘴

T形接头

贮药瓶盖

射流管

空气进入连接管

贮药瓶

连接管

图2－1 雾化吸入器

（三）用物

（1）雾化吸入器。

（2）氧气吸入装置一套（不用湿化瓶）或压缩空气机一套。

（3）药物根据医嘱准备。

（四）操作方法

（1）评估患者的病情、自理能力、相关知识，向患者解释操作的目的、过程，取得患者配合。

（2）准备用物，将药液按医嘱备好后注入雾化器，并根据病情需要选择口含嘴或面罩。

（3）携用物至床边，再次核对，教会患者使用雾化吸入器。

（4）协助患者取舒适体位并漱口，将雾化器的进气口接在氧气装置的输出管（不用湿化瓶），调节氧流量分钟6～8L。

（5）有药液雾滴形成后，将口含嘴放入口中并紧闭口唇或将面罩罩于口鼻上并妥善固定。

（6）指导患者用嘴深而慢地吸气，用鼻呼气。持续雾化吸入直至药物吸入完毕，取下雾化器，关闭氧气。

（7）协助患者清洁口腔，取舒适卧位。

（8）清理用物，将雾化器消毒、清洁、晾干，备用。

二、超声波雾化吸入

超声波雾化吸入是应用超声波声能，将药液变成细微的气雾，随患者的吸气而进入呼吸道及肺泡。超声波雾化的特点是雾量大小可以调节、雾滴小而均匀，直径在5μm以下。药液随患者深而慢的呼吸可达到终末支气管及肺泡。

（一）目的

（1）消炎、镇咳、祛痰。

（2）解除支气管痉挛，使气道通畅，从而改善通气功能。

（3）呼吸道烧伤或胸部手术者，可预防呼吸道感染。

（4）配合人工呼吸器，湿化呼吸道或间歇雾化吸入药液。

（5）应用抗癌药物治疗肺癌。

（二）用物

超声雾化器一套，药液按医嘱准备，蒸馏水。

（三）原理

超声波雾化器（图2-2）通电后超声波发生器输出高频电能，使水槽底部晶体换能器发生超声波声能，声能振动雾化罐底部的透声膜，作用于雾化罐内的液体，破坏了药液表面的张力和惯性，成为微细的雾滴，随患者吸气进入呼吸道，吸入肺泡。

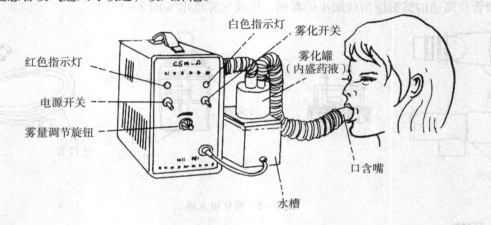

图2-2 超声波雾化器

（四）操作方法

（1）评估患者的病情、自理能力、相关知识，向患者解释操作的目的、过程，取得患者配合。

（2）水槽内放冷蒸馏水250mL，水要浸没雾化罐底部的透声膜。按医嘱将药液放入雾化罐内，检查无漏水后放入水槽内，将水槽盖紧。根据病情需要选择口含嘴或面罩。

（3）携用物至患者处，再次核对。

（4）接通电源，开电源开关3分钟后，再开雾化开关，根据需要调节雾量。将口含嘴放入口中并紧闭口唇，或将面罩罩于口鼻上并妥善固定，让患者深呼吸。

（5）治疗毕，先关雾化开关，再关电源开关，否则易损坏电子管。若有定时装置则到"OFF"位雾化自动停止，这时要关上电源开关。助患者取舒适卧位。

（6）整理用物，放掉水槽内水，按要求清洗雾化罐、送风管等部件，并晾干备用。

（五）注意事项

（1）水槽内无水时切勿开机，否则会烧毁机心。

（2）连续使用时，须间歇30分钟，并更换水槽内蒸馏水，保证水温不超过60℃。

（3）水槽底部的压电晶体片和雾化罐的透声膜，质脆且薄易破损，操作中不可用力按压，操作结束只能用纱布轻轻吸水。

（董建萍）

第四节　滴入给药法

将药液滴入眼、耳、鼻等处，以达到局部或全身的治疗作用，或做某些诊断检查的目的。

一、目的

（1）防治眼、鼻、耳部疾病。

（2）有关检查或术前用药，如查眼底、鼻部手术前用药等。

二、用物

治疗盘内按医嘱备眼药水或眼药膏、滴鼻液或药膏、滴耳药，消毒干棉球罐，弯盘，治疗碗内置浸有消毒液的小毛巾。

三、操作方法

（1）评估患者用药部位情况、是否存在药物使用禁忌证等。解释操作目的、过程，取得患者配合。

（2）洗净双手，备齐用物携至患者处，再次核对

1）滴眼药术：①助患者取仰卧位或坐位，头略后仰，用干棉球拭去眼分泌物、眼泪。②嘱患者眼向上看，左手取一干棉球置于下眼睑处，并轻轻拉下，以露出下穹隆部，右手滴一滴眼药于下穹隆部结膜囊内（图2-3）；涂眼药膏者，则将眼药膏挤入下穹隆部约1cm长度，然后以旋转方式将药膏膏体离断。轻提上眼睑覆盖眼球，并嘱患者闭眼、转动眼球，使药物充满整个结膜囊内。③用干棉球拭去溢出的眼药水，嘱患者闭眼1～2分钟。

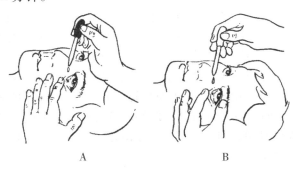

A　　　　　　　　　　B

图2-3　滴眼药

A. 正确的给药方法：给药的手置于患者前额上，若患者移动，护士的手也将随之移动，以免滴管伤及患者眼睛；B. 不正确的方法：当患者突然移动头部时，滴管会伤及患者眼睛

2）滴鼻药术：①嘱患者先排出鼻腔内分泌物，清洁鼻腔。②仰头位：适用于后组鼻窦炎或鼻炎患者，助患者仰卧，肩下垫枕头垂直后仰或将头垂直后仰悬于床缘，前鼻孔向上（图2-4A），手持一棉球以手指轻轻拉开鼻尖，使鼻孔扩张，一手持药液向鼻孔滴入每侧2～3滴，棉球轻轻塞于前鼻孔。③侧头位：适用于前组鼻炎患者。卧向患侧，肩下垫枕，使头偏患侧并下垂，将药液滴入下方鼻孔2～3滴（图2-4B），棉球轻轻塞入前鼻孔。④为使药液分布均匀并到达鼻窦口，滴药后轻捏鼻翼或头部向两侧轻轻转动，保持仰卧或侧卧3～5分钟。然后捏鼻起立。

3）滴耳药术：①协助患者侧卧，患耳向上；或坐位，头偏向一侧肩部，使患耳向上；用小棉签清洁外耳道。②手持干棉球，轻提患者耳郭（成人向后上，3岁以下小儿向后下）以拉直外耳道。③顺外耳道后壁滴入3～5滴药液，并轻提耳郭或在耳屏上加压，使气体排出，药液易流入。然后用棉球塞入外耳道口。④嘱患者保持原位3～5分钟。

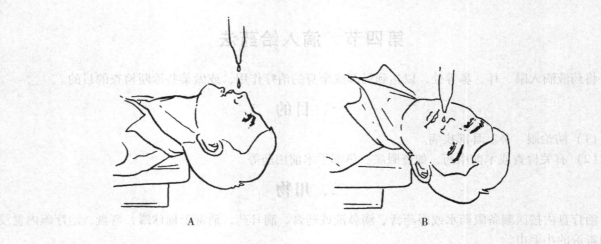

图 2-4 滴鼻药法
A. 仰卧垂头位；B. 侧卧位

（3）观察用药后患者的情况，整理床单位，助患者取舒适卧位。

（4）清理用物，洗手，必要时记录。

四、注意事项

（1）用药前严格遵守查对制度。

（2）滴药时距离应适中，太远药液滴下时压力过大，太近容易触碰污染药液；药液不可直接滴于角膜、鼓膜上。

（3）滴眼药时，易沉淀的混悬液应充分摇匀后再用；一般先右眼后左眼，以免错滴，若左眼病较轻，则先左后右，以免交叉感染；一次用量不易太多，1滴即可，滴药后勿用力闭眼，以免药液外溢；若滴入药液有一定毒性，滴药后应用棉球压迫泪囊区2~3分钟，以免药液流入泪囊和鼻腔，吸收后引起中毒反应；角膜有溃疡、眼部有外伤或眼球手术后，滴药后不可压迫眼球，也不可拉高上眼睑。

（4）滴耳药若为软化耵聍，滴药前不必清洁外耳道，每次滴药量可稍多，以不溢出外耳道为度；滴药后会出现耳部发胀不适，应向患者做好解释；两侧均有耵聍者不易同时进行。

（5）若是昆虫类异物进入外耳道，可选用乙醚、乙醇或油类药液，目的在于使之麻醉或窒息死亡便于取出。滴后2~3分钟即可取出。

（董建萍）

第五节　栓剂给药法

栓剂是药物与适宜基质制成的供腔道给药的固体制剂。其熔点为37℃左右，插入体腔后栓剂缓慢融化，药物经黏膜吸收后，达到局部或全身治疗的效果。

一、目　的

（1）全身或局部用药。

（2）刺激肠蠕动促进排便。

二、用　物

治疗盘内盛：消毒手套、手纸、弯盘、药栓按医嘱。

三、操作方法

（1）评估患者的病情、心理状态等。解释操作目的、过程，取得患者配合。

（2）洗净双手，备齐用物携至患者处，再次核对。

（3）协助患者清洗肛门周围或会阴部，然后助其屈膝左侧卧位或俯卧位，脱裤露出臀部。若为妇科用药，则屈膝仰卧露出会阴部。

（4）右手戴手套，左手用手纸分开臀部露出肛门，右手持药栓底部将尖端置入肛门6~7cm（图2-5），置入后嘱患者夹紧肛门，防止栓剂滑出。妇科给药者，必须看清阴道口，可利用置入器或戴手套，将栓剂以向下、向前的方向置入阴道内5cm（图2-6）。置入栓剂后患者应平卧15分钟。

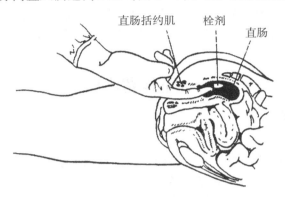

图2-5 直肠栓剂的置入

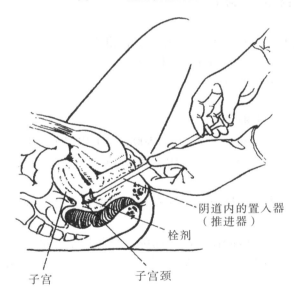

图2-6 阴道栓剂的置入

（5）清理用物，整理床单位，协助患者取舒适卧位。

四、注意事项

（1）尽量入睡前给药，以便药物充分吸收，并可防止药栓遇热溶解后外流。

（2）治疗妇科疾病者，经期停用。有过敏史者慎用。

（3）需多次使用栓剂而愿意自己操作者，可教会其方法，以便自行操作。

（董建萍）

第六节　灌肠技术

肠道是人体参与排便活动的重要器官，主要起到消化、吸收、排出代谢产物的作用。当肠道发生功能或形态改变时，会导致一系列病理变化，出现相应的临床症状，包括腹胀、腹泻、便秘等。灌肠技术（enema）是将一定量的溶液，由肛门经直肠灌入结肠，以帮助患者清洁肠道、排便、排气或由肠腔供给药物，达到确定诊断和治疗目的的方法。根据灌肠目的的不同，可分为不保留灌肠（non‑retention enema）和保留灌肠（retention enema），其中，不保留灌肠又可分为大量不保留灌肠、小量不保留灌肠和清洁灌肠。此外，还有简易的肠道清洁技术，包括口服高渗溶液，如口服硫酸镁法、口服甘露醇法等，以及患者可以自行进行的简易通便术，如肥皂栓法、开塞露法等。随着科技的发展，目前临床上广泛应用先进的仪器进行肠道灌洗，如大肠水疗仪、结肠灌洗机等，同样也能达到肠道清洁和治疗的目的。

一、不保留灌肠

（一）大量不保留灌肠

1. 目的

（1）刺激肠蠕动，软化和清除粪便，驱除肠内积气，减轻腹胀。

（2）清洁肠道，为手术、检查或分娩做准备。

（3）稀释和清除肠道内的有害物质，减轻中毒。

（4）灌入低温液体，为高热患者降温。

2. 用物

（1）治疗盘内备灌肠筒1套、肛管24～26号，血管钳或调节夹、弯盘、棉签、润滑剂。

（2）卫生纸、橡胶单及治疗巾、水温计、量杯。

（3）输液架、便器及便器巾、屏风。

3. 常用溶液

（1）0.1%～0.2%肥皂液、生理盐水。

（2）液量：成年人500～1 000mL，小儿200～500mL，1岁以下小儿50～100mL。

（3）温度：39～41℃；降温用28～32℃；中暑降温4℃。

4. 操作方法

（1）备齐用物，携至患者床旁，核对患者并解释，以取得合作。嘱患者排尿，关闭门窗，用屏风遮挡。

（2）助患者脱裤至腿部，取左侧卧位，两腿屈膝，臀部移至床沿。垫橡胶单及治疗巾于臀下，盖好盖被仅露出臀部。左侧卧位有利于液体借助重力作用从直肠流至结肠。肛门括约肌失去控制者，可取仰卧位，臀下垫便器。

（3）挂灌肠筒于输液架上，筒内液面距肛门40～60cm，弯盘置于臀边。肛管前端涂润滑剂，并与灌肠筒连接。排出肛管内空气，用血管钳夹紧橡胶管。分开臀部露出肛门，嘱患者作排便动作或张口深慢呼吸，同时将肛管轻轻插入直肠内7～10cm，小儿插入4～7cm，固定肛管，松开血管钳，使溶液缓缓流入。

（4）观察筒内液面下降和患者的反应，若溶液流入受阻，可前后旋转移动肛管或挤捏肛管。患者如有便意，可将灌肠筒放低，减慢流速，并嘱其做深呼吸，以降低腹压，或夹闭肛管，暂停灌肠30秒钟，再缓慢进行。

（5）待溶液将要流完时，夹紧橡胶管，用卫生纸包裹肛管轻轻拔出放入弯盘。擦净肛门，助患者穿裤平卧，并尽可能保留5～10分钟，以利粪便软化。

（6）不能下床的患者，给予便器，将卫生纸及呼叫器放于易取处。排便后及时取出便器。

（7）整理床单，开窗通气，整理用物。

（8）观察粪便性状，并做记录，必要时留取标本送检。记录于当天体温单的排便栏内。灌肠的缩写符号为 E，0/E 表示灌肠后无排便，1/E 表示灌肠后排便 1 次，1 1/E 表示自行排便 1 次，灌肠后排便 1 次。

5. 注意事项

（1）灌肠溶液的温度、浓度、液量、流速（压力）要适宜，插管动作应轻而稳，有肛门疾病者应小心，以免损伤黏膜。

（2）妊娠、急腹症、消化道出血、严重心血管疾病患者禁忌灌肠。

（3）肝性脑病患者禁用肥皂液灌肠，以减少氨的产生和吸收。充血性心力衰竭和水、钠潴留患者禁用生理盐水灌肠。

（4）伤寒患者灌肠时筒内液面不得高于肛门 30cm，灌入液体量不得超过 500mL。

（5）注意保护患者隐私。操作中随时观察病情，发现患者有脉速、面色苍白、出冷汗或剧烈腹痛、心慌、气急等症状，应立即停止，并及时与医生取得联系，给予处理。

（6）指导患者养成良好的排便习惯，多食蔬菜、水果，多饮水和加强运动。

（7）若为降温灌肠，应保留 30 分钟后排便，排便 30 分钟后测温并记录。

（二）小量不保留灌肠

1. 目的

（1）软化粪便，解除便秘。

（2）排除肠道内的气体，减轻腹胀。

2. 用物

（1）治疗盘内备注洗器或小容量灌肠筒、肛管 20 ~ 22 号，止血钳，润滑剂，棉签，温开水 5 ~ 10mL。遵医嘱准备灌肠液。

（2）弯盘、卫生纸、橡胶单、治疗巾。

（3）输液架、便器及便器巾、屏风。

3. 常用溶液

（1）"1、2、3"溶液：50% 硫酸镁 30mL，甘油 60mL，温开水 90mL。

（2）甘油或液状石蜡加等量温开水。

（3）温度：38℃。

4. 操作方法

（1）备齐用物携至患者床旁，核对患者并解释。

（2）协助患者取左侧卧位，双膝屈曲，退裤至膝部，臀部移至床沿，置橡胶单及治疗巾于患者臀下。

（3）将弯盘置于患者臀边，用注洗器抽吸药液或用小容量灌肠筒代替注洗器，连接肛管，润滑肛管前端，排气夹管。

（4）用卫生纸分开患者肛门，显露肛门口，嘱患者做排便动作或深呼吸，将肛管轻轻插入直肠 7 ~ 10cm。

（5）固定肛管，松开血管钳缓缓注入溶液。注毕后夹管，取下注洗器后再吸取溶液，松夹后再行灌注，如此反复直至溶液注完。若使用小容量灌肠筒，则筒内液面距肛门 30cm，使液体缓缓流入。

（6）注入温开水 5 ~ 10mL，抬高肛管尾端，使管内溶液全部灌入，夹管或反折肛管，用卫生纸包裹肛管，轻轻拔出，擦净肛门。

（7）助患者平卧，嘱其尽量保留溶液 10 ~ 20 分钟再排便。

（8）余同大量不保留灌肠。

（三）清洁灌肠

1. 目的

（1）彻底清除肠腔内粪便，为直肠、结肠检查和手术做肠道准备。

（2）协助排除体内毒素。

2. 用物　同大量不保留灌肠。

3. 常用溶液　0.1%～0.2%肥皂液、生理盐水。

4. 操作方法　反复多次使用大量不保留灌肠，首次用肥皂水，以后用生理盐水，直至排出液澄清无粪质为止。每次灌入的溶液量为500mL，灌肠时压力要低，液面距离肛门高度不超过40cm。

二、保留灌肠

（一）目的

向直肠内或结肠内灌入药物，通过肠黏膜的吸收达到治疗的目的。常用于镇静、催眠、治疗肠道感染。

（二）用物

同小量不保留灌肠。选用较细肛管，肛管为20号以下或用导尿管代替。

（三）常用溶液

1. 镇静催眠　10%水合氯醛等。

2. 肠道抗感染　2%小檗碱（黄连素）液、0.5%～1%新霉素液、5%大蒜浸液或其他抗生素溶液。

3. 灌肠溶液量　不超过200mL。

4. 温度　38℃。

（四）操作方法

（1）备齐用物携至患者床旁，核对患者并解释。

（2）嘱患者先排便排尿，以利药液吸收。

（3）协助患者垫高臀部10～15cm，使药液易于保留。

（4）根据病情决定卧位：慢性细菌性痢疾病变部位多在直肠及乙状结肠，取左侧卧位；阿米巴痢疾病变多在回盲部，取右侧卧位。

（5）嘱患者深呼吸，轻轻插入肛管15～20cm，筒内液面距肛门30cm，按小量不保留灌肠操作方法将药液注入。

（6）药液注入完毕，拔出肛管，用卫生纸在肛门处轻轻按揉片刻，嘱患者卧床休息，保留灌肠溶液在1小时以上。

（7）整理床单位，清理用物，观察患者反应，并做好记录。

（五）注意事项

（1）肠道抗感染以晚上睡眠前灌肠为宜，此时活动减少，药液易于保留吸收，达到治疗目的。

（2）排便后休息30～60分钟，再行灌肠。

（3）为保留药液，减少刺激，应做到肛管细、插入深、注入药液速度慢、量少，液面距肛门不超过30cm。

（4）肛门、直肠、结肠等手术后的患者或排便失禁的患者均不宜做保留灌肠。

三、简易肠道清洁技术

（一）口服高渗溶液

1. 目的　利用高渗溶液在肠道内形成高渗环境，使肠道内水分大量增加，从而软化粪便，刺激肠蠕动，加速排便，清洁肠道。适用于直肠、结肠检查和手术前肠道准备。

2. 常用溶液　甘露醇、硫酸镁。

3. 方法

（1）甘露醇法：患者术前 3 日进半流质饮食，术前 1 日进流质饮食，术前 1 日下午 2：00 ~ 4：00 口服甘露醇溶液 1 500mL（20% 甘露醇 500mL ＋ 5% 葡萄糖溶液 1 000mL 混匀）。一般服用 15 ~ 20 分钟，即反复自行排便。

（2）硫酸镁法：患者术前 3 日进半流质饮食，每晚口服 50% 硫酸镁 10 ~ 30mL。术前 1 日进食流质饮食，术前 1 日下午 2：00 ~ 4：00 口服 25% 硫酸镁 200mL（50% 硫酸镁 100mL ＋ 5% 葡萄糖盐水 100mL），然后再口服温开水 1 000 ~ 1 500mL。一般口服 15 ~ 30 分钟，即可反复自行排便，2 ~ 3 小时可排便 2 ~ 5 次。

4. 注意事项

（1）密切观察患者的一般情况及反应。

（2）注意排便的次数及粪便的性状，确定是否达到清洁肠道的目的，并及时记录。

（二）简易通便法

1. 目的　采用通便剂协助患者排便，是一种简便、经济、有效的方法，经过指导患者也可自行完成，适用于老年、体弱久病的便秘者。

2. 常用通便剂　通便剂为高渗液和润滑剂制成，具有吸出水分、软化粪便和润滑肠壁、刺激肠蠕动的作用。常用的通便剂有：开塞露、甘油栓、肥皂栓。

3. 方法

（1）开塞露法：开塞露由甘油或山梨醇制成，装于塑料胶壳内。使用时协助患者取左侧卧位，将开塞露顶端剪去，先挤出少量溶液润滑肛门口，嘱患者深呼吸，放松肛门括约肌，将开塞露的前端轻轻插入肛门后再将药液挤入直肠内，成年人用量 20mL，小儿 10mL。嘱患者平卧，保留 5 ~ 10 分钟排便。

（2）甘油栓法：甘油栓是由甘油和明胶制成的栓剂。使用时手垫纱布或戴手套，嘱患者深呼吸，捏住甘油栓底部轻轻插入肛门至直肠，用示指推入 6 ~ 7cm，并用纱布抵住，轻轻按揉，保留 5 ~ 10 分钟后排便。

（3）肥皂栓法：将普通肥皂削成圆锥形（底部直径 1cm，长 3 ~ 4cm），使用时手垫纱布或戴手套，嘱患者深呼吸，将肥皂栓蘸热水后轻轻插入肛门至直肠，用示指推入 6 ~ 7cm，并用纱布抵住，轻轻按揉，保留 5 ~ 10 分钟排便。注意：肛门黏膜溃疡、肛裂及肛门有剧烈疼痛的患者禁用。

（三）人工取便术

1. 目的　用手指插入直肠，破碎并取出嵌顿粪便的方法，常用于粪便嵌塞的患者采用灌肠等通便术无效时，以解除其痛苦。

2. 方法　患者取左侧卧位，双腿屈曲，臀下垫尿垫。操作者戴清洁手套，倒 1 ~ 2mL 的 2% 利多卡因于右手示指端，插入肛门停留 5 分钟。右手示指指套涂润滑油，嘱患者张口呼吸，轻轻插入肛门，沿直肠壁进入直肠。手指轻轻摩擦，碾松粪块，放入便器，反复进行。取便过程中观察患者反应，如发现患者有面色苍白、出汗、疲惫等表现，暂停取便，休息片刻。取便完毕，清洗且擦干肛门及臀部，若患者病情允许还可行热水坐浴，以促进排便。

四、灌肠技术的研究进展

由于传统的灌肠方法存在肠道清洁不彻底、患者难以耐受等缺点，随着科技的进步，灌肠技术得到长足发展，出现了新的灌肠技术及方法，如结肠灌洗技术，并在临床上得到广泛的应用。

结肠灌洗技术是利用专门的灌洗仪器，如使用结肠灌洗机，从肛门插入一细小软管至直肠，然后注入无菌温水，对大肠进行分段冲洗。充灌时，患者平躺，维持水温为 32 ~ 37℃，压力为 375 ~ 525mmHg（50 ~ 70kPa），流速为每分钟 100 ~ 1 300mL，逐段清洁直肠、乙状结肠、降结肠、横结肠和升结肠，作用于整个结肠。当患者有便意时，注入的温水通过污水管排出，当排出物澄清或肠腔压力减轻后再重复充灌。通过反复向肠腔内注水和排水，可使干硬的粪便逐渐软化、松散，同时促进肠黏膜分泌黏液润滑肠道，有助于排便。由于不断注入液体，直肠内压力达到排便阈值后，刺激直肠壁的牵张感受器，产生神经冲动，上传至延髓中的排便中枢，交换信号后，发出传出神经冲动至效应器，引起降结肠、乙状结肠和直肠收缩，从而将粪便排出，这一过程与正常排便反射一致，同样是依靠结肠蠕动收缩将粪便排出，有利于帮助结肠恢复正常功能。

灌肠溶液可以根据灌肠目的的不同而有所选择，目前，临床上较常用的口服灌肠溶液有复方聚乙二醇电解质散。这是一种非渗透性的全肠灌洗液，是以聚二乙醇的多个羟基与水分子形成综合分子，使肠道内的液体保存量增多，粪便的体积增大，从而刺激排便反射，使肠蠕动增加而排出粪便，通常在 1 ~ 2 小时致腹泻，快速清洁肠道，相比于传统的口服灌肠液，其服用时间快、不良反应小。此外，还可以选用抗生素灌肠，配合治疗肠道感染，如采用诺氟沙星、复方磺胺甲噁唑保留灌肠治疗细菌性痢疾，磷酸钠用于术前肠道准备以及针灸配合中药灌肠等，都能起到很好的临床疗效。

（董建萍）

第七节　导尿技术

排尿活动是一种受大脑皮质控制的反射活动，正常情况下是无痛、无障碍、可自主随意进行的，而在某些疾病或创伤情况下，常会出现各种排尿异常，需要运用导尿、留置导尿或膀胱冲洗等护理技术，以协助诊断、治疗疾病和预防并发症的发生。

一、导尿术/留置导尿管术

导尿术（catheterization）是指在严格无菌操作下，将导尿管自尿道插入膀胱，引流尿液的方法。留置导尿管术（retention catheterization）是指在导尿后，将导尿管保留在膀胱内，引流尿液的方法，以避免多次插管引起感染以及反复插管造成患者的痛苦。

（一）目的

1. 导尿术　如下所述。

（1）为尿潴留患者引流出尿液，以减轻痛苦。

（2）协助临床诊断，如留取未受污染的尿标本做细菌培养；测量膀胱容量、压力及残余尿；进行尿道或膀胱造影等。

（3）为膀胱肿瘤患者进行膀胱内化疗。

2. 留置导尿管术　如下所述。

（1）抢救危重、休克患者时正确记录每小时尿量、测量尿比重，以密切观察患者的病情变化。

（2）盆腔脏器手术前排空膀胱，使膀胱持续保持空虚状态，避免术中误伤膀胱。

（3）某些泌尿系统疾病手术后留置导尿管，便于引流和冲洗，减轻手术切口的张力，有利于切口愈合。

（4）昏迷、瘫痪、尿失禁或会阴部有伤口的患者留置导尿管，以保持会阴部的清洁干燥。

（5）为尿失禁患者行膀胱功能训练。

（二）操作前准备

1. 护士　衣帽整洁，修剪指甲、洗手、戴口罩。

2. 评估患者并解释　如下所述。

（1）评估患者：了解患者身体状况（如病情、临床诊断、生命体征等）、导尿的目的、患者的意识状态、合作程度、心理状况、生活自理能力、膀胱充盈度及会阴部皮肤黏膜情况。根据患者的自理能力，指导清洁外阴。

（2）向患者及家属解释导尿的目的、方法、注意事项及配合要点。

3. 患者准备　清洁外阴，留置普通导尿管者剃去阴毛。

4. 用物准备　如下所述。

（1）无菌导尿包：①外阴初步消毒包：弯盘或治疗碗1个，小药杯1个（内盛棉球6个），止血钳或镊子1把，手套1个（左手）。②导尿包：弯盘1个，导尿管10号、12号各1根，小药杯1个（内盛棉球4个），止血钳或镊子2把，内有润滑油的小瓶1个，标本瓶1个，洞巾1个，治疗巾1个，小纱布1块。

（2）其他：治疗盘、弯盘，无菌持物镊2把、无菌手套1副，消毒溶液、消毒棉签，橡胶中单1条、治疗垫1块、浴巾1条，便器及便器巾，治疗车、屏风。

（3）留置导尿管术另备：型号合适的气囊导尿管1根，20mL注射器1副，一次性无菌尿袋1个、橡皮筋1个、安全别针1个。使用普通导尿管者需备宽胶布、剃刀。

5. 环境准备　酌情关闭门窗，保持合适的室温，屏风保护患者。

（三）操作方法

1. 治疗室准备物品　洗手，准备用物，将用物置于治疗车上层，便器及便器巾置于治疗车下层。治疗车推至患者处。

2. 患者准备　核对患者并给予解释，检查环境，保护隐私。操作者站于患者右侧，松床尾盖被，肩部保暖，垫橡胶中单和治疗巾于患者臀下，协助患者脱去对侧裤腿，盖于近侧腿上，并盖浴巾保暖。对侧腿用盖被遮盖。患者取仰卧屈膝位，两腿外展显露外阴。

3. 打开导尿包　无菌导尿包置于患者两腿间，无菌持物镊整理无菌导尿包内的外阴消毒包和导尿包，倒氯己定溶液于外阴消毒包小药杯内。

4. 消毒、导尿　根据男、女患者尿道的解剖特点进行消毒、导尿。

（1）女患者导尿术：成人女性尿道短，长4～5cm，富有扩张性，直径0.6cm左右，尿道外口位于阴蒂下方，呈矢状裂。

1）初步消毒：操作者左手戴手套，右手持血管钳夹取消毒液棉球消毒阴阜、大阴唇，左手分开大阴唇，依次消毒小阴唇和尿道口。消毒顺序为由外向内，自上而下，一个棉球限用一次。污棉球置于弯盘内。消毒后脱手套置于弯盘内，弯盘移至床尾。

2）整理用物：持物镊打开导尿包，按操作顺序摆放用物，倒消毒液于药杯内，浸湿棉球。

3）润滑导管：戴无菌手套，垫治疗巾于患者臀下，铺洞巾于会阴部，使洞巾口正对尿道口，并与导尿包包布形成一无菌区。选合适的导尿管，含有润滑油的棉球润滑导尿管前段。

4）消毒尿道口：盛消毒液棉球的小药杯置患者大腿间外阴处。左手分开并固定小阴唇，右手持血管钳/镊子夹取消毒棉球，由内向外，自上而下依次消毒尿道口、左右小阴唇、尿道口，每个棉球限用1次。污棉球、血管钳/镊子置于床尾弯盘内。

5）导尿：左手继续固定小阴唇，无菌弯盘置于洞巾口，嘱患者张口呼吸，血管钳夹持导尿管对准尿道口轻轻插入4～6cm，见尿液后再插入1cm，松开左手，下移固定导尿管，将尿液引流至弯盘内。

（2）男患者导尿术：男性尿道长18～20cm，有2个弯曲，即活动的耻骨前弯和固定的耻骨下弯，有3个狭窄部，即尿道内口、膜部和尿道外口。

1）初步消毒：操作者左手戴手套，右手持血管钳夹取消毒液棉球依次消毒阴阜、阴茎、阴囊。左手取纱布裹住阴茎略提起，将包皮向后推，暴露尿道口，右手持血管钳夹棉球自尿道口向外向后旋转擦拭尿道口、龟头、冠状沟。一个棉球限用1次。污棉球置于弯盘内。消毒后脱手套置于弯盘内，弯盘移至床尾。

2）整理用物：持物镊打开导尿包，按操作顺序摆放用物，倒消毒液于小药杯内，浸湿棉球。

3）润滑导管：戴无菌手套，垫治疗巾于患者臀下，铺洞巾于会阴部，使洞巾口正对尿道口，并与导尿包包布形成一无菌区。选合适的导尿管（使用气囊导尿管时检查气囊完整性），用含有润滑油的棉球润滑导尿管前段。

4）消毒尿道口：盛消毒液棉球的小药杯置患者大腿间。左手用纱布裹住阴茎并提起，使之与腹壁成60°，将包皮向后推露出尿道口，右手血管钳夹棉球如前法消毒尿道口及龟头。每个棉球限用1次。污棉球、血管钳/镊子置于床尾弯盘内。

5）导尿：左手继续固定阴茎，无菌弯盘置于洞巾口，嘱患者张口呼吸，血管钳夹持导尿管前端对准尿道口轻轻插入20～22cm，见尿液后再插入1～2cm（留置导尿管者见尿液后再插入7～10cm），将尿液引流至弯盘内。

5. 留取尿标本　如需做尿液培养，用无菌试管接取适量尿液，盖好瓶盖，连同小药杯放于治疗车上层。

6. 夹管、倒尿　弯盘内尿液达2/3时，血管钳夹住导尿管末端，将尿液倒入便器内，再打开导尿管继续放尿。注意询问患者感觉，观察患者反应。

7. 根据需要拔管或固定导尿管　如下所述。

（1）一次性导尿者：倒尿完毕，纱布包裹尿管，轻轻拔出导管，并擦拭尿道口，置于弯盘内，撤洞巾、治疗巾、脱手套，整理导尿包，置于治疗车下层；撤除患者臀下橡胶中单和治疗垫，放于治疗车。协助患者穿裤子，整理床单位。

（2）留置导尿管术者

1）固定导尿管：①气囊导尿管固定法：取注射器向气囊内注入液体5～10mL，轻拉尿管证实导尿管固定于膀胱内。②普通导尿管胶布固定法：男性患者取长12cm，宽2cm的胶布，在一端的1/3处两侧各剪一小口，折叠成无胶面，制成蝶形胶布。将2条蝶形胶布的一端粘贴在阴茎两侧，再用两条细长胶布做大半环形固定蝶形胶布于阴茎上，开口处向上，在距离尿道口1cm处用胶布环形固定蝶形胶布的折叠端与导尿管上。女性患者：将1块宽4cm、长12cm的胶布的一端剪成3条，长约胶布的2/3，将未剪的一端贴于阴阜上，另一端3条的中间1条螺旋形粘贴于导尿管上，其余2条分别交叉贴在对侧大阴唇上。

2）连接集尿袋：取集尿袋连接于导尿管末端，使集尿袋位置低于膀胱高度，用橡皮筋和安全别针将集尿袋的引流管固定于床单上。注意引流管留出足够的长度，防止因翻身牵拉使尿管脱出。

3）撤洞巾、治疗巾，脱手套，整理导尿包，置于治疗车下层；撤除患者臀下橡胶中单和治疗垫，放于治疗车。协助患者穿裤子，整理床单位。

8. 整理　清理用物，测量尿量，尿标本贴标签后送检。洗手，记录。

（四）注意事项

（1）必须执行查对制度和无菌操作技术原则。

（2）操作过程中注意保护患者隐私，注意保暖。

（3）老年女性尿道口回缩，插管时应仔细观察、辨认，避免误入阴道。如误插入阴道，应另换无菌导尿管重新插管。

（4）膀胱高度膨胀及极度虚弱的患者，第1次放尿不可超过1 000mL。大量放尿可使腹腔内压急剧下降，血液大量滞留于腹腔内，导致血压下降而虚脱；膀胱内压突然降低，还可导致膀胱黏膜急剧充血，出现血尿。

（5）为避免尿道损伤和导致泌尿系统感染，应掌握男性和女性尿道的解剖特点。

二、膀胱冲洗法

膀胱冲洗（bladder irrigation）是将溶液经导尿管灌注入膀胱，再利用虹吸原理将灌入的液体引流出来的方法。

膀胱冲洗的目的：①保持留置导尿管患者尿液引流通畅；②清除膀胱内的血凝块、黏液等异物，预防感染；③治疗某些膀胱疾病，如膀胱炎、膀胱肿瘤。

膀胱冲洗的常用冲洗液：生理盐水、冲洗用水、0.02%呋喃西林、3%硼酸溶液、0.1%新霉素溶液、氯己定溶液。

（一）开放式膀胱冲洗术

1. 用物　冲洗液、安尔碘、棉签、血管钳、无菌膀胱冲洗器、弯盘、一次性换药碗 2 个、纱布 2 块。无留置导尿管者另备导尿用物。另备橡胶中单和治疗垫。

2. 操作方法

（1）在留置导尿管的基础上，铺橡胶中单和治疗垫于导尿管接头下方，弯盘置近旁。

（2）血管钳夹闭导尿管，分离导尿管和引流管接头，无菌纱布包裹引流管接头，防止污染。

（3）消毒导尿管口（由内自外），取膀胱冲洗器抽吸冲洗液 200 ~ 300mL，接导尿管匀速注入膀胱。

（4）取下冲洗器，冲洗液引流至弯盘内或使用冲洗器轻轻抽吸引流。如此反复冲洗，直至流出液澄清为止。

（5）冲洗完毕，取下冲洗管，消毒导尿管口接引流袋，固定导尿管，引流袋位置低于膀胱，以利于尿液的引流。

（6）协助患者取舒适卧位，整理床单位。

（7）整理用物，洗手，记录冲洗液名称、冲洗量、引流量、引流液性质及冲洗过程中患者的反应。

3. 注意事项

（1）每次冲洗均应遵守无菌操作原则。

（2）冲洗抽吸时不宜用力过猛，以免造成黏膜损伤，吸出的液体不得再注入膀胱。

（3）冲洗时注意观察膀胱的充盈度以及患者的反应，冲洗中若患者感到剧痛等不适或引流液中有鲜血时，应停止冲洗，通知医生处理。

（二）密闭式膀胱冲洗术

1. 用物　冲洗液、冲洗导管、安尔碘、棉签、输液架、弯盘，集尿袋。无留置导尿管者另备导尿用物。另备橡胶中单和治疗垫。

2. 操作方法

（1）消毒冲洗液，冲洗用导管连接冲洗液，排气。

（2）连接冲洗。使用三腔气囊导尿管时冲洗导管与导尿管侧腔连接，引流袋与主腔连接；使用双腔气囊导尿管时需使用 Y 形管，一端连接导尿管，另一端连接引流管。

（3）打开冲洗管冲洗，调节滴速。双腔气囊导尿管者先夹闭引流管，开放冲洗管。患者有尿意或滴入 200 ~ 300mL 溶液后，关闭冲洗管，开放引流管直至引流出冲洗液量。按需要反复冲洗。

（4）余同开放式膀胱冲洗术。

3. 注意事项

（1）严格执行无菌操作，防止医源性感染。

（2）冲洗时液面距引流管约 60cm，以便产生一定的压力，利于液体的流入。根据引流液的颜色调节冲洗速度，一般为 80 ~ 100 滴/分，冲洗速度过快可增加患者膀胱刺激感，膀胱收缩导致冲洗液从导尿管侧溢出尿道外。如果冲洗液为药液，需在膀胱内保留 15 ~ 30 分钟后再引流出体外。

（3）冲洗过程中注意观察冲洗、引流的通畅度，评估冲洗液入量和出量。

（4）注意观察患者的反应，若患者出现腹胀、腹痛、膀胱剧烈收缩等不适症状应减缓冲洗速度，必要时停止冲洗，通知医生处理。

（5）寒冷季节，冲洗液应加温至 35℃左右，以免过冷液体刺激膀胱，引起膀胱痉挛。

（赵素英）

第八节　外周静脉通路的建立与维护

一、外周留置针的置入

（1）经双人核对医嘱，对患者进行评估，告知患者用药的要求，征得同意后，开始评估血管，血管选择应首选粗直弹性好的前臂静脉，注意避开关节。

（2）按六步法洗手、戴口罩。按静脉输液，进行物品准备，包括利器盒、6cm×7cm透明贴膜、无菌贴膜、清洁手套、22～24G留置针，要注意观察准备用物的质量有效期。

（3）将用物推至床边，经医患双向核对、协助患者取舒适体位。再次选择前臂显露好，容易固定的静脉。

（4）核对液体后，开始排气排液，连接头皮针时，要将头皮针针尖插入留置针肝素帽前端，进行垂直排气，待肝素帽液体注满后再将头皮针全部刺入，回挂于输液架，准备无菌透明敷料。

（5）用含碘消毒剂，以穿刺点为中心进行螺旋式、由内向外皮肤消毒3次，消毒范围应大于固定敷料尺寸。

（6）将止血带扎于穿刺点上方10cm处。戴清洁手套。再次排气，双向核对，调松套管及针芯。

（7）穿刺时，将针头斜面向上，一手的拇指、示指夹住两翼，以血管上方15°～30°进针，见到回血后，压低穿刺角度，再往前进0.2cm，注意进针速度要慢，一手将软管全部送入，拔出针芯，要注意勿将已抽出的针芯，再次插入套管内。

（8）穿刺后要及时松止血带、松拳、松调节器。

（9）以穿刺点为中心，无张力方法粘贴透明敷料，要保证穿刺点在敷料中央。脱手套，在粘贴条上注明穿刺的时间和姓名，然后覆盖于白色隔离塞，脱去手套，用输液贴以U形方法固定延长管。

（10）调节滴速，填写输液卡。核对并告知患者注意事项。

二、外周静脉留置针封管

（1）按六步法洗手、戴口罩。

（2）准备治疗盘：无菌盘内备有3～4mL肝素稀释液、无菌透明敷料（贴膜）、棉签、含碘消毒液、弯盘。

（3）显露穿刺部位，关闭调节器。

（4）分离头皮针与输液导管后，用肝素稀释液以脉冲式方法冲管，当剩至1mL时，快速注入，夹闭留置针，拔出针头。用输液贴以U形方法固定延长管。

（5）整理床单位，取下输液软袋及导管按要求进行处理。

三、外周静脉留置针置管后再次输液

（1）经双人核对医嘱后，按照六步法洗手、戴口罩。准备用物，包括75%乙醇、小纱布、输液贴、头皮针、输入液体、弯盘。

（2）查对床号姓名，对患者说明操作目的、观察穿刺局部，查对液体与治疗单，排气排液。

（3）揭开无菌透明敷料、反垫于肝素帽下，用75%乙醇棉球（棉片）摩擦消毒接口持续10秒（来回摩擦10遍）。

（4）再次排气排液后，将头皮针插入肝素帽内，打开留置针及输液调节器，无菌透明敷料固定肝素帽，头皮针导管。

（5）调节滴速，填写输液卡。整理好患者衣被，整理用物并做好观察记录。

四、外周静脉留置针拔管

（1）按六步法洗手后，准备治疗盘，内装：棉签、无菌透明敷料、含碘消毒液、弯盘。

（2）显露穿刺部位，去除固定肝素帽的无菌透明敷料，轻轻地将透明敷料边缘搓起，以零角度揭开敷料，用含碘消毒液消毒穿刺点2遍。

（3）用干棉签按压局部，拔出留置针，无渗血后用输液贴覆盖穿刺点。

（4）整理床单位并做好拔管记录。

（赵素英）

第九节 中心静脉通路的建立与维护

一、中心静脉穿刺置管术

中心静脉置管术是监测中心静脉压（CVP）及建立有效输液给药途径的方法，主要是经颈内静脉或锁骨下静脉穿刺，将静脉导管插到上腔静脉，用于危重患者抢救、休克患者、大手术患者、静脉内营养、周围静脉穿刺困难、需要长期输液及使需经静脉输入高渗溶液或强酸强碱类药物者。局部皮肤破损、感染，有出血倾向者是其禁忌证。

（一）锁骨下静脉穿刺

锁骨下静脉是腋静脉的延续，起于第一肋骨的外侧缘，成年人长 3~4cm。

1. 选择穿刺点　锁骨上路、锁骨下路。后者临床常用。

2. 穿刺部位　为锁骨下方胸壁，该处较为平坦，可进行满意的消毒准备，穿刺导管易于固定，敷料不易跨越关节，易于清洁和更换；不影响患者颈部和上肢的活动，利于置管后护理。

3. 置管操作步骤　以右侧锁骨下路穿刺点为例。

（1）穿刺点为锁骨与第一肋骨相交处，即锁骨中 1/3 段与外 1/3 交界处，锁骨下缘 1~2cm 处，也可由锁骨中点附近进行穿刺。

（2）体位：平卧位、去枕、头后仰，头转向穿刺对侧，必要时肩后垫高，头低位 15°~30°，以提高静脉压使静脉充盈。

（3）严格遵循无菌操作原则，局部皮肤常规消毒后铺无菌巾。

（4）局部麻醉后用注射器细针做试探性穿刺，使针头与皮肤呈 30°~45°向内向上穿刺，针头保持朝向胸骨上窝的方向，紧靠锁骨内下缘徐徐推进，可避免穿破胸膜及肺组织，边进针边抽动针筒使管内形成负压，一般进针 4cm 可抽到回血。若进针 4~5cm 仍见不到回血，不要再向前推进以免误伤锁骨下动脉，应慢慢向后退针并边退边抽回血，在撤针过程中仍无回血，可将针尖撤至皮下后改变进针方向，使针尖指向甲状软骨，以同样的方法徐徐进针。

（5）试穿确定锁骨下静脉的位置后，即可换用导针穿刺置管，导针穿刺方向与试探性穿刺相同，一旦进入锁骨下静脉位置，即可抽得大量回血，此时再轻轻推进 0.1~0.2cm，使导针的整个斜面在静脉腔内，并保持斜面向下，以利导管或导丝推进。

（6）让患者吸气后屏气，取下注射器，以一只手固定导针并以手指轻抵针尾插孔，以免发生气栓或失血，将导管或导丝自导针尾部插孔缓缓送入，使管腔达上腔静脉，退出导针。如用导丝，则将导管引入中心静脉后再退出导丝。

（7）抽吸与导管相连接的注射器，如回血通畅说明管端位于静脉内。

（8）取下输液器，将导管与输液器连接，先滴入少量等渗液体。

（9）妥善固定导管，无菌透明敷料覆盖穿刺部位。

（10）导管放置后需常规行 X 线检查，以确定导管的位置。插管深度，左侧不宜超过 15cm，右侧不宜超过 12cm，已能进入上腔静脉为宜。

（二）颈内静脉穿刺

颈内静脉起源于颅底，上部位于胸锁乳突肌的前缘内侧；中部位于胸锁乳突肌锁骨头前缘的下面和颈总动脉的后外侧；下行至胸锁关节处与锁骨下静脉汇合成无名静脉，继续下行与对侧的无名静脉汇合成上腔静脉进入右心房。

1. 选择穿刺点部位　颈内静脉穿刺的进针点和方向，根据颈内静脉与胸锁乳突肌的关系，分为前路、中路、后路 3 种。

2. 置管操作步骤 如下所述。

（1）以右侧颈内中路穿刺点为例，确定穿刺点位，锁骨与胸锁乳突肌的锁骨头和胸骨头所形成的三角区的顶点，颈内静脉正好位于此三角区的中心位置，该点距锁骨上缘3～5cm。

（2）体位：患者平卧，去枕，头后仰，头转向穿刺对侧，必要时肩后垫一薄枕，头低位15°～30°使颈部充分外展。

（3）严格遵循无菌操作原则，局部皮肤常规消毒后铺无菌巾。

（4）局部麻醉后用注射器细针做试探性穿刺，使针头与皮肤呈30°，与中线平行直接指向足端。进针深度一般为3.5～4.5cm，以进针深度不超过锁骨为宜。边进针边抽回血，抽到静脉血即表示针尖位于颈内静脉。如穿入较深，针已对穿颈静脉，则可慢慢退出，边退针边回抽，抽到静脉血后，减少穿刺针与额平面的角度（约30°）。

（5）试穿：确定颈内静脉的位置后，即可换用导针穿刺置管，导针穿刺方向与试探性穿刺相同。当导针针尖到达颈静脉时旋转取下注射器，从穿刺针内插入引导钢丝，插入时不能遇到阻力。有阻力时应调整穿刺位置，包括角度、斜面方向和深浅等。插入导丝后退出穿刺针，压迫穿刺点同时擦净钢丝上的血迹。需要静脉扩张器的导管，可插入静脉扩张器扩张皮下或静脉。将导管套在引导钢丝外面，导管尖端接近穿刺点，引导钢丝必须伸出导管尾端，用手抓住，右手将导管与钢丝一起部分插入，待导管进入颈静脉后，边退钢丝、边插导管。一般成年人从穿刺点到上腔静脉右心房开口处约10cm，退出钢丝。

（6）抽吸与导管相连接的注射器，如回血通畅说明管端位于静脉内。

（7）用生理盐水冲洗导管后即可接上输液器或CVP测压装置进行输液或测压。

（8）妥善固定导管，用无菌透明敷料（贴膜）覆盖穿刺部位。

二、外周静脉置入中心静脉导管

外周静脉置入中心静脉导管，是指经外周静脉穿刺置入的中心静脉导管，其导管尖端的最佳位置在上腔静脉的下1/3处，临床上常用于7天以上的中期和长期静脉输液治疗，或需要静脉输注高渗性、有刺激性药物的患者，导管留置时间可长达1年。

（一）置管操作步骤

（1）操作前，要先经双人核对医嘱。再对患者进行穿刺前的解释工作，得到患者的理解配合。

（2）对患者的穿刺部位静脉和全身情况进行评估。血管选择的标准：在患者肘关节处，取粗而直，静脉瓣少的贵要静脉、正中静脉或头静脉，要注意避开穿刺周围有皮肤红肿、硬结、皮疹和感染的情况。当血管选择好以后，要再次向患者告知穿刺时可能发生的情况，以及穿刺配合事项，经同意，签署知情同意书。

（3）操作前，要按照六步法进行洗手、戴口罩。准备用物，具体包括：治疗盘内装有75%乙醇、含碘消毒液、生理盐水100mL、利多卡因1支。治疗盘外装有三向瓣膜PICC穿刺导管套件1个、PICC穿刺包（穿刺包内装有测量尺、无菌衣、无粉手套2副、棉球6个、镊子2～3把、止血带、大单1条、治疗巾2块、洞巾1块、20mL空针2副、5mL空针1副、1mL空针1副、大纱布3块、小纱布2块。剪刀、10cm×12cm无菌透明敷料1张）、免洗手消毒液。

（4）查对患者床号与姓名，嘱患者身体移向对侧床边，打开PICC穿刺包，手臂外展与身体呈90°，拉开患者袖管，测量置管的长度与臂围，具体测量方法是：从穿刺点沿静脉走行，到右胸锁关节，再向下至第3肋间，为置入导管的长度。接着，在肘横纹上10cm处，绕上臂一圈，测出臂围值，做好测量的记录。

（5）戴无菌手套，取出无菌巾垫于穿刺手臂下方，助手协助倒消毒液。消毒皮肤要求是先用乙醇棉球，以穿刺点为中心，进行螺旋式摩擦消毒，范围为直径≥10cm，当去除皮肤油脂后，再用碘剂以同样的方法，顺时针方向与逆时针方向分别交叉，重复两次进行消毒。建立无菌屏障。铺治疗巾，将止血带放于手臂下方，为扩大无菌区域，还应铺垫大单，铺洞巾。

（6）穿无菌衣、更换无粉手套，先抽取20mL生理盐水2次，再用2mL，最后用1mL注射器抽取利多卡0.5mL。打开PICC穿刺导管套件。用生理盐水预冲导管，用拇指和示指轻轻揉搓瓣膜，以确定导管的完整性。再分别预冲连接器、减压套筒、肝素帽和导管外部，最后，将导管浸入生理盐水中充分润滑导管，以减少对血管的刺激。打开穿刺针，去除活塞，将穿刺针连接5mL注射器。

（7）扎止血带，并嘱患者握拳，在穿刺点下方，皮下注射利多卡因呈皮球状，进行局部麻醉。静脉穿刺时，一手固定皮肤，另一手持针以进针角度呈15°~30°的方向进行穿刺。见到回血后，保持穿刺针与血管的平行，继续向前推进1~2mm，然后，保持针芯位置，将插管鞘单独向前推进，要注意避免推进钢针，造成血管壁的穿透。

（8）松开止血带，嘱患者松拳，以左手拇指与示指固定插管鞘，中指压住插管鞘末端处血管，防止出血，接着，从插管鞘内撤出穿刺针。一手固定插管鞘，另一手将导管自插管鞘内缓慢、匀速地2cm长度推进。当插入20cm左右时，嘱患者头侧向穿刺方，转头并低头，以确保穿刺导管的通畅。在送管过程中，左手的中指要轻压血管鞘末端，以防出血。当导管置入预定的长度时，在插管鞘远端，用纱布加压止血并固定导管。将插管鞘从血管内撤出，连接注射器抽回血，冲洗导管。双手分离导管与导丝衔接处，一手按压穿刺点并固定导管，另一手将导丝以每次3~5cm均匀的速度轻轻抽出，然后撤出插管鞘。当确认预定的置入长度后，在体外预留5~6cm，以便于安装连接器。

（9）修剪导管长度，注意勿剪除毛茬，安装连接器。先将减压套筒套到导管上，将导管连接到连接器翼形部分的金属柄上，使导管完全平整的套住金属柄，再将翼形部分的倒钩和减压套筒上的沟槽对齐锁定，最后，轻轻牵拉导管以确保连接器和导管完全锁定。用生理盐水，以脉冲式方法进行冲管，当推至所剩1mL液体时，迅速推入生理盐水，连接肝素帽。

（10）导管的固定，是将距离穿刺点0.5~1cm处的导管安装在固定翼的槽沟内。在穿刺点上方，放置一块小纱布吸收渗血，使导管呈弧形，用胶带固定接头，撤出洞巾，再用无菌透明敷料固定导管，要注意无菌透明敷料下缘与胶带下缘平齐。用第2条胶带，以蝶形交叉固定于贴膜上，用第3条胶带，压在第2条胶带上，将签有穿刺时间与患者姓名胶带固定于第3条胶带上。用小纱布或输液贴，包裹导管末端，固定在皮肤上。为保护导管以防渗血，用弹力管状绷带加压包扎穿刺处。

（11）向患者交代注意事项。整理用物并洗手。摄胸部X线片，以确定导管末端的位置，应在上腔静脉下1/3处。

（12）最后在病历上填写置管情况并签名。

（二）PICC置管后输液

（1）输液前，要先进行双人核对医嘱和治疗单，按照六步洗手法进行洗手、戴口罩。准备治疗盘，盘内装有：乙醇棉片、无菌贴膜、已经连有头皮针的含20mL生理盐水的注射器、预输入的液体、弯盘、治疗单，以及免洗手消毒液。

（2）进入病房先查对床号姓名，并与患者说明操作的目的，观察穿刺部位，必要时测量臂围。

（3）查对液体与治疗单，常规排气、排液。揭开输液无菌透明敷料反垫于肝素帽下。用75%乙醇棉球，擦拭消毒接口约10秒钟。再接入头皮针，抽回血，确定导管在血管腔内后，以脉冲式方法冲洗导管，当推至所剩液体为1mL时，快速推入。

（4）分离注射器，连接输液导管，松调节器。最后，用无菌透明敷料固定肝素帽和头皮针，在固定头皮针时，固定完毕后，整理患者衣被，调节滴数，交代注意事项并做好记录。

（三）PICC冲洗与正压封管

为了预防导管堵塞，保持长期使用，给药前、后，使用血液制品，静脉采血后应冲管。休疗期应每周冲洗1次并正压封管。

（1）用六步法洗手、戴口罩。

（2）准备治疗盘，内装贴膜、含10~20mL生理盐水注射器1副、弯盘。

（3）经查对床号姓名，观察穿刺部位，关闭输液调节器。

（4）揭开输液无菌透明敷料反垫于肝素帽下分离输液导管与头皮针，接10~20mL生理盐水注射器，以脉冲式方法冲洗导管。推至最后 1mL 时，进行正压封管。具体方法是：将头皮针尖斜面退至肝素帽末端，待生理盐水全部推入后，拔出头皮针，用无菌透明敷料固定肝素帽。

（5）整理患者衣被，做好观察记录。

（四）PICC 维护操作

为保证外周中心静脉导管的正常使用，应保证每天对患者进行消毒维护。

（1）要按六步洗手法进行洗手、戴口罩。

（2）准备用物：治疗盘内装有石油烷、免洗手消毒液、棉签、皮尺、胶布、肝素帽、头皮针连接预冲注射器、弯盘、PICC 维护包（包内装有无菌手套、2 副、75% 乙醇、聚维酮碘棉棒各 3 根、乙醇棉片 3 块、小纱布 1 块、10cm×12cm 高潮气通透贴膜 1 张、胶带 4 条）。

（3）查对床号和姓名，与患者说明导管维护的目的。观察穿刺部位情况，必要时测量臂围。

（4）揭敷料时，要注意由下往上揭，以防带出导管，同时，还要避免直接接触导管。消毒双手，用石油烷擦除胶布痕迹。

（5）戴无菌手套：用消毒棉片消毒固定翼 10 秒钟。用 75% 的乙醇棉棒，去除穿刺点直径约 1cm 以外的胶胨，再用聚维酮碘棉棒，以穿刺点为中心进行皮肤消毒 3 次，消毒范围应大于无菌透明敷料范围，包括消毒导管。预冲肝素帽，去除原有肝素帽，用 75% 乙醇棉片，擦拭导管末端。

（6）将注满生理盐水的肝素帽连接导管，用生理盐水，以脉冲式方法进行冲管，当冲至剩 1mL 液体时，将头皮针拔出，使针尖位于肝素帽内，快速推入，然后拔出头皮针。

（7）更换无菌手套，安装固定翼，随后，将导管呈弧形进行胶带固定接头。用透明敷料固定导管，固定时，要保证贴膜下缘与胶带下缘平齐，第 2 条胶带以蝶形交叉固定于无菌透明敷料上，第 3 条胶带压在第 2 条胶带上，第 4 条签上姓名与时间后固定于第 3 条胶带上。用无菌小纱布包裹导管末端，用胶带固定于皮肤，做好维护记录。

三、植入式输液港建立与维护

（一）操作前准备

1. 置管部位的选择　置管部位的选择要综合比较其他发生机械性并发症、导管相关性血流感染的可能性。置管部位会影响发生继发导管相关性血流感染和静脉炎的危险度。置管部位皮肤菌群的密度是造成 CRBSI 的一个主要危险因素。由经过培训的医生依不同的治疗方式和患者体型来选输液港植入的途径：大静脉植入、大动脉植入、腹腔内植入，输液座放于皮下。输液港导管常用的植入部位主要为颈内静脉与锁骨下静脉。非随机实验证实了颈内静脉置管发生相关性感染的危险率高。研究分析显示，床旁超声定位的锁骨下静脉置管与其他部位相比，可以显著降低机械性并发症。对于成年患者，锁骨下静脉对控制感染来说是首选部位。当然，在选择部位时其他的一些因素也应该考虑。目前临床应用较多的是锁骨下静脉，实际植入的位置要根据患者的个体差异决定。植入位置解剖结构应该能保证注射座稳定，不会受到患者活动的影响，不会产生局部压力升高或受穿衣服的影响，注射座隔膜上方的皮下组织厚度在 0.5～2cm 为适宜厚度。

2. 经皮穿刺导管植入点选择　自锁骨中外 1/3 处进入锁骨下静脉，然后进入胸腔内血管。

（二）输液港的选择

由医生依不同的治疗方式和患者体型做出选择。标准型及急救凹形输液港适用于不同体型的成年人及儿童患者。双腔输液港适用于同时输入不兼容的药物。术中连接式导管可于植入时根据需要决定静脉导管长度。

输液港种类有多种选择：①单腔末端开口式导管输液港或单腔三向瓣膜式导管输液港；②小型单腔末端开口式导管输液港或小型单腔式三向瓣膜式导管输液港；③双腔末端开口式导管输液港或双腔三向瓣膜式导管输液港。

输液港附件——无损伤针的选择：①蝶翼针输液套件适用于连续静脉输注；②直形及弯形无损伤针

适用于一次性静脉输注。

（三）穿刺输液操作步骤

（1）向患者说明操作过程并做好解释工作。

（2）观察穿刺点和局部皮肤有无红、肿、热、痛等炎性反应，若有应随时更换敷料或暂停使用。

（3）消毒剂及消毒方法：先用乙醇棉球清洁脱脂，向外用螺旋方式涂擦，其半径 10～12cm。以输液港为圆心，再用聚维酮碘棉球消毒 3 遍。

（4）穿刺输液港：触诊定位穿刺隔，一手找到输液港注射座的位置，拇指与示指、中指呈三角形，将输液港拱起；另一手持无损伤针自三指中心处垂直刺入穿刺隔，直达储液槽基座底部。穿刺时动作要轻柔，感觉有阻力时不可强行进针，以免针尖与注射座底部推磨，形成倒钩。

（5）穿刺成功后，应妥善固定穿刺针，不可任意摆动，防止穿刺针从穿刺隔中脱落。回抽血液判断针头位置无误后即可开始输液。

（6）固定要点：用无菌纱布垫在无损伤针针尾下方，可根据实际情况确定纱布垫的厚度，用无菌透明敷料固定无损伤针，防止发生脱落。注明更换无菌透明敷料的日期和时间。

（7）输液过程中如发现药物外渗，应立即停止输液，并即刻给予相应的医疗处理。静脉连续输。

（8）退针，为防止少量血液反流回导管尖端而发生导管堵塞，撤针应轻柔，当注射液剩下最后 0.5mL 时，为维持系统内的正压，以两指固定泵体，遍推注边撤出无损伤针，做到正压封管。

（9）采血标本时，用 10mL 以上注射器以无菌生理盐水冲洗，初始抽至少 5mL 血液并弃置，儿童减半，在更换注射器抽出所需的血液量，诸如备好的血标本采集试管中。

（10）连接输液泵设定压力超过 25psi（磅/平方英寸）时自动关闭。

（11）以低于插针水平位置换肝素帽。

（12）封管，以加压的形式从圆形注射港的各角度边推注药液边拔针的方法拔出直角弯针针头暂停输注，每月用肝素盐水封管 1 次即可。

（四）维护时间及注意事项

1．时间　①连续性输液，每 8 小时冲洗 1 次。②治疗间歇期，正常情况下每 4 周维护 1 次。③动脉植入、腹腔植入时，每周维护 1 次。

2．维护注意事项　如下所述。

（1）冲、封导管和静脉注射给药时必须使用 10mL 以上的注射器，防止小注射器的压强过大，损伤导管、瓣膜或导管与注射座连接处。

（2）给药后必须以脉冲方式冲管，防止药液残留注射座。

（3）必须正压封管，防止血液反流进入注射座。

（4）不能用于高压注射泵推注造影剂。

（赵素英）

第十节　静脉输血的程序

一、输血前准备

（1）认真填写输血申请单，抽血送血库做血型鉴定和交叉配血试验。

（2）根据输血医嘱，凭提血单提血，并和血库人员认真做好"三查十对"。核对完毕，在交叉配血试验单上签上核对者姓名。

（3）血液从血库取出后，勿剧烈振荡，以免红细胞大量破坏而引起溶血。库血不可加温，以免血浆蛋白凝固而引起反应。在输血量多时，可在室内放置 15～20 分钟后再输入。

二、密闭式静脉输血方法与流程（间接输血、直接输血）

（一）间接输血

操作者应仪表端庄、整洁，洗手、戴口罩。

1. 物品准备

（1）配血用物：治疗盘（安尔碘、棉签、一次性注射器、止血带）、输血申请单、普通干燥管、弯盘。

（2）取血用物：治疗盘（包括治疗巾）、病历提血单。

（3）输血用物：一次性输血器、生理盐水、输血前用药、治疗盘（安尔碘、棉签、止血带）、弯盘、止血钳（视需要而定）、输液卡、静脉穿刺针、无菌透明敷料、输液架。

2. 操作步骤

（1）A 配血

1）洗手、戴口罩，核对医嘱，准备用物。

2）按照患者病历或电脑基本信息填写申请单、贴试管。

3）两名护士至患者床边仔细核对患者姓名、性别、年龄、病案号、科室、床号、血型。核对无误后抽取血标本，抽血完毕，以核对者/执行者形式在申请单背面双签名。

4）将血标本及申请单送至血库。

（2）B 取血

1）洗手、戴口罩，核对医嘱，准备用物。

2）根据医嘱及患者信息填写提血单。

3）携带治疗盘和病历至血库，与血库人员做好交接查对：①交叉配血报告单，受血者科别、姓名、病案号、血型（包括 Rh 因子）、血液成分、有无凝集反应；②核对血袋标签、献血者姓名、血型（包括 Rh 因子）、血液有效期、血袋号；③检查血袋有无破损遗漏、血袋内血液有无溶血及凝块。核对无误后，在交叉配血报告单反面双签名后领回。

（3）C 输血

1）洗手、戴口罩，核对医嘱，准备用物。

2）核对，解释；根据医嘱输血前用药，按周围静脉输液技术进行穿刺，成功后先输入少量生理盐水。

3）由两名护士至患者床边核对，确定无误后，以手腕旋转动作将血袋内血液轻轻摇匀。

4）用安尔碘消毒血袋皮管 2 次，将生理盐水更换下来，再次核对。开始速度宜慢、观察局部及全身情况 15 分钟，无不良反应再根据病情调滴速；告知患者及家属相关注意事项（滴速不可自行调节，如有不适要及时告知医护人员）。

5）输血结束，先滴入少量生理盐水，再拔针，按压片刻。

6）协助患者舒适体位，整理床单位，清理用物（血袋及输血器放在专用收集桶内保留 24 小时），将交叉配血报告单夹在病历中。

（二）直接输血术

是指在供血者与受血者血型（包括 Rh）及交叉配血试验确认后，将供血者的血液抽出，立即输给患者的技术，常用于婴幼儿、少量输血或无库血而患者急需输血时。

1. 输血准备

（1）向供血者和患者做好解释工作。

（2）洗手、戴口罩，核对医嘱。

（3）准备用物：静脉注射用物 2 盒，治疗盘（内铺无菌巾），4% 枸橼酸钠等渗盐水适量，50mL 注射器及针头数副。

2. 操作步骤

（1）请供血者与患者分别卧于床上，露出一侧手臂。

（2）用50mL无菌注射器抽取抗凝血药5mL后接套管针排气，抽取供血者血液至55mL。

（3）直接将血液缓慢推入患者已穿刺好的静脉中。

（4）输血结束后，拔出套管针，用小纱布按压穿刺点片刻，用无菌透明敷料覆盖针眼。

（5）协助患者舒适体位，整理床单位，清理用物。

三、自体血回输的护理配合

1. 输血准备

（1）输用预存的自身血与一般输全血的护理要求相同。

（2）手术中自身血的采集和回输，根据手术的要求，巡回护士提前准备好自体血回收机、负压吸引装置、3 000mL的静脉用生理盐水、一次性使用贮血滤血装置、肝素或其他抗凝血药等。

2. 操作步骤

（1）检查血液回收机的性能，在500mL生理盐水溶液中加入12 500U肝素。

（2）打开并安装血液回收的无菌用物，包括血液回收器、贮血器、血袋、盐水袋、抗凝血药、废液袋以及各种管道等，连接好全套吸引装置。

（3）手术开始后，用负压吸引（负压<100mmHg）将血液吸入贮血装置中（抗凝血药由抗凝血药袋的滴管滴入）。当贮血装置的血液达到一定量后，驱动泵自动把血液和静脉用生理盐水按一定的比例注入血液回收器中，对红细胞进行洗涤、过滤、浓缩，经浓缩的红细胞经驱动泵注入血袋备用，洗涤后的液体进入废液袋中按医疗废弃液处理。

（4）将吸出的血液经带过滤网的输血器过滤，即可为患者输入。

（赵素英）

第三章

呼吸系统疾病护理

第一节　急性气管－支气管炎

急性气管－支气管炎是由生物、物理、化学刺激或过敏等因素引起的急性气管－支气管黏膜炎症，多为散发，无流行倾向，年老体弱者易患。临床表现主要为咳嗽和咳痰。多见于寒冷季节或气候突变时。

一、护理评估

1. **健康史**　询问患者有无急性上呼吸道感染病史；有无接触过敏源史，如花粉、有机粉尘、真菌孢子、动物毛发排泄物或细菌蛋白质等；是否受寒冷天气影响等。

2. **身体评估**　具体如下。

（1）症状：全身症状较轻，可伴低热、乏力、头痛及全身酸痛等，一般3~5天后消退。咳嗽、咳痰；先为干咳或咳少量黏液性痰，随后转为黏液脓性痰，痰量增多，咳嗽加剧，偶可痰中带血。咳嗽、咳痰可延续2~3周才消失，如迁延不愈，可演变为慢性支气管炎。如支气管发生痉挛，可出现程度不等的气促、喘鸣和胸骨后发紧感。

（2）体征：两肺呼吸音粗糙，可闻及散在干、湿性啰音，啰音部位常不固定，咳嗽后可减少或消失。

3. **心理－社会状况**　评估患者对疾病的重视程度；评估是否掌握疾病预防知识及注意事项；注意患者所伴随的相应的心理反应，如呼吸道症状导致的患者社会适应能力的改变，胸闷、气短所引起的紧张和焦虑等心理状态改变。

4. **辅助检查**　如下所述。

（1）血常规检查：白细胞总数及分类大多正常，细菌感染较重时，白细胞计数和中性粒细胞可增高。

（2）痰涂片或培养可发现致病菌。

（3）X线胸片检查多为正常，或仅有肺纹理增粗。

二、治疗原则

治疗原则是止咳、祛痰、平喘和控制感染。

1. **抗菌治疗**　如有细菌感染，应及时应用抗生素。可以首选大环内酯类、青霉素类，亦可选用头孢菌素或喹诺酮类等药物。

2. **对症治疗**　对发热头痛者，选用解热镇痛药；咳嗽无痰者，可用止咳药；痰液黏稠不易咳出者，可用祛痰药，也可以用雾化吸入法祛痰，如有支气管痉挛，可用支气管扩张药。

三、护理措施

1. 环境 提供整洁舒适、阳光充足的环境，保持室内空气新鲜，定时通风，但应避免对流，以免患者受凉，维持适宜的温、湿度。

2. 饮食护理 提供高蛋白、高维生素、高热量的清淡饮食，禁食辛辣、有刺激性和过于油腻的食物。鼓励患者多饮水，每天保证饮水在 1 500mL 以上，充足的水分可保证呼吸道黏膜的湿润和病变黏膜的修复，有利于痰液的稀释和排出。

3. 避免诱因 注意保暖；避免尘埃、烟雾等不良刺激；适当休息，避免疲劳。如有发热，发热期间应卧床休息。

4. 用药护理 按医嘱正确、及时给予祛痰、止咳、解痉、平喘药及抗生素，注意观察药物的疗效和不良反应，如使用抗生素可引起过敏反应及大便秘结，祛痰药可致胃部不适及食欲减退等。

5. 病情观察 注意观察体温的变化及咳嗽、咳痰情况，注意有无胸闷、气促等症状，详细记录痰液的色、量、质及气味。指导患者正确留取痰液标本并及时送检，为诊断与治疗提供可靠的依据。

6. 促进有效排痰 指导有效咳痰、排痰。痰液黏稠不易咳出时，可按医嘱予以雾化吸入。年老、体弱者协助翻身，拍背。

7. 心理护理 关心体贴患者，解除患者的焦虑情绪。

四、健康教育

1. 宣教 向患者及家属讲解有关病因及诱因、发病过程、预后知识，以稳定其情绪；帮助患者了解本病的治疗要点，强调多喝水的重要性，指导合理饮食、休息与活动，保证足够的营养、充足的睡眠，避免疲劳，有利于疾病的恢复；指导患者遵医嘱用药，帮助患者了解所用药物的作用及不良反应；告知患者如 2 周后症状仍持续存在，应及时就诊。

2. 避免诱因指导 保持居室空气新鲜、流通，适宜的温度和湿度，注意保暖，防治感冒；做好劳动保护，加强环境卫生，避免粉尘、刺激性气体及烟雾等有害因素的刺激；避免过度劳累；吸烟者劝其戒烟。

3. 活动与运动指导 平时生活要有规律，进行适当的耐寒训练，开展体育锻炼，以增强体质。

（孟　倩）

第二节　肺　炎

肺炎是指终末气道、肺泡和肺间质的炎症，可由病原微生物、理化因素、免疫损伤、过敏及药物所致，是呼吸系统的常见疾病，任何季节都会发病，但冬季和早春多见，任何年龄均有可能被感染。在我国，发病率及病死率高，尤其是老年人或免疫功能低下者，在各种致死病因中居第五位。随着抗生素的应用和发展，其病死率明显下降，但是，老年人及免疫功能低下者并发肺炎时，其病死率仍较高。临床表现主要有发热、咳嗽、咳痰和呼吸困难等，肺部 X 线可见炎性浸润阴影。肺炎预后良好，可以恢复其原来的结构和功能。

一、肺炎链球菌肺炎

肺炎链球菌肺炎是由肺炎链球菌所引起的肺实质的炎症，为最常见的细菌性肺炎，约占社区获得性肺炎的半数。本病以冬季与初春为高发季节，多发生于原先健康的青壮年男性，老年或婴幼儿呼吸道免疫功能受损或有慢性基础疾病等均易遭受肺炎链球菌侵袭。临床起病急骤，患者均有寒战、高热、胸痛、咳嗽和血痰等症状。近年来因抗生素及时广泛的应用，发病率逐渐下降，不典型病例较前增多。

1. 护理评估 内容如下。

（1）健康史：询问患者发病情况，有无受凉淋雨、过度疲劳、醉酒，是否年老体弱、长期卧床、意识不清、吞咽和咳嗽反射障碍、患慢性或重症疾病；是否长期使用糖皮质激素或免疫抑制剂、接受机械通气及大手术等；了解患者既往的健康状况，起病前是否存在使机体抵抗力下降、呼吸道防御功能受损的因素。

（2）身体评估

1）症状：典型表现为起病急骤，畏寒、高热，全身肌肉酸痛，体温通常在数小时内升至 39～40℃，呈稽留热型。患侧胸痛，可放射至肩部或腹部，咳嗽或深呼吸时加剧。咳嗽，咳痰，痰中带血，典型者咳铁锈色痰。当病变范围广泛时，引起呼吸功能受损，表现为呼吸困难、发绀等。

2）体征：患者呈急性病容，面颊绯红，鼻翼扇动，皮肤灼热、干燥，口角及鼻甲周围可出现单纯性疱疹；早期肺部无明显异常体征。肺实变时，触觉语颤增强，叩诊浊音，听诊闻及支气管呼吸音，消散期可闻及湿啰音。严重者有发绀，心率过速或心律不齐。

（3）心理-社会状况：由于肺炎起病多急骤，短期内病情严重，加之高热和全身中毒症状明显，患者及家属常有焦虑不安；当出现较严重的并发症时，患者会出现忧虑和恐惧。

（4）辅助检查

1）血常规：除年老体弱、酗酒、免疫功能低下者白细胞计数可不增高外，其余白细胞计数升高，中性粒细胞多在80%以上，伴核左移。

2）痰液检查：痰涂片发现典型的革兰染色阳性，带荚膜的双球菌或链球菌。

3）胸部 X 线检查：早期仅见肺纹理增多，随着病情进展，表现为大片炎性浸润阴影或实变影，在消散期，X 线显示炎性浸润逐渐吸收，可有片状区域吸收较快，呈现"假空洞"征。

2. 治疗原则　如下所述。

（1）早期应用抗生素治疗：首选青霉素 G，滴注时每次尽可能在 1 小时内滴完，以达到有效的血药浓度。青霉素过敏者，可选用红霉素、头孢菌素等。

（2）抗生素治疗时应给予支持治疗及对症治疗，如卧床休息，保证热量、维生素及蛋白质的摄入量，纠正脱水，维持水、电解质平衡。

（3）有感染性休克时按感染性休克治疗方法处理。

二、肺炎支原体肺炎

肺炎支原体肺炎是由肺炎支原体（mycoplasma pneumoniae）引起的呼吸道和肺部的急性炎症改变。本病约占非细菌性肺炎的 1/3 以上，或各种原因引起的肺炎的 10%。常于秋冬季节发病。患者以儿童和青年人居多，婴儿有间质性肺炎时应考虑支原体肺炎的可能性。本病经有效治疗多在 2～4 周内痊愈，有严重并发症者可使病程迁延。

1. 护理评估　内容如下。

（1）健康史：起病通常缓慢，发病前常有鼻炎、咽炎等前驱症状。

（2）身体评估

1）症状：有咽痛、咳嗽、畏寒、发热、头痛、乏力、肌痛等症状。咳嗽多为阵发性刺激性呛咳，咳少量黏液，发热可持续 2～3 周，体温恢复正常后可能仍有咳嗽。

2）体征：肺部体征多不明显，一般无肺实变体征，可有局限性呼吸音减低及少量干湿性啰音。

（3）心理-社会状况：患者对本病的病因及预防知识缺乏，常因剧烈的咳嗽而烦躁不安、焦虑。

（4）辅助检查：血常规白细胞总数正常或稍增高，以中性粒细胞为主；可有血沉增快；血清学检查是确诊肺炎支原体感染最常用的检测手段；X 线表现无特征性。

2. 治疗原则　如下所述。

（1）早期使用适当的抗生素可以减轻症状，缩短疗程至 7～10 天。肺炎支原体肺炎可在 3～4 周自行消散。

（2）治疗首选药物为大环内酯类抗生素，红霉素静脉滴注速度不宜过快，浓度不宜过高，以免引起疼痛及静脉炎。用药疗程不少于 10 天。青霉素或头孢菌素类抗生素无效。

（3）对剧烈呛咳者，应适当给予镇咳药。

三、军团菌肺炎

军团菌肺炎是由革兰染色阴性嗜肺军团杆菌引起的一种以肺炎为主的全身性疾病，又称军团病，1976 年被确认。该菌存在于水和土壤中，常经供水系统、空调和雾化吸入而被吸入，引起呼吸道感染，可呈小的暴发流行，夏季与初秋为多发季节，常侵及老年人、患有慢性病或免疫功能受损者。

1. 护理评估　内容如下。

（1）健康史：一般起病缓慢，也可经 2 ~ 10 天潜伏期后突然发病。老年人或原有慢性疾病、血液病、恶性肿瘤、艾滋病或接受免疫抑制剂致免疫功能低下者易患本病。

（2）身体评估

1）症状：开始有倦怠、乏力和低热，1 ~ 2 天后出现高热、寒战、肌痛、头痛。呼吸道症状为咳嗽、痰少而黏稠，痰可带血，一般不呈脓性。可伴胸痛，进行性呼吸困难；消化道症状为恶心、呕吐和水样腹泻；严重者有焦虑、感觉迟钝、定向障碍、谵妄等神经精神症状，并可出现呼吸衰竭、休克和肾功能损害。

2）体征：20% 的患者可有相对缓脉，肺实变体征，两肺散在干、湿啰音，心率加快，胸膜摩擦音。

（3）心理 - 社会状况：本病起病急骤，短期内病情严重，患者常因疾病来势凶猛而烦躁不安、焦虑。

（4）辅助检查：血白细胞计数多超过 $10 \times 10^9/L$，中性粒细胞核左移，血沉快。动脉血气分析可提示低氧血症。支气管抽吸物、胸腔积液、支气管肺泡灌洗液做革兰染色可以查见细胞内的军团杆菌。

2. 治疗原则　如下所述。

（1）首选红霉素，用药 2 ~ 3 周，必要时可加利福平，或多西环素疗程 3 周以上，否则易复发。

（2）氨基糖苷类和青霉素、头孢菌素类抗生素对本病无效。

四、传染性非典型肺炎

传染性非典型肺炎是由 SARS 冠状病毒（SARS - Cov）引起的具有明显传染性、可累及多个脏器系统的特殊肺炎，世界卫生组织（WHO）将其命名为严重急性呼吸综合征（severe acute respiratory syndrome，SARS）。主要临床特征为急性起病、发热、干咳、呼吸困难、白细胞不高或降低、肺部阴影及抗生素治疗无效。本病依据报告病例计算的平均死亡率达 9.3%。人群普遍易感，呈家庭和医院聚集性发病，多见于青壮年，儿童感染率较低。

1. 护理评估　内容如下。

（1）健康史：询问患者接触史、家族史、个人史及既往健康情况，有无与 SARS 患者密切接触（指与 SARS 患者共同生活，照顾 SARS 患者，或曾经接触 SARS 患者的排泄物，特别是气道分泌物），特别询问是否到过收治 SARS 患者的医院和场所等不知情接触史。是否到过 SARS 流行地区，家族中有无相同患者；了解病程经过以及诊治情况，患者近期活动范围等；其潜伏期为 2 ~ 10 天。

（2）身体评估

1）症状：起病急骤，发热，体温常大于 38℃，有寒战、咳嗽、少痰，偶有血丝痰，心悸、气促，甚至呼吸窘迫；伴有肌肉酸痛、头痛、关节痛、乏力和腹泻。患者多无上呼吸道卡他症状。

2）体征：肺部体征多不明显，部分患者可闻及少许湿啰音，或有肺实变体征。

（3）心理 - 社会状况：评估患者因患病以及隔离治疗是否表现有焦虑、忧郁、恐惧、悲观、自卑、孤独等心理反应，评估家庭成员对患者的态度、关心程度、照顾方式、患者的经济状况等。

（4）辅助检查

1）血液检查：血白细胞计数不升高，或降低，常有淋巴细胞减少，血小板降低。部分患者血清转氨酶、乳酸脱氢酶等升高。

2）病原学检查：早起用鼻咽部冲洗或吸引物、血、尿、便等标本进行病毒分离和聚合酶链反应（PCR）。平行检测进展期和恢复期双份血清 SARS 病毒特异性 IgM、IgG 抗体，抗体阳转或 4 倍以上升高，具有病原学诊断意义。

3）胸部 X 线检查：早期无异常，1 周内逐渐出现肺纹理粗乱的间质性改变、斑片状或片状渗出影，典型的改变为磨玻璃影及肺实变影。在 2～3 天波及一侧肺野或两肺，约半数波及双肺。病灶多在中下叶呈外周分布。

2. 治疗原则　以对症治疗为主，卧床休息，加强营养支持和器官功能保护，酌情静脉输液及吸氧，注意消毒隔离，预防交叉感染；已明确并发细菌感染者，及时选用敏感的抗生素；给予抗病毒药物，如利巴韦林、阿昔洛韦等，发病早期给予奥司他韦有助于减轻发病和症状；重症患者酌情使用糖皮质激素，密切注意其不良反应和 SARS 并发症。出现低氧血症的患者，使用无创机械通气，持续用至病情缓解，效果不佳或出现 ARDS，及时进行有创机械通气治疗。出现休克或多器官功能障碍综合征，应予相应治疗。

五、肺炎患者的护理

1. 环境　室内阳光充足、空气新鲜，每日定时通风，保持适宜的温湿度。病房环境保持整齐、清洁、安静和舒适并适当限制探视。

2. 休息　急性期卧床休息，尤其对于体温尚未恢复的患者，卧床休息可以减少组织耗氧量，利于机体组织的修复。卧床休息时，协助患者取半卧位，可增强肺通气量，减轻呼吸困难。应尽量将治疗、检查与护理操作集中进行，避开患者的睡眠和进餐时间，确保患者得到充分的休息。

3. 饮食　高热时，应及时补充营养和水分，给予高热量、高蛋白、高维生素、易消化的流质或半流质饮食。鼓励患者多饮水，每日饮水量在 2 000mL 以上。高热、暂不能进食者需静脉补液，滴速不宜过快，以免引起肺水肿。有明显麻痹性肠梗阻或胃扩张时，应暂时禁食、禁水，给予胃肠减压，直至肠蠕动恢复。

4. 病情观察　包括以下内容。

（1）意识状态：肺炎患者若出现烦躁不安或反应迟钝等精神症状时，须警惕休克的发生。

（2）脉搏：脉搏的强度和频率是观察休克症状的重要依据。脉搏快而弱后往往出现血压下降；脉搏细弱不规则或不能触及，表示血容量不足或心力衰竭。

（3）呼吸：休克患者呼吸浅促，若呼吸深而快常提示代谢性酸中毒。

（4）血压及脉压：早期血压下降，若在 10.6/6.7kPa（80/50mmHg）以下，脉压差小，提示严重感染引起毛细血管通透性增加，周围循环阻力增加，心排量减少，有效血容量不足，病情严重。

（5）尿量：是观测休克期病情变化的重要指标，休克严重时常发生尿量减少或无尿。监测每小时尿量和尿比重，准确记录 24 小时出入量。

（6）皮肤黏膜色泽及温湿度：反应皮肤血液灌注情况，如面、唇、甲床苍白和四肢厥冷，显示血液灌注不足。

（7）痰液：观察痰液的量、颜色和气味。如肺炎链球菌肺炎呈铁锈色痰，克雷白杆菌肺炎典型痰液为砖红色胶冻状，厌氧菌感染者痰液多有恶臭味等。

（8）监测血白细胞计数和分类计数、动脉血气分析结果。

5. 高热护理　具体措施如下。

（1）寒战时注意保暖，及时添加被褥，使用热水袋时防止烫伤，一般寒战可持续半小时左右，此期禁止物理降温。

（2）高热时，应给予物理降温，如酒精擦浴、冰袋、冰帽等方法，物理降温的同时，要注意保暖，如足底部置热水袋保暖。高热持续不退者，遵医嘱给予解热镇痛药物。

（3）大量出汗者应及时更换衣服和被褥，协助擦汗，避免着凉，并注意保持皮肤的清洁干燥。

（4）做好口腔护理：高热使唾液分泌减少，口腔黏膜干燥，同时机体抵抗力下降，易引起口唇干裂、口唇疱疹、口腔炎症、溃疡。因此，应做好口腔护理，协助患者漱口或用漱口液清洁口腔，口唇干裂可涂润滑油保护。

（5）卧床休息，以减轻头痛、乏力、肌肉酸痛症状。

（6）高热伴烦躁不安者，应注意安全护理，防止摔伤，必要时，应用约束带。

6. 保持呼吸道通畅　指导患者进行有效咳嗽，协助排痰，采取翻身、拍背、雾化吸入等措施。对痰量较多且不易咳出者，遵医嘱应用祛痰剂。协助患者取半卧位休息，以增强肺通气量，减轻呼吸困难。有气急发绀者，应给予氧气吸入，流量为 $2 \sim 4L/min$。

7. 胸痛患者　应采取患侧卧位，也可在呼气状态下用宽胶布固定胸廓，降低呼吸幅度而减轻痛苦，必要时遵医嘱给予止疼药。早期干咳而胸痛明显者，遵医嘱使用镇咳剂治疗以减轻疼痛。

8. 休克型肺炎的观察和护理　如下所述。

（1）将患者安置在监护室，专人护理：取抬高头胸部约20°，抬高下肢约30°的仰卧中凹位，以利于呼吸和静脉血回流，增加心排出量。尽量减少搬动，并注意保暖。

（2）迅速建立两条静脉通路，遵医嘱给予扩充血容量、纠正酸中毒、应用血管活性药物和糖皮质激素等抗休克治疗及应用抗生素抗感染治疗，恢复正常组织灌注，改善微循环功能。

1）扩充血容量：扩容是抗休克的最基本措施。一般先输低分子右旋糖酐，以迅速扩充血容量、降低血黏稠度、防止 DIC 的发生；继之输入5%葡萄糖盐水、复方氯化钠溶液、葡萄糖溶液等。输液速度应先快后慢，输液量宜先多后少，可在中心静脉压的监测下决定补液的量和速度。扩容治疗要求达到比较理想的效果：收缩压大于90mmHg（12.0kPa），脉压大于30mmHg（4.0kPa）。中心静脉压不超过0.98kPa；尿量多于30mL/h；脉率少于100次/分；患者口唇红润、肢端温暖。

2）纠正酸中毒：常用5%碳酸氢钠溶液静脉滴注。纠正酸中毒可以增强心肌收缩力，改善微循环。

3）血管活性药物：在补充血容量和纠正酸中毒后，末梢循环仍无改善时可应用血管活性药物，如多巴胺、酚妥拉明、间羟胺等。血管活性药物应由单独一路静脉输入，并随时根据血压的变化来调整滴速。滴注多巴胺时，要注意药液不得外渗至组织中，以免引起局部组织的缺血坏死。

4）抗感染治疗：应早期使用足量有效的抗生素，重症患者常需联合用药并经静脉给药。用药过程中，要注意观察疗效和不良反应，发现异常及时报告并处理。

5）糖皮质激素的应用：病情严重，经上述药物治疗仍不能控制者，可使用糖皮质激素，以解除血管痉挛，改善微循环，稳定溶酶体膜，以防酶的释放，从而达到抗休克的作用。常用氢化可的松、地塞米松加入葡萄糖液中静脉滴注。

9. 心理护理　以通俗易懂的语言耐心讲解疾病的知识，各种检查、治疗和护理的目的。特别是休克型肺炎患者，及时与患者及家属进行沟通，减轻其心理负担，使患者能够积极配合治疗。

六、健康教育

1. 对疾病相关知识的宣教　讲解肺炎的病因和诱因，指导患者避免受凉、淋雨、吸烟、酗酒和防止过度疲劳。有皮肤痛、疖、伤口感染、毛囊炎、蜂窝织炎时及时治疗，尤其是免疫功能低下者和慢支、支气管扩张者。

2. 自我护理与疾病监测的指导　慢性病、年老体弱、长期卧床者，应注意经常改变体位、翻身、拍背、咳出气道痰液，有感染征象时及时就诊。

3. 饮食与活动的指导　增加营养的摄入，保证充足的休息时间，劳逸结合，生活有规律性。积极参加体育锻炼，增强体质，防止感冒。

4. 用药的指导　指导患者遵医嘱按时服药，了解肺炎治疗药物的疗效、用法、疗程、不良反应，防止自行停药或减量，定期随访。

（孟　倩）

第四章

循环系统疾病护理

第一节 原发性高血压

一、疾病概述

在我国，高血压的患病率逐年增长，目前我国高血压患者已超过 2 亿，平均每 5 个成年人中有 1 人患高血压。经多年的流行病学研究发现，我国高血压患病率和流行存在地区、城乡和民族差异，北方高于南方，东部高于西部，城市高于农村，高原少数民族地区患病率较高。高血压患病率与年龄呈正比，女性更年期前患病率低于男性，更年期后高于男性。高血压是脑卒中的主要危险因素，积极控制高血压是预防脑卒中的重要措施。

（一）定义

原发性高血压是指以体循环动脉血压升高为主要临床表现的综合征，通常简称为高血压。一般在安静状态下，未使用任何降压药物，三次不同时间测得的收缩压≥140mmHg 和（或）舒张压≥90mmHg，并排除继发性高血压的可能即可诊为原发性高血压。高血压是最常见的心血管疾病，常与其他心血管危险因素共存，引起重要脏器如心、脑、肾的损伤，最终导致这些脏器功能的衰竭。继发性高血压是指继发于某些明确疾病的血压升高。原发性高血压占 95%，继发性高血压占 5%。

（二）分级

根据血压升高的水平，又进一步将高血压分为 1 级、2 级、3 级（表 4-1）。

表 4-1 血压水平的定义及分类（中国高血压防治指南，2010）

分类	收缩压（mmHg）		舒张压（mmHg）
正常血压	<120	和	<80
正常高值	120~139	和（或）	80~89
高血压	≥140	和（或）	≥90
1 级高血压（轻度）	140~159	和（或）	99~99
2 级高血压（中度）	160~179	和（或）	100~109
3 级高血压（重度）	≥180	和（或）	≥110
单纯收缩期高血压	≥140	和	<90

注：当收缩压和舒张压分属于不同分级时，以较高的级别作为标准。以上标准适用于成人。

（三）病因和病机

原发性高血压的病因是多因素的，目前一般认为在遗传因素和环境因素共同作用下使正常血压调节机制失代偿所致。其中遗传因素约占 40%，环境因素约占 60%。高血压的家族聚集性很明显，约 60% 的高血压患者有高血压家族史，若父母均为高血压，其子女的高血压发病率高达 46%；不仅高血压的发病率体现出遗传性，而且在血压升高程度、并发症发生及其他有关因素方面（如肥胖等）也体现出遗传性。环境因素方面主要包括饮食（如高盐、低钾、低钙、高蛋白饮食，饮酒）、精神刺激（如长期精神紧张、环境噪声、焦虑等）、吸烟和其他因素（如肥胖、阻塞性睡眠呼吸暂停综合征、服用避孕药等）。

原发性高血压的发病机制复杂，目前没有完整统一的认识。如果从高血压引起的外周血管阻力增加来分析，高血压的发病机制可以体现为以下几个环节：交感神经系统活动亢进、肾性水钠潴留、肾素 - 血管紧张素 - 醛固酮系统激活、细胞膜离子转运异常、胰岛素抵抗和内皮功能受损。长期高血压可促进动脉粥样硬化的形成和发展，最终导致重要脏器如心、脑、肾组织出现缺血和功能异常。

（四）病理生理

心脏和血管是高血压病理生理作用的靶器官。血压长期升高使左心室后负荷过重，左心室肥厚扩大，最终导致充血性心力衰竭。血压长期升高引起全身小动脉病变，导致重要靶器官如心、脑、肾组织缺血。血压长期升高及伴随的危险因素可促进大、中动脉粥样硬化的形成和发展。现在认为血管内皮功能障碍是高血压最早期和最重要的血管损害。

（五）诊断及治疗要点

1. 诊断要点　定期而正确的血压测量是诊断高血压的关键，以非药物状态下、休息 15 分钟、非同日 3 次血压测定所得平均值为达到或超过成人高血压诊断标准，并排出由其他疾病导致的继发性高血压可诊断。

2. 治疗要点　高血压患者治疗的主要目的是最大限度地降低心、脑、血管等并发症的发生率和死亡率。治疗时应严密结合高血压分级及危险分层，全面考虑患者的血压水平、存在的心血管危险因素、靶器官的损害及并存的临床表现来确定合理的治疗方案。可采用非药物治疗法和药物治疗法。非药物治疗适用于各级高血压患者。主要措施包括合理膳食，如低盐低脂饮食和增加钾盐摄入、控制体重、适当运动、戒烟限酒、减轻精神压力。药物治疗时常用的降压药物可以归纳为 6 类：利尿剂、β 受体阻滞剂、钙通道阻滞剂、血管紧张素转化酶抑制剂、血管紧张素 II 受体拮抗剂和 β 受体阻滞剂。

二、疾病护理

（一）护理评估

1. 健康史　询问患者有无高血压家族史；饮食习惯；有无烟酒嗜好；了解患者的个性特征、职业、人际关系；有无肥胖、心脏疾病、肾脏疾病、糖尿病、高脂血症及痛风等病史和用药情况。

2. 身体状况　如下所述。

（1）一般表现：本病起病缓慢，缺乏特异性的临床表现，约 1/5 患者无症状，仅在体检时测量血压或出现心、脑、肾等并发症时才被发现。常见症状为头痛、头晕、心悸、乏力、耳鸣等，但不一定与血压水平有关，常在情绪激动、精神紧张、过度劳累或失眠时加剧，休息后多数症状能自行缓解。有些患者可出现视力模糊、鼻出血等症状。体检时体征一般较少，主要出现动脉血压升高，心脏听诊时可闻及主动脉瓣区第二心音亢进和收缩期杂音。

（2）高血压急症和亚急症：高血压急症是指原发性或继发性高血压患者，在某些诱因作用下，血压短时间内（数小时或数天）显著升高（一般超过 180/120mmHg），伴有重要脏器如心、脑、肾等靶器官功能不全的表现。高血压急症包括高血压脑病、颅内出血、脑梗死、急性心力衰竭、急性冠脉综合征、主动脉夹层、子痫、急性肾小球肾炎等，而且血压水平的高低与靶器官的损害程度并非呈正比，应在短时间内及时控制血压，使病情缓解，降低靶器官的损害及降低死亡率。高血压亚急症是指血压显著升高但不伴严重临床症状及进行性靶器官损害。患者主要表现为血压明显升高引起的症状，如头痛、胸闷、烦躁不安和鼻出血等。区别高血压急症和亚急症的唯一标准是有无新近发生的、急性、进行性的靶器官损害。

（3）并发症

1）高血压危象：在高血压病程中，全身小动脉收缩使血压显著升高，以收缩压升高为主，收缩压达 260mmHg、舒张压达 120mmHg 以上。影响重要脏器血供而产生危急症状，出现头痛、烦躁、眩晕、心悸、气急、恶心、呕吐、视物模糊等症状，以及伴有小动脉痉挛所致的靶器官缺血症状。

2）高血压脑病：表现为脑小动脉剧烈收缩使血压极度升高，同时伴有严重头痛、呕吐、神志改变，轻者可仅有烦躁、意识模糊，重者可发生抽搐、昏迷。其发生机制可能为过高的血压突破了脑血管的自身调节机制导致脑组织血流灌注过多，引起脑水肿。

3）其他并发症：长期高血压可引起心、脑、肾、血管等靶器官的损害，导致心力衰竭、脑血管病、慢性肾衰竭、主动脉夹层等并发症。

（4）高血压的危险度分层：根据血压水平、心血管危险因素、靶器官损害、伴临床疾患，将患者分为低危、中危、高危和极高危四个层次（表4-2）。分别表示 10 年内发生心血管病事件的概率为 <15%、15%~20%、20%~30% 和 >30%。

表4-2　高血压的危险度分层

其他危险因素及病史	血压（mmHg）		
	1级高血压	2级高血压	3级高血压
无	低危	中危	高危
1~2个其他危险因素	中危	中危	极高危
≥3个其他危险因素，或靶器官损害	高危	高危	极高危
伴临床疾患	极高危	极高危	极高危

其中，心血管危险因素：①高血压水平（1~3级）；②男性 >55 岁，女性 >65 岁；③吸烟；④糖耐量受损（餐后 2 小时血糖 7.8~11.0mmol/L）和或空腹血糖异常（6.1~6.9mmol/L）；⑤血脂异常；⑥早发心血管病家族史（一级亲属发病年龄 <50 岁）；⑦腹型肥胖或肥胖；⑧同型半胱氨酸 >10μmol/L。

靶器官损害：①左心室肥厚、颈动脉超声示动脉粥样硬化；②肾小球滤过率降低、血肌酐轻度升高；③微量白蛋白尿；④白蛋白/肌酐 ≥30mg/g。

伴随的临床疾患：①心脏疾病：心肌梗死史、心绞痛、充血性心力衰竭、冠状动脉血运重建；②脑血管病：缺血性脑卒中、脑出血、短暂性脑缺血发作；③肾脏疾病：肾功能受损、糖尿病肾病；④外周血管疾病；⑤视网膜病变。

3. 心理-社会状况　高血压是一种慢性病，病程迁延不愈，需终身用药，且并发症多而严重，给患者带来生活和精神压力，产生紧张、烦躁、焦虑及抑郁等心理。

4. 辅助检查　如下所述。

（1）实验室检查：常规检查可有蛋白尿、血尿、管型尿，血尿素氮、肌酐增高，血清胆固醇、三酰甘油升高，血糖及血尿酸升高。

（2）影像学检查：X 线检查显示主动脉弓迂曲、左心室增大；超声心动图检查可进一步了解心室壁厚度、心腔大小、心脏收缩和舒张功能等。

（3）眼底检查：有助于对高血压严重程度的了解。可见视网膜动脉痉挛、狭窄、眼底出血、渗出、视盘水肿。

（二）护理诊断与合作性问题

1. 疼痛　头痛与血压升高有关。

2. 有受伤的危险　与头晕、急性低血压反应、视物模糊或意识改变有关。

3. 焦虑　与血压控制不满意，已发生并发症有关。

4. 知识缺乏　与缺乏原发性高血压饮食、药物治疗、保健及预防的知识有关。

5. 潜在并发症　高血压急症。

（三）护理措施

1. 一般护理 如下所述。

（1）休息与活动：根据病情适当安排休息和活动，病情初期症状比较轻时可适当休息，有头晕、眼花等症状时应卧床休息为主，改变体位动作宜慢。保持病室安静，光线柔和，尽量减少探视，护理工作集中进行，动作轻巧，防止过多干扰患者。

（2）饮食护理：给予低盐低脂饮食，每人每天食盐量不超过 6g，减少火腿、咸菜等含钠较高的加工食品或含钠盐调味料的使用，少吃或不吃肥肉和动物内脏，多吃新鲜蔬菜及水果，戒烟，限制饮酒。

2. 病情观察 定期监测血压，并严密观察有无高血压脑病、高血压危象等并发症的发生，及时预防抢救。一旦发现血压急剧升高、剧烈头痛、呕吐、大汗、视物模糊、面色及神志改变、肢体运动障碍等症状，立即报告医师并协助处理。

3. 配合治疗护理 如下所述。

（1）高血压急症的护理：①嘱患者绝对卧床休息，抬高床头，做好生活护理；②迅速建立静脉通道，遵医嘱尽快使用适宜的降压药物降压，首选硝普钠，还可以选用硝酸甘油、尼卡地平等，严格控制滴数，以防血压骤降，同时观察药物的不良反应；③保持呼吸道通畅，吸氧；④持续血压监测，密切观察血压变化，应用降压药时以缓慢降压为宜，即开始的 24 小时内使血压降低 20%～25%，48 小时内不低于 160/100mmHg，防止短时间内血压骤降导致重要脏器的血流灌注不足；⑤安抚患者的情绪，有烦躁、抽搐者可给予地西泮等镇静剂；⑥高血压脑病时可给予脱水剂如甘露醇等。

（2）高血压亚急症的护理：主要观察降压药的疗效及不良反应，应避免过度降压，过度降压会导致患者出现不良反应或低血压，并可能出现靶器官损害。

（3）用药护理：降压药的适用范围：①高危、很高危或 3 级高血压患者应立即使用降压药物进行治疗；②确诊为 2 级高血压患者，应考虑开始药物治疗；③1 级高血压患者，在采用生活方式干预数周后，血压仍高于 140/90mmHg，应开始进行药物治疗。应用降压药物治疗应遵循 4 个原则：从小剂量开始、优先选择长效制剂、联合用药及个体化。而且应指导患者按医嘱服用降压药物，不可擅自更改剂量，更不能突然停药或漏服、补服上次剂量，以防出现血压骤升或血压过低；用药期间需密切观察药物的疗效及不良反应（表 4 - 3）。

表 4 - 3 常用降压药物

类别	药物	不良反应及禁忌证
利尿剂	氢氯噻嗪	电解质紊乱、血尿酸增高，痛风患者禁用
	螺内酯	高钾血症、头痛、倦怠；加重氮质血症，不宜与血管紧张素转换酶抑制剂合用，肾功能不全者、高血钾患者禁用
β - 受体阻滞剂	普萘洛尔	心动过缓、支气管收缩，支气管疾病患者禁用
	美托洛尔	病态窦房结综合征、二度到三度房室传导阻滞禁用，周围血管病患者慎用
血管紧张素转换酶抑制剂	卡托普利 依钠普利	刺激性干咳、味觉异常、皮疹和高钾血症等；妊娠、高钾血和双肾肾动脉狭窄患者禁用
血管紧张素 II 受体阻滞剂	氯沙坦 缬沙坦	头晕、皮疹及腹泻等，禁忌证与血管紧张素转换酶抑制剂相同
α - 受体阻滞剂	哌唑嗪	眩晕、头痛、嗜睡及体位性低血压等；精神病患者慎用

4. 心理护理 了解患者性格特征和有无引起精神紧张的心理社会因素，培养积极开朗的性格，解除思想顾虑，做好长期治疗的思想准备。避免情绪激动，紧张，合理安排工作和休息，指导患者使用放松技术如心理训练、音乐治疗、缓慢呼吸等减轻精神压力，保持健康的心理状态。

（四）护理目标及评价

患者血压控制在适合的范围，头痛减轻；无意外发生；能自我调节，保持健康的心理状态，减轻精神压力：掌握高血压饮食、保健预防方面的知识，坚持合理用药。评价是否达到以上护理目标。

三、健康指导

（1）向患者及家属解释引起原发性高血压的生物、心理、社会因素及高血压对健康的危害，以引起患者足够的重视。坚持长期的饮食、运动、药物治疗，将血压控制在接近正常的水平，以减少对靶器官的进一步损害。

（2）指导患者坚持低盐、低脂、低胆固醇饮食，限制动物脂肪、内脏、鱼籽、软体动物、甲壳类食物，补充适量蛋白质，多吃新鲜蔬菜、水果，防止便秘。每日摄入钠盐 <6g。肥胖者控制体重，尽量将体重指数（BMI）控制在 <25kg/m²，减少每日总热量摄入，养成良好的饮食习惯，细嚼慢咽，避免过饱，少吃零食等。

（3）改变不良的生活方式，戒烟，限饮酒，劳逸结合，保证充分的睡眠。学会自我心理调节，保持乐观情绪。家属也应给患者以理解、宽容与支持。

（4）根据年龄及病情选择慢跑、快步走、太极拳、气功等运动。当运动中出现头晕、心慌、气急等症状时应就地休息，避免竞技性运动和力量型运动如球类比赛、举重、俯卧撑等。适当运动有利于大脑皮质功能恢复，还能增加患者对生活的信心。

（5）告诉患者及家属有关降压药的名称、剂量、用法、作用与不良反应，并提供书面资料。教育患者服药剂量必须遵医嘱执行，不可随意增减药量或突然撤换药物。教会患者或家属定时测量血压并记录，定期门诊复查，一般患者随诊的时间根据心血管的风险分层来定，低危或中危者，每 1～3 个月随诊 1 次，高危者，至少每 1 个月随诊 1 次。

（孟　倩）

第二节　心律失常

一、疾病概述

（一）定义

心律失常是指各种原因引起的心脏冲动起源、频率、节律、传导速度或激动次序的异常。正常心脏在心脏内传导系统的作用下，以一定范围的频率有规律的收缩和舒张。心脏的传导系统包括窦房结、结间速、房室结、希氏束、左右束支及其分支和普肯耶纤维，收缩的冲动起源于窦房结，以一定顺序传导到心房与心室。如果心肌细胞的自律性、兴奋性、传导性改变，就会导致心脏的冲动形成和（或）传导异常而发生心律失常。

（二）病因

1. 各种器质性心脏病　几乎所有的心血管疾病都可以并发心律失常，如缺血性心脏病、风湿性心脏病、心肌疾病、肺心病、先天性心脏病、甲状腺功能亢进性心脏病等。

2. 药物和电解质影响　药物如洋地黄毒苷、抗心律失常药物、麻醉药、阿托品等，酸碱平衡失调如血钾改变等。

3. 心外因素影响　如低氧血症、触电、溺水、发热、休克、剧烈运动或过度劳累、情绪紧张或激动、过度饮茶及咖啡、饮酒及吸烟等。

4. 其他　迷走神经张力增高、心脏手术或心导管检查等可引发心律失常。

（三）诊断及治疗要点

1. 诊断要点 心电图是诊断心律失常的最重要依据。

2. 治疗要点 心律失常的治疗原则是无症状者无须治疗，症状明显的心律失常应采取相应措施。积极治疗原发病，消除各种诱因；根据心律失常的类型应用抗心律失常药物如盐酸普萘洛尔、维拉帕米、胺碘酮、阿托品等，另外可采用非药物治疗如人工心脏起搏治疗、心脏电复律、射频消融术等。

二、疾病护理

（一）护理评估

1. 健康史 如下所述。

（1）评估心律失常的类型：按照心律失常发生的原理可分为冲动形成异常和冲动传导异常两大类。

1）冲动形成异常

A. 窦性心律失常：①窦性心动过速；②窦性心动过缓；③窦性心律不齐；④窦性停搏。

B. 异位心律：分为被动性异位心律和主动性异位心律。被动性异位心律又分为：①逸搏（房性、房室交界区性、室性）；②逸搏心律（房性、房室交界性、室性）；主动性异位心律分为：①期前收缩（房性、房室交界性、室性）；②阵发性心动过速（房性、房室交界性、室性）；③心房扑动和心房颤动；④心室扑动和心室颤动。

2）冲动传导异常

A. 生理性：干扰及房室分离。

B. 病理性：①窦房传导阻滞；②房内传导阻滞；③房室传导阻滞；④束支或分支阻滞或室内阻滞。

C. 房室间传导途径异常：预激综合征。

此外，临床上根据心律失常发作时心率的快慢分为快速性和缓慢性心律失常。前者包括期前收缩、心动过速、扑动与颤动等；后者包括窦性缓慢性心律失常、房室传导阻滞等；

（2）评估引起心律失常的病因和发作时的诱发因素：如咖啡、浓茶、过劳等。

（3）评估心律失常发作的频繁程度、起止方式、存在的症状及对患者造成的影响等。

（4）评估患者的诊疗经过。

2. 身体状况 如下所述。

（1）症状：心律失常的表现取决于其类型、发作持续时间的长短、心室率的快慢、对血流动力学的影响，也与引发心律失常的基础疾病的严重程度有关。

1）窦性心律失常：窦性心动过速患者可无症状或有心悸；窦性心动过缓患者多数无自觉症状，当心率过慢时心排血量不足，可出现头晕、乏力、胸闷、胸痛甚至猝死等症状。

2）期前收缩：偶发的期前收缩一般无症状，部分患者可有心悸或心跳漏跳感；频发的期前收缩可因心排血量降低可出现胸闷、乏力、心悸、气短、头晕等症状。

3）阵发性心动过速：①室上性阵发性心动过速的临床特点为突然发作、突然终止，可持续数秒、数小时甚至数日。患者症状的轻重与发作时心室率的快慢、持续时间的长短和原发病的轻重有关。有些患者发作时表现为心悸、胸闷、乏力，重者头晕、黑蒙、晕厥、心绞痛和心力衰竭；②室性阵发性心动过速发作时如果持续时间超过 30 秒，常伴明显血流动力学障碍，引起心、脑、肾血流供应骤然减少而出现的一系列症状如心绞痛、呼吸困难、低血压、晕厥、抽搐、休克甚至猝死等。

4）扑动与颤动：①心房扑动与颤动。其症状轻重取决于心室率的快慢。心室率不快时多数患者无症状，心室率快多数患者出现心悸、胸闷、头晕、乏力等症状，严重者发生心力衰竭、休克、晕厥及心绞痛。心房纤颤还可诱发脑栓塞、肢体动脉栓塞等。②心室扑动与颤动。一旦发生，患者迅速出现意识丧失、抽搐、呼吸停顿甚至死亡。

5）房室传导阻滞：①一度房室传导阻滞除原发病症状外，常无其他症状。②二度Ⅰ型房室传导阻滞有心脏停搏感或心悸，二度Ⅱ型房室传导阻滞有乏力、头昏或活动后气急、短暂昏厥感。③三度房室传导阻滞的表现取决于心室率，若心室率过慢导致脑缺血而出现阿－斯综合征。另外也可因组织器官血流灌注不足出现乏力、心绞痛、心力衰竭等。

（2）体征

1）窦性心律失常：窦性心动过速时心率大于100次/分，特点是逐渐发生、逐渐停止；窦性心动过缓时心率小于60次/分，常伴有窦性心律不齐。

2）期前收缩：听诊时心律不齐，心搏提前出现，第一心音常增强，而第二心音相对减弱或消失，期前收缩后有较长的代偿间歇，桡动脉触诊有脉搏缺如。

3）阵发性心动过速：阵发性室上性心动过速心律规则，第一心音强度一致；阵发性室性心动过速心律可略不规则，第一心音强度不一致。

4）扑动与颤动：心房扑动听诊心律可规则亦可不规则。心房颤动时第一心音强弱不等，心室律绝对不规则，出现脉搏短绌，脉率小于心率；心室扑动与心室颤动时患者意识丧失、听诊心音消失、脉搏触不到、血压测不到，继之呼吸停止、发绀、瞳孔散大。

5）房室传导阻滞：一度房室传导阻滞听诊第一心音减弱；二度Ⅰ型听诊有第一心音逐渐减弱和心搏脱漏，二度Ⅱ型听诊第一心音强度不变，有心搏脱漏；三度房室传导阻滞听诊时心率慢而规则，第一心音强弱不等，可听到大炮音。血压偏低，收缩压升高，脉压增大。

3. 心理－社会状况　心律失常发作时患者因心悸、胸闷、乏力、气促等躯体不适而紧张不安，症状加重时恐惧，反复发作时悲观。当患者需要进行电复律、心血管介入治疗及人工心脏起搏时，由于对治疗方法及自我护理缺乏认识而疑虑、信心不足。患者可因病情的持续和可能出现的并发症而过度关注自己的脉搏、心跳，思虑过度、忧伤或情绪低落。

4. 辅助检查　如下所述。

（1）心电图：是诊断心律失常最重要的一项无创性检查技术。

1）窦性心动过速（图4－1）：①窦性P波在Ⅰ、Ⅱ、aVF导联直立，在aVR导联倒置。②PP间期＜1.06秒。③成人频率在100～150次/分。

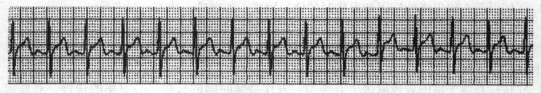

图4－1　窦性心动过速

2）窦性心动过缓（图4－2）：①窦性P波在Ⅰ、Ⅱ、aVF导联直立，在aVR导联倒置。②PP间期＞1.0秒。③成人频率在为40～60次/分，常伴窦性心律不齐。

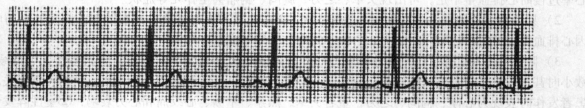

图4－2　窦性心动过缓

3）窦性心律不齐（图4－3）：①窦性P波。②同一导联上最长与最短的PP间期之差＞0.12秒。

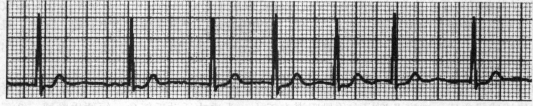

图4－3　窦性心律不齐

4）期前收缩

A. 房性期前收缩（图4-4）：①提前发生的 P 波，形态与窦性 P 波不同。②P-R 间期 >0.12 秒。③P 波后的 QRS 波群多数形态正常（无室内差异性传导时）。④期前收缩后代偿间歇多不完全。

B. 房室交界区性期前收缩（图4-5）：①提前出现 QRS 波群形态正常，当发生室内差异性传导，QRS 波群形态可有变化。②提前出现的逆行 P'波可位于 QRS 之前，P-R 间期 <0.12 秒；之中或之后者，R-P 间期 <0.20 秒。③期前收缩后多为完全性代偿间歇。

C. 室性期前收缩（图4-6）：①提前出现 QRS 波群，其前无 P 波。②提前出现的 QRS 波群宽大畸形，时限 >0.12 秒。③ST 段、T 波与 QRS 主波方向相反。④期前收缩后代偿间歇完全。

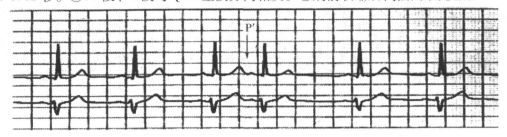

图4-4　房性期前收缩

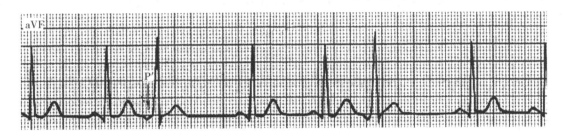

图4-5　房室交界性期前收缩

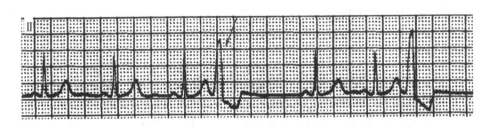

图4-6　室性期前收缩

5）阵发性心动过速心电图特点

A. 阵发性室上性心动过速（图4-7）：①连续 3 个或 3 个以上快速均匀的 QRS 波群，形态和时限正常。②心室率150～250 次/分，节律规则。③P 波不易辨认，常埋于 QRS 波群内或无 P 波。④常伴有继发性 ST-T 改变。

B. 阵发性室性心动过速（图4-8）：①3 个或 3 个以上室性期前收缩连续出现。②QRS波群宽大畸形，时限 >0.12 秒，ST-T 改变，T 波与 QRS 主波方向相反。③心室率 140～200 次/分，心律规则或略不规则。④如有 P 波，则与 QRS 波群无固定关系，房室分离；偶尔个别或所有心室激动逆传夺获心房。⑤突发突止，常可见心室夺获（室速发作时少数室上性冲动可下传心室，产生心室夺获，表现为在正常 P 波之后提前发生一次正常的 QRS 波群）和室性融合波，是确定室性心动过速诊断的最重要依据。

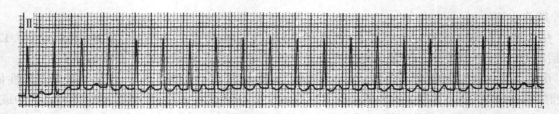

图 4 - 7 阵发性室上速

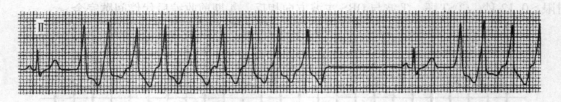

图 4 - 8 阵发性室性心动过速

6）扑动与颤动心电图特点

A. 心房扑动（图 4 - 9）：①P 波消失，代之以间隔均匀、形状相识的锯齿状扑动波（F 波），频率通常为 250 ~ 350 次/分。②F 波与 QRS 波群以某种固定的比例传导，若比例关系固定时，心室率规则，若比例关系不确定则心室率不规则。③QRS 波群正常。

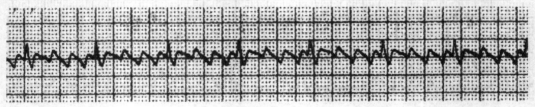

图 4 - 9 心房扑动

B. 心房颤动（图 4 - 10）：①P 波消失，代之以大小不等、形态不一、间期不等的心房颤动波（f 波），频率为 350 ~ 600 次/分。②心室律不规则，通常在 100 ~ 160 次/分。③QRS 形态正常，间隔不等，振幅不等。④R - R 间期绝对不等。

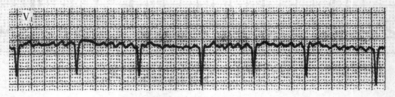

图 4 - 10 心房颤动

C. 心室扑动（图 4 - 11）：P - QRS - T 波群消失，代之以匀齐、连续的大波幅的正弦波（室扑波）图形，其频率为 150 ~ 300 次/分。

D. 心室颤动（图 4 - 12）：P - QRS - T 波群消失，代之以形态、频率、振幅绝对不规则的室颤波，其频率为 150 ~ 500 次/分。

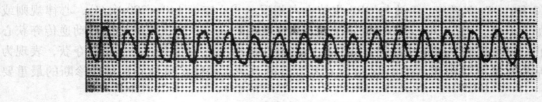

图 4 - 11 心室扑动

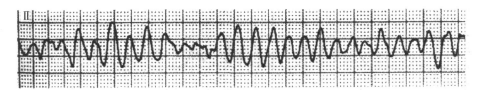

图 4 - 12　心室颤动

7) 房室传导阻滞心电图特点

A. 一度房室传导阻滞（图 4 - 13）：①每个心房冲动都能传导到心室，即每个 P 波后均有 QRS 波群。②P - R 间期延长，成人 >0.20 秒。

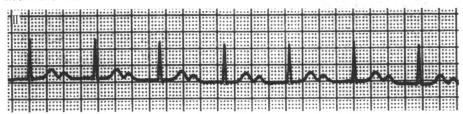

图 4 - 13　一度房室传导阻滞

B. 二度房室传导阻滞：分为 I 型和 II 型。① I 型又称莫氏 I 型，或称文氏现象（图 4 - 14），P - R 间期进行性延长，相邻 R - R 间期进行性缩短，直至 P 波后 QRS 波脱漏，如此周而复始。包含受阻 P 波在内的 R - R 间期小于正常窦性 P - P 间期的两倍；形成房室传导比例为 3 : 2 或 5 : 4。② II 型又称莫氏 II 型（图 4 - 15）：P - R 间期恒定不变，可正常也可延长；数个 P 波后就有 1 个 QRS 波群脱落，形成 2 : 1 或 3 : 1 不同比例的阻滞。

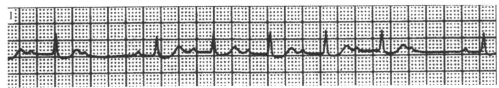

图 4 - 14　二度 I 型房室传导阻滞

C. 三度房室传导阻滞，又称完全性房室传导阻滞：①心房与心室活动各自独立，P 波来自窦房结或异位心房节律，P - P 间隔相等；QRS 波群来自心室异位心律，R - R 间隔相等，形态随心室起搏点位置而变化。阻滞部位高，QRS 呈室上性（图 4 - 16）；阻滞部位较低，QRS 波群增宽（图 4 - 17）。②P 波频率（心房率）> QRS 波群频率（心室率），P 波与 QRS 波群无固定关系。

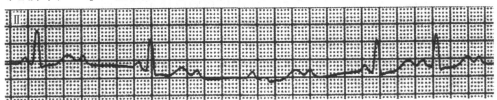

图 4 - 15　二度 II 型房室传导阻滞

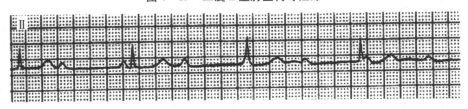

图 4 - 16　三度房室传导阻滞（阻滞部位高）

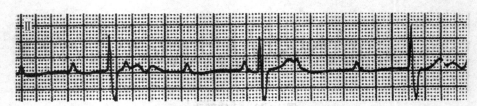

图 4-17　三度房室传导阻滞（阻滞部位低）

（2）其他检查：必要时可做动态心电图、临床电生理检查、影像学检查，对病因判断有一定的价值。

（二）护理诊断及合作性问题

1. 活动无耐力　与心律失常导致心输出量减少有关。

2. 焦虑　与心律不规则、有停顿感及心律失常反复发作、疗效不佳有关。

3. 有受伤的危险　与心律失常引起的头晕和晕厥有关。

4. 潜在并发症　猝死、脑栓塞、心脏骤停。

（三）护理措施

1. 一般护理　如下所述。

（1）休息与活动：根据病情合理安排休息和活动，无症状或症状较轻的患者鼓励正常工作和生活，但要避免过度劳累；有明显症状时应嘱患者采取高枕卧位、半卧位等，但尽量避免左侧卧位，因左侧卧位可使患者感觉到心脏的搏动而加重不适感。对阵发性室性心动过速、二度Ⅱ型及三度房室传导阻滞等严重心律失常发作时，患者应绝对卧床休息。

（2）饮食护理：选择低脂、富含维生素、清淡、易消化的食物，少食多餐，保持大便通畅，避免刺激性食物、浓茶、咖啡等。

2. 病情观察　严密观察病情，监测生命体征的变化，并做记录。注意观察患者的神志、皮肤黏膜颜色及温湿度、尿量等有无变化；对晕厥患者详细询问发作的诱因、时间及过程，注意心源性晕厥与排尿性晕厥、迷走血管性晕厥等的区别。

3. 配合治疗护理　如下所述。

（1）吸氧：对伴有气促、发绀等缺氧症状的患者，遵医嘱给予吸氧，2～4L/min。

（2）持续心电监护：向患者接受心电监护的目的和使用时的注意事项，严密观察心率、心律的变化，如发现频发室性期间收缩（大于5个/分）、阵发性室性心动过速、二度Ⅱ型或三度房室传导阻滞时，应立即报告医生，协助做好抢救。

（3）治疗配合

1）终止阵发性室上性心动过速发作：可首先使用机械刺激迷走神经的方法。①用压舌板刺激咽部，诱发恶心、呕吐反应；②深吸气后屏气，再用力做呼气动作；③进行颈动脉窦按摩，患者取仰卧位，先按摩右侧5～10秒钟，无效再按摩左侧，不能两侧同时进行，按摩的同时听诊心率，当心率减慢，立即停止；④压迫眼球，患者取平卧位，闭眼并眼球向下，用拇指在一侧眶下眼球上方向下向后压迫眼球，每次10秒钟，青光眼或高度近视者禁忌。

2）用药护理：遵医嘱给予抗心律失常药物，观察药物的疗效及不良反应：①奎尼丁，是最早应用的抗心律失常药物，由于其有较强的心脏毒性反应，使用前需监测血压、心率与心律，如有血压低于90/60mmHg、心率慢于60次/分或心律不规则时，须暂停给药并与医生联系；②利多卡因，用于室性心律失常，用药过程中应密切观察有无意识模糊、血压降低、头晕、抽搐和呼吸抑制等毒性反应，静脉注射1h之内的总量不得超过300mg；③胺碘酮，是急性心肌缺血、梗死并发室性心动过速的首选药物，常见的不良反应有胃肠道反应、甲状腺功能障碍、眼部碘沉着和肺部纤维化等，所以长期服用该药的患者需定时检查甲状腺功能、肝功能、X线胸片等；④普罗帕酮，易致恶心、口干、头痛等，常饭后服用；⑤维拉帕米，静脉推注用于终止阵发性室上性心动过速，常见的不良反应有低血压、心动过缓和房室阻滞等。

3）诊疗操作的配合：了解如经食管心脏调搏术、心脏电复律和人工心脏起搏等诊疗手段的目的、疗效及操作过程，能向患者解释其检查或治疗的作用及注意事项，使患者积极配合检查及治疗，并做好相应的护理。

4. 心理护理 护士应与患者多沟通，向患者介绍心律失常常见的病因、诱因及其可治性，解除患者的思想顾虑；评估其焦虑的程度，向患者解释焦虑可加重心脏负荷、诱发或加重心律失常，指导患者采取放松技巧，缓解焦虑情绪；鼓励家属多探视患者；在特殊护理操作及特殊治疗前向患者做必要的解释；鼓励患者参加力所能及的活动或适当的娱乐，如读书、看报、听音乐等，以分散注意力；经常巡视病房，了解患者的需要，解决其问题，让患者的情绪稳定，树立战胜疾病的信心。

（四）护理目标评价

患者心悸减轻或消失，活动耐力有所增加；能获得有关心律失常的检查和治疗的知识，心率、心律转为正常，焦虑减轻或消失；无受伤情况发生。评价是否达到以上护理目标。

三、健康指导

（1）向患者及家属介绍心律失常的常见原因、诱因及防治知识；指导患者合理安排休息与活动，注意劳逸结合、生活规律；无器质性心脏病者，应积极参加体育锻炼，调整自主神经功能；有器质性心脏病者，则根据心功能情况适当活动；有晕厥史的患者应避免从事有危险的工作如驾驶、高空作业等，头晕、黑蒙时应平卧，以免晕厥发作时摔伤。

（2）指导患者进食低脂、易消化食物，少食多餐，避免饱餐，避免刺激性食物如咖啡、可乐、浓茶、烈酒等，戒烟；心动过缓者应避免屏气、用力的动作，如用力排便等，以免因兴奋迷走神经而加重心动过缓。

（3）遵医嘱按时按量服药，不可随意增减药量或撤换药物，教会患者观察药物疗效和不良反应，有异常时及时就医；教会患者及家属测量脉搏的方法，嘱患者每日至少测量脉搏1次，每次应在1分钟以上；教会患者及家属心肺复苏技术以备紧急需要时应用；对安装人工心脏起搏器的患者及家属做好相应的指导；定期随访，定期复查心电图，以及早发现病情变化。

（孟 倩）

第五章

消化系统疾病护理

第一节　急性胃炎

一、概述

急性胃炎指由各种原因引起的急性胃黏膜炎症，其病变可以仅局限于胃底、胃体、胃窦的任何一部分，病变深度大多局限于黏膜层，严重时则可累及黏膜下层、肌层，甚至达浆膜层。临床表现多种多样，可以有上腹痛、恶心、呕吐、上腹不适、呕血、黑粪，也可无症状，而仅有胃镜下表现。急性胃炎的病因虽然多样，但各种类型在临床表现、病变的发展规律和临床诊治等方面有一些共性。大多数患者，通过及时诊治能很快痊愈，但也有部分患者其病变可以长期存在并转化为慢性胃炎。

二、护理评估

（一）健康史

评估患者既往有无胃病史，有无服用对胃有刺激的药物，如阿司匹林、保泰松、洋地黄、铁剂等，评估患者的饮食情况及睡眠。

（二）临床症状评估与观察

1. 腹痛的评估　患者主要表现为上腹痛、饱胀不适。多数患者无症状，或症状被原发疾病所掩盖。

2. 恶心、呕吐的评估　患者可有恶心、呕吐、食欲缺乏等症状，注意观察患者呕吐的次数及呕吐物的性质、量的情况。

3. 腹泻的评估　食用沙门菌、嗜盐菌或葡萄球菌毒素污染食物引起的胃炎患者常伴有腹泻。评估患者的大便次数、颜色、性状及量的情况。

4. 呕血和（或）黑粪的评估　在所有上消化道出血的病例中，急性糜烂出血性胃炎所致的消化道出血占10%～30%，仅次于消化性溃疡。

（三）辅助检查的评估

1. 病理　主要表现为中性粒细胞浸润。

2. 胃镜检查　可见胃黏膜充血、水肿、糜烂、出血及炎性渗出。

3. 实验室检查　①血常规检查：糜烂性胃炎可有红细胞、血红蛋白减少。②大便常规检查：大便潜血阳性。③血电解质检查：剧烈腹泻患者可有水、电解质紊乱。

（四）心理－社会因素评估

1. 生活方式　评估患者生活是否规律，包括学习或工作、活动、休息与睡眠的规律性，有无烟酒嗜好等。评估患者是否能得到亲人及朋友的关爱。

2. 饮食习惯　评估患者是否进食过冷、过热、过于粗糙的食物；是否食用刺激性食物，如辛辣、过酸或过甜的食物，以及浓茶、浓咖啡、烈酒等；是否注意饮食卫生。

3. 焦虑或恐惧 因出现呕血、黑粪或症状反复发作而产生紧张、焦虑、恐惧心理。

4. 认知程度 是否了解急性胃炎的病因及诱发因素，以及如何防护。

（五）腹部体征评估

上腹部压痛是常见体征，有时上腹胀气明显。

三、护理问题

1. 腹痛 由胃黏膜的炎性病变所致。

2. 营养失调：低于机体需要量 由胃黏膜的炎性病变所致的食物摄入、吸收障碍所致。

3. 焦虑 由呕血、黑粪及病情反复所致。

四、护理目标

（1）患者腹痛症状减轻或消失。

（2）患者住院期间保证机体需热量，维持水电解质及酸碱平衡。

（3）患者焦虑程度减轻或消失。

五、护理措施

（一）一般护理

1. 休息 患者应注意休息，减少活动，对急性应激造成者应卧床休息，同时应做好患者的心理疏导。

2. 饮食 一般可给予无渣、半流质的温热饮食。如少量出血可给予牛奶、米汤等以中和胃酸，有利于黏膜的修复。剧烈呕吐、呕血的患者应禁食，可静脉补充营养。

3. 环境 为患者创造整洁、舒适、安静的环境，定时开窗通风，保证空气新鲜及温湿度适宜，使其心情舒畅。

（二）心理护理

1. 解释症状出现的原因 患者因出现呕血、黑粪或症状反复发作而产生紧张、焦虑、恐惧心理。护理人员应向其耐心说明出血原因，并给予解释和安慰。应告知患者，通过有效治疗，出血会很快停止；并通过自我护理和保健，可减少本病的复发次数。

2. 心理疏导 耐心解答患者及家属提出的问题，向患者解释精神紧张不利于呕吐的缓解，特别是有的呕吐与精神因素有关，紧张、焦虑还会影响食欲和消化能力，而树立信心及情绪稳定则有利于症状的缓解。

3. 应用放松技术 利用深呼吸、转移注意力等放松技术，减少呕吐的发生。

（三）治疗配合

1. 患者腹痛的时候 遵医嘱给予局部热敷、按摩、针灸，或给予止痛药物等缓解腹痛症状，同时应安慰、陪伴患者以使其精神放松，消除紧张恐惧心理，保持情绪稳定，从而增强患者对疼痛的耐受性；非药物止痛方法还可以用分散注意力法，如数数、谈话、深呼吸等；行为疗法，如放松技术、冥想、音乐疗法等。

2. 患者恶心、呕吐、上腹不适 评估症状是否与精神因素有关，关心和帮助患者消除紧张情绪。观察患者呕吐的次数及呕吐物的性质和量的情况。一般呕吐物为消化液和食物时有酸臭味。混有大量胆汁时呈绿色，混有血液呈鲜红色或棕色残渣。及时为患者清理呕吐物、更换衣物，协助患者采取舒适体位。

3. 患者呕血、黑粪 排除鼻腔出血及进食大量动物血、铁剂等所致呕吐物呈咖啡色或黑粪。观察患者呕血与黑粪的颜色性状和量的情况，必要时遵医嘱给予输血、补液、补充血容量治疗。

（四）用药护理

（1）向患者讲解药物的作用、不良反应、服用时的注意事项，如抑制胃酸的药物多于饭前服用，抗生素类多于饭后服用，并询问患者有无过敏史，严密观察用药后的反应；应用止泻药时应注意观察排便情况，观察大便的颜色、性状、次数及量，腹泻控制时应及时停药；保护胃黏膜的药物大多数是餐前服用，个别药例外；应用解痉止痛药如654-2或阿托品时，会出现口干等不良反应，并且青光眼及前列腺肥大者禁用。

（2）保证患者每日的液体入量，根据患者情况和药物性质调节滴注速度，合理安排所用药物的前后顺序。

（五）健康教育

（1）应向患者及家属讲明病因，如是药物引起，应告诫今后禁止用此药；如疾病需要必须用该药，必须遵医嘱配合服用制酸剂以及胃黏膜保护剂。

（2）嗜酒者应劝告戒酒。

（3）嘱患者进食要有规律，避免食生、冷、硬及刺激性食物和饮料。

（4）让患者及家属了解本病为急性病，应及时治疗及预防复发，防止发展为慢性胃炎。

（5）应遵医嘱按时用药，如有不适，及时来院就医。

（吕少芳）

第二节　慢性胃炎

一、概述

慢性胃炎系指不同病因引起的慢性胃黏膜炎性病变，其发病率在各种胃病中居位首。随着年龄增长而逐渐增高，男性稍多于女性。

二、护理评估

（一）健康史

评估患者既往有无其他疾病，是否长期服用 NSAID 类消炎药如阿司匹林、吲哚美辛等，有无烟酒嗜好及饮食、睡眠情况。

（二）临床症状评估与观察

1. 腹痛的评估　评估腹痛发生的原因或诱因，疼痛的部位、性质和程度；与进食、活动、体位等因素的关系，有无伴随症状。慢性胃炎进展缓慢，多无明显症状。部分患者可有上腹部隐痛与饱胀的表现。腹痛无明显节律性，通常进食后较重，空腹时较轻。

2. 恶心、呕吐的评估　评估恶心、呕吐发生的时间、频率、原因或诱因，与进食的关系；呕吐的特点及呕吐物的性质、量；有无伴随症状，是否与精神因素有关。慢性胃炎的患者进食硬、冷、辛辣或其他刺激性食物时可引发恶心、反酸、嗳气、上腹不适、食欲不振等症状。

3. 贫血的评估　慢性胃炎合并胃黏膜糜烂者可出现少量或大量上消化道出血，表现以黑粪为主，持续 3~4d 停止。长期少量出血可引发缺铁性贫血，患者可出现头晕、乏力及消瘦等症状。

（三）辅助检查的评估

1. 胃镜及黏膜活组织检查　这是最可靠的诊断方法，可直接观察黏膜病损。慢性萎缩性胃炎可见黏膜呈颗粒状、黏膜血管显露、色泽灰暗、皱襞细小；慢性浅表性胃炎可见红斑、黏膜粗糙不平、出血点（斑）。两种胃炎皆可见伴有糜烂、胆汁反流。活组织检查可进行病理诊断，同时可检测幽门螺杆菌。

2. 胃酸的测定　慢性浅表性胃炎胃酸分泌可正常或轻度降低，而萎缩性胃炎胃酸明显降低，其分泌胃酸功能随胃腺体的萎缩、肠腺化生程度的加重而降低。

3. 血清学检查　慢性胃体炎患者血清抗壁细胞抗体和内因子抗体呈阳性，血清胃泌素明显升高；慢性胃窦炎患者血清抗壁细胞抗体多呈阴性，血清胃泌素下降或正常。

4. 幽门螺杆菌检测　通过侵入性和非侵入性方法检测幽门螺杆菌。慢性胃炎患者胃黏膜中幽门螺杆菌阳性率的高低与胃炎活动与否有关，且不同部位的胃黏膜其幽门螺杆菌的检测率亦不相同。幽门螺杆菌的检测对慢性胃炎患者的临床治疗有指导意义。

（四）心理－社会因素评估

1. 生活方式　评估患者生活是否有规律；生活或工作负担及承受能力；有无过度紧张、焦虑等负性情绪；睡眠的质量等。

2. 饮食习惯　评估患者平时饮食习惯及食欲，进食时间是否规律；有无特殊的食物喜好或禁忌，有无食物过敏，有无烟酒嗜好。

3. 心理社会状况　评估患者的性格及精神状态；患病对患者日常生活、工作的影响。患者有无焦虑、抑郁、悲观等负性情绪及其程度。评估患者的家庭成员组成，家庭经济、文化、教育背景，对患者的关怀和支持程度；医疗费用来源或支付方式。

4. 认知程度　评估患者对慢性胃炎的病因、诱因及如何预防的了解程度。

（五）腹部体征的评估

慢性胃炎的体征多不明显，少数患者可出现上腹轻压痛。

三、护理问题

1. 疼痛　由胃黏膜炎性病变所致。
2. 营养失调：低于机体需要量　由厌食、消化吸收不良所致。
3. 焦虑　由病情反复、病程迁延所致。
4. 活动无耐力　由慢性胃炎引起贫血所致。
5. 知识缺乏　缺乏对慢性胃炎病因和预防知识的了解。

四、护理目标

（1）患者疼痛减轻或消失。
（2）患者住院期间能保证机体所需热量、水分、电解质的摄入。
（3）患者焦虑程度减轻或消失。
（4）患者活动耐力恢复或有所改善。
（5）患者能自述疾病的诱因及预防保健知识。

五、护理措施

（一）一般护理

1. 休息　指导患者急性发作时应卧床休息，并可用转移注意力、做深呼吸等方法来减轻。

2. 活动　病情缓解时，进行适当的锻炼，以增强机体抵抗力。嘱患者生活要有规律，避免过度劳累，注意劳逸结合。

3. 饮食　急性发作时可予少渣半流食，恢复期患者指导其食用富含营养、易消化的食物，避免食用辛辣、生冷等刺激性食物及浓茶、咖啡等饮料。嗜酒患者嘱其戒酒。指导患者加强饮食卫生并养成良好的饮食习惯，定时进餐、少量多餐、细嚼慢咽。如胃酸缺乏者，可酌情食用酸性食物如山楂、食醋等。

4. 环境　为患者创造良好的休息环境，定时开窗通风，保证病室的温湿度适宜。

（二）心理护理

1. 减轻焦虑　提供安全舒适的环境，减少患者的不良刺激。避免患者与其他有焦虑情绪的患者或亲属接触。指导其散步、听音乐等转移注意力的方法。

2. 心理疏导　首先帮助患者分析这次产生焦虑的原因，了解患者内心的期待和要求；然后共同商讨这些要求是否能够实现，以及错误的应对机制所产生的后果。指导患者采取正确的应对机制。

3. 树立信心　向患者讲解疾病的病因及防治知识，指导患者如何保持合理的生活方式和去除对疾病的不利因素。并可以请有过类似疾病的患者讲解采取正确应对机制所取得的良好效果。

（三）治疗配合

1. 腹痛　评估患者疼痛的部位、性质及程度。嘱患者卧床休息，协助患者采取有利于减轻疼痛的体位。可利用局部热敷、针灸等方法来缓解疼痛。必要时遵医嘱给予药物止痛。

2. 活动无耐力　协助患者进行日常生活活动。指导患者体位改变时动作要慢，以免发生直立性低血压。根据患者病情与患者共同制定每日的活动计划，指导患者逐渐增加活动量。

3. 恶心、呕吐　协助患者采取正确体位，头偏向一侧，防止误吸。安慰患者，消除患者紧张、焦虑的情绪。呕吐后及时为患者清理，更换床单位并协助患者采取舒适体位。观察呕吐物的性质、量及呕吐次数。必要时遵医嘱给予止吐药物治疗。

附：呕吐物性质及特点分析

1. 呕吐不伴恶心　呕吐突然发生，无恶心、干呕的先兆，伴明显头痛，且呕吐于头痛剧烈时出现，常见于神经血管头痛、脑震荡、脑溢血、脑炎、脑膜炎及脑肿瘤等。

2. 呕吐伴恶心　多见于胃源性呕吐，如胃炎、胃溃疡、胃穿孔、胃癌等。呕吐多与进食、饮酒、服用药物有关，吐后常感轻松。

3. 清晨呕吐　多见于妊娠呕吐和酒精性胃炎的呕吐。

4. 食后即恶心、呕吐　如果食物尚未到达胃内就发生呕吐，多为食管的疾病，如食管癌、食管贲门失弛缓症。食后即有恶心、呕吐伴腹痛、腹胀者常见于急性胃肠炎、阿米巴痢疾。

5. 呕吐发生于饭后2~3小时　可见于胃炎、胃溃疡和胃癌。

6. 呕吐发生于饭后4~6小时　可见于十二指肠溃疡。

7. 呕吐发生在夜间　呕吐发生在夜间，且量多有发酵味者，常见于幽门梗阻、胃及十二指肠溃疡、胃癌。

8. 大量呕吐　呕吐物如为大量，提示有幽门梗阻、胃潴留或十二指肠淤滞。

9. 少量呕吐　呕吐常不费力，每口吐出量不多，可有恶心，进食后可立即发生，吐完后可再进食，多见于神经官能性呕吐。

10. 呕吐物性质辨别　主要有以下几点。

（1）呕吐物酸臭：呕吐物酸臭或呕吐隔日食物见于幽门梗阻、急性胃炎。

（2）呕吐物中有血：应考虑消化性溃疡、胃癌。

（3）呕吐黄绿苦水：应考虑十二指肠梗阻。

（4）呕吐物带粪便：见于肠梗阻晚期，带有粪臭味见于小肠梗阻。

（四）用药护理

（1）向患者讲解药物的作用、不良反应及用药的注意事项，观察患者用药后的反应。

（2）根据患者的情况进行指导，避免使用对胃黏膜有刺激的药物，必须使用时应同时服用抑酸剂或胃黏膜保护剂。

（3）有幽门螺杆菌感染的患者，应向其讲解清除幽门螺杆菌的重要性，嘱其连续服药两周，停药4周后再复查。

（4）静脉给药患者，应根据患者的病情、年龄等情况调节滴注速度，保证入量。

（五）健康教育

（1）向患者及家属介绍本病的有关病因，指导患者避免诱发因素。

（2）教育患者保持良好的心理状态，平时生活要有规律，合理安排工作和休息时间，注意劳逸结合，积极配合治疗。

（3）强调饮食调理对防止疾病复发的重要性，指导患者加强饮食卫生和饮食营养，养成有规律的饮食习惯。

（4）避免刺激性食物及饮料，嗜酒患者应戒酒。

（5）向患者介绍所用药物的名称、作用、不良反应，以及服用的方法剂量和疗程。

（6）嘱患者定期按时服药，如有不适及时就诊。

（吕少芳）

第六章

泌尿系统疾病护理

第一节　急性肾小球肾炎

一、概述

急性肾小球肾炎，简称急性肾炎，是以急性肾炎综合征为主要临床表现的一组疾病。急性起病，以血尿、蛋白尿、水肿、高血压为特点，并可有一过性氮质血症。多见于链球菌感染后，少数患者由其他细菌、病毒及寄生虫感染引起。本节主要介绍链球菌感染后急性肾炎。

本病是一种常见的肾脏疾病。好发于儿童，男性多见，预后大多良好，常在数月内自愈。

二、病因及发病机制

根据流行病学、临床表现、动物实验的研究已知本病多由 β-溶血性链球菌"致肾炎菌株"感染所致。常在扁桃体炎、咽炎、猩红热、丹毒、化脓性皮肤病等链球菌感染后发病，患者血中抗溶血性链球菌溶血素"O"滴度增高。感染的严重程度与是否发生急性肾炎及其严重性之间不完全一致。

本病主要由感染所诱发的免疫反应引起。链球菌感染后导致机体免疫反应，可在肾小球内形成抗原-抗体免疫复合物。链球菌的细胞壁成分或某些分泌蛋白刺激机体产生抗体，形成循环免疫复合物沉积于肾小球，或原位免疫复合物种植于肾小球，最终发生免疫反应引起双侧肾脏弥漫性炎症。

三、病理

本病病理类型为毛细血管内增生性肾炎。

（一）大体标本

肾脏体积增大，色灰白而光滑，表面可有出血点。切面皮质和髓质境界分明，锥体充血、肾小球呈灰白色点状。

（二）光镜

病变通常为弥漫性肾小球病变，以内皮细胞和系膜细胞增生为主要表现。累及大多数肾小球。由于抗原抗体免疫复合物的形成，使得毛细血管内皮细胞及系膜细胞发生肿胀和增生，当增生时会促进微血管周围产生新月形的肥厚，肿大的新月形区产生纤维化，并形成瘢痕组织，阻塞肾小球的血液循环并压迫毛细血管，导致毛细血管腔狭窄，甚至闭塞。急性期可伴有中性粒细胞及单核细胞的浸润。电镜检查可见肾小球上皮细胞下有驼峰状大块电子致密物沉积。

（三）免疫荧光

可见 IgG 及 C_3 呈粗颗粒状沿系膜区和/或毛细血管壁沉积。

四、护理评估

（一）病史

询问患者有无近期感染，特别是皮肤及上呼吸道感染（如皮肤脓疱疮、咽炎、扁桃体炎等）。有无近期外出或旅游接触病毒、细菌、真菌或寄生虫等情况。此外，近期的患病、手术或侵入性检查也会造成感染的发生。

（二）身体评估

1. 潜伏期　急性肾炎多发生于前驱感染后，常有一定的潜伏期，平均10～14天。这段时间相当于机体接触抗原后产生初次免疫应答所需时间。潜伏期的时间通常与前驱感染部位有关：咽炎一般6～12天，平均10天；皮肤感染一般14～28天，平均20天，由此可以看出通常呼吸道感染潜伏期较皮肤感染短。

2. 尿液异常　如下所述。

（1）血尿：几乎全部患者都有肾小球源性血尿，30%～40%的患者出现肉眼血尿，且常为第一症状，尿液呈混浊红棕色，为洗肉水样或棕褐色酱油样。肉眼血尿持续1～2周后转为镜下血尿。镜下血尿持续时间较长，常3～6个月或更久。

（2）蛋白尿：绝大多数患者有蛋白尿。蛋白尿一般不重，常为轻、中度，仅不到20%的病例呈大量蛋白尿（＞3.5g/d）。尿沉渣中尚可见白细胞，并常有管型（颗粒管型、红细胞管型及白细胞管型等）。

3. 水肿　常为首发症状。见于70%～90%的患者，多表现为早起眼睑水肿，面部肿胀，呈现所谓的"肾炎病容"，并与平卧位置及组织疏松程度有关。严重时出现全身水肿、胸腔积液、腹腔积液，指压可凹性不明显。

4. 高血压　70%～90%的患者有不同程度的高血压，一般为轻度或中度的增高，成人多在150～180/90～100mmHg。少数出现严重高血压，甚至并发高血压脑病。患者可表现为头痛、头昏、失眠，甚至昏迷、抽搐。

5. 肾功能异常　部分患者在起病早期可因尿量减少而出现一过性氮质血症，常于1～2周后随尿量增加而恢复正常，仅极少数患者可出现急性肾衰竭。

6. 全身症状　除水肿、血尿之外，患者常伴有腰酸腰痛、食欲减退、恶心呕吐、疲乏、精神不振、心悸、气急，部分患者有发热，体温一般在38℃左右。

7. 并发症　部分患者在急性期可发生较严重的并发症。

（1）急性充血性心力衰竭：多见于老年人。在小儿患者中急性左心衰竭可成为急性肾炎首发症状，如不及时治疗，可迅速致死。此症常发生于肾炎起病后第1～2周内，一般表现为少尿、水肿加重，渐有呼吸困难，不能平卧，肺底有水泡音或哮鸣音，心界扩大，心率加速，第一心音变钝，常有收缩期杂音，有时可出现奔马律，肝大，颈静脉怒张。患者病情危急，但经过积极抢救利尿后，症状常迅速好转。急性肾炎并发急性心力衰竭的原因主要是肾小球滤过率降低及一系列内分泌因素引起水钠潴留，循环血容量急骤增加。

（2）高血压脑病：常见症状是剧烈头痛及呕吐，继之出现视力障碍，意识改变，嗜睡，并可发生阵发性惊厥或癫痫样发作。本症是在全身高血压的基础上，脑内阻力小血管自身调节紊乱，血压急剧升高，脑血管痉挛引起脑缺血和脑水肿所致。

（3）急性肾衰竭：随着近年来对急性充血性心力衰竭和高血压脑病及时有效地防治，这两类并发症的死亡率已明显下降，因此急性肾炎的主要致死并发症为急性肾衰竭。链球菌感染后急性肾炎并发急性肾衰竭预后较其他病因所致者为佳，少尿或无尿一般持续3～5天后，肾小球滤过功能改善，尿量增加，肾功能逐渐恢复。

（三）实验室检查

1. 尿液检查　相差显微镜检查示尿中80%以上的红细胞是外形扭曲变形的多形性红细胞。尿沉渣中红细胞管型具有诊断价值，也可见到少量白细胞、上皮细胞、透明管型及颗粒管型。尿蛋白一般不重，定量通常为 1~2g/d，只有大约不到 20% 的病例可呈大量蛋白尿（>3.5g/d）。

2. 血常规检查　常见轻度贫血，呈轻度正色素、正红细胞性贫血，此与血容量增大血液稀释有关。白细胞计数大多正常，但当感染病灶未愈时，白细胞总数及中性粒细胞常增高。

3. 血生化检查　血清补体 C_3 及总补体在起病时下降，8 周内逐渐恢复至正常，血清抗链球菌溶血素 O（ASO）抗体升高（大于 1：400），循环免疫复合物及血清冷球蛋白可呈阳性。血沉常增快，一般在 30~60mm/h（魏氏法）。

（四）心理 - 社会评估

（1）评估患者对疾病的反应：是否存在焦虑、恐惧等负性情绪，护士要耐心听取患者的倾诉以判断他（或她）对患病的态度。

（2）评估可能会帮助患者的家属、朋友、重要关系人的能力。

（3）评估患者及其家属对疾病治疗的态度：对于年龄较小的患者，家属往往因过分着急而过分约束或放纵患儿，护理人员应特别注意评估患儿及其家属对疾病病因、注意事项及预后的认识、目前的心理状态及对护理的要求。

五、护理诊断及医护合作性问题

1. 体液过多　与肾小球滤过率下降、尿量减少、水钠潴留有关。
2. 活动无耐力　与水肿及低盐饮食有关。
3. 营养不良：低于机体需要量　与食欲缺乏，摄入量减少有关。
4. 潜在并发症　急性充血性心力衰竭、高血压脑病、急性肾衰竭。
5. 有皮肤完整性受损的危险　与水肿、营养摄入差有关。

六、计划与实施

通过治疗与护理，患者的水、电解质保持平衡，水肿减轻，无体液潴留症状。患者体重维持在正常范围内，无营养不良的表现。护士能及时发现并发症并能及时给予处理。

（一）观察病情

注意观察水肿的部位、程度及消长情况，记录 24 小时出入液量，监测尿量变化。密切观察血压及体重改变的情况。观察有无急性左心衰竭和高血压脑病的表现。监测实验室检查指标如尿常规、肾功能、血电解质等结果。

（二）活动与休息

急性期患者应绝对卧床休息，症状比较明显者卧床休息 4~6 周，直至肉眼血尿消失、水肿消退及血压恢复正常后，逐步增加活动，可从事轻体力活动，1~2 年内避免重体力活动和劳累。

（三）饮食护理

根据水肿、高血压及肾功能损害程度确定饮食原则。一般认为肾功能正常者蛋白质入量直保持正常，按 1g/（kg·d）供给。出现氮质血症及明显少尿阶段时应限制蛋白质的摄入，按 0.5g/（kg·d）供给，且优质蛋白，即富含必需氨基酸的动物蛋白如牛奶、鸡蛋、瘦肉等所占的比例在 50% 以上。

热能的供给：25~30kcal/（kg·d），为每日 1 600~2 000kcal。热能的主要来源是碳水化合物及脂肪，其中脂肪以植物性脂肪为主。

在水肿及高血压时，每日食盐以 1~2g 为宜。如果患者出现少尿或高钾血症，应限制富含钾的食物，如海带、紫菜、菠菜、山药、香蕉、枣、坚果、浓肉汤、菜汤等。

根据患者的尿量适当控制液体摄入，一般计算方法是前一天患者尿量+500mL。严重水肿、少尿或无尿者液体入量应低于 1 000mL/d。

（四）用药护理

急性肾炎主要的病理生理改变是水钠潴留，细胞外液容量增大，发生水肿、高血压，直至循环过度负荷，心功能不全，故利尿降压是对症治疗的重点。

1. 利尿剂 高度水肿者使用利尿剂，达到消肿、降压，预防心、脑并发症的目的。常用噻嗪类利尿剂，如使用氢氯噻嗪 25mg，每日 2 ~ 3 次口服。必要时给予袢利尿剂，如呋塞米 20 ~ 60mg/d，注射或分次口服。一般不用保钾利尿剂。长期使用利尿剂可以发生电解质紊乱（如低血钾等）、低氯性代谢性碱中毒、继发性高尿酸血症、高血糖及高脂蛋白血症等，护士应严密观察患者有无不良反应。

2. 降压药物 积极而稳步地控制血压可增加肾血流量，改善肾功能，预防心、脑并发症。常用的药物为普萘洛尔 20 ~ 30mg，每日 3 次口服。还可使用钙通道阻滞剂如硝苯地平 20 ~ 40mg/d，分次口服，或者使用血管扩张药如肼屈嗪 25mg，每日 2 次。

3. 抗炎药物 有上呼吸道或皮肤感染者，应选用无肾毒性抗生素治疗，如青霉素、头孢霉素等，一般不主张长期预防性使用抗生素。反复发作的慢性扁桃体炎，待肾炎病情稳定后（尿蛋白少于 +，尿沉渣红细胞少于 10 个/高倍视野）可做扁桃体摘除。术前术后两周注射青霉素。

4. 中药治疗 本病多属实证，根据辨证可分为风寒、风热、湿热，因此可分别予以宣肺利尿、凉血解毒等疗法。但应注意目前有文献报道防己、厚朴和马兜铃等中药可引起肾间质炎症和纤维化，应避免应用上述中药。

（五）透析治疗的护理

少数发生急性肾衰竭而有透析指征时，应及时给予透析（血液透析或腹膜透析均可）。特别是下列两种情况：

（1）出现急性肾衰竭，特别是发生高血钾时。

（2）严重水钠潴留，引起急性左心衰竭者。由于本病具有自愈倾向，肾功能多可逐渐恢复，一般不需要长期维持透析。

（六）健康教育

（1）指导患者积极锻炼身体，增强体质，改善身体防御功能，减少感冒的发生，改善环境卫生，注意个人清洁卫生，避免或减少上呼吸道及皮肤感染，可降低急性肾炎的发病率。嘱患者及家属一旦发生感染应及时使用抗菌药物，重视慢性疾病治疗，如慢性扁桃体炎、咽炎、龋齿、鼻窦炎及中耳炎。在链球菌流行时可短期使用抗菌药物以减少发病。

（2）指导患者避免接触有害于肾的因素，如劳累、妊娠及应用肾毒性药物，如氨基糖苷类抗生素。

（3）教会患者及家属计算出入量、测量体重和血压的方法。

（4）指导患者及家属有关药物的药理作用、剂量、不良反应及服用时的注意事项。

（5）嘱患者病情变化时应及时就医，不可耽误。

（6）病情预后：患者可于 1 ~ 4 周内出现利尿、消肿、降压。仅 6% ~ 18% 的患者遗留尿异常和高血压而转成慢性肾炎，只有不到 1% 的患者可因急性肾衰竭救治不当而死亡。

七、预期结果与评价

（1）患者的水、电解质保持平衡，水肿减轻，无体液潴留。

（2）患者体重维持在正常范围内，无营养不良的表现。

（3）患者能充分休息。

（4）护士及时发现患者有无并发症出现。

（5）患者皮肤完整，无受损。

（吕少芳）

第二节 慢性肾小球肾炎

一、概述

慢性肾小球肾炎简称慢性肾炎，是以蛋白尿、血尿、水肿、高血压为基本临床表现，起病方式各不相同，病程迁延，进展缓慢，可有不同程度的肾功能减退，最终将发展为慢性肾衰竭的一组肾小球病。慢性肾小球肾炎可发生于任何年龄，但多见于青壮年，男性多于女性。

二、病因及发病机制

多数患者病因不明，急性链球菌感染后肾炎迁延不愈，可转为慢性肾炎。大部分慢性肾炎与急性肾炎之间并无明确关系，可能是由于各种细菌、病毒、原虫、支原体、真菌、药物及毒物侵入体内后通过免疫机制、炎症介质因子及非免疫机制等引起本病。目前乙型肝炎病毒感染所致的肾炎，已引起人们的重视。

免疫机制：一般认为是变态反应所致的肾小球免疫性炎症损伤，大部分是免疫复合物型。循环免疫复合物沉积于肾小球，或由于肾小球原位的抗原与抗体形成复合物而激活补体，引起肾组织损伤。

非免疫机制：①肾内血管硬化：肾小球病变能引起肾内血管硬化，加重肾实质缺血性损害。肾脏病理检查显示，慢性肾炎患者的肾小动脉血管硬化的发生率明显高于正常肾脏，而硬化的小动脉可进一步引起肾缺血从而加重肾小球的损害。②高血压加速肾小球硬化：在肾炎后期，患者可因水、钠潴留等因素而出现高血压，持续的高血压会引起缺血性改变，导致肾小动脉狭窄、闭塞，加速肾小球的硬化。③高蛋白负荷的影响：高蛋白饮食使肾血流量及肾小球滤过率增加，持续的高灌注及高滤过最终将导致肾小球硬化。④肾小球系膜的超负荷状态：正常时肾小球系膜具有吞噬、清除免疫复合物及其他蛋白质颗粒的功能，是一种正常保护性作用。当超负荷时，为了吞噬这些物质，促使系膜细胞增生，系膜基质增多，系膜区明显扩张，终于使肾小球毛细血管阻塞、萎缩。

三、病理

常见的为系膜增生性肾小球肾炎、膜性肾病、系膜毛细血管性肾小球肾炎及局灶性节段性肾小球硬化等。早期可表现为肾小球内皮细胞及系膜细胞增生，基底膜增厚；晚期肾皮质变薄、肾小球毛细血管祥萎缩，发展为玻璃样变或纤维化，剩余肾单位呈代偿性增生与肥大，使肾表面呈颗粒状，肾体积缩小，最后呈"固缩肾"。除肾小球病变外，尚可伴有不同程度肾间质炎症及纤维化，肾小管萎缩，肾内小血管硬化等。

四、护理评估

（一）健康史

详细询问患者有无急性肾小球肾炎及其他肾病史，就诊情况和治疗经过，家族中有无类似疾病者等。

（二）身体评估

慢性肾炎多发生于青壮年，出现症状时的年龄多在 20～40 岁。起病多隐匿，进展较缓慢（2～3 年至数十年不等）。大多数慢性肾炎患者无明显的急性肾炎史，小部分则是由急性肾炎迁延不愈而进入慢性阶段。由于慢性肾炎是一组病因和病理改变不完全相同的疾病，故临床表现有很大差异，现将慢性肾炎的共同性表现，归纳如下：

1. 尿液异常改变 尿异常几乎是慢性肾炎患者必有的症状。蛋白尿和血尿出现较早，多数为轻度蛋白尿和镜下血尿，部分患者可出现大量蛋白尿或肉眼血尿。多数患者由于蛋白尿因而排尿时泡沫明显增多且不易消失，尿蛋白含量不等，一般常在 $1 \sim 3g/d$，亦可呈大量蛋白尿（$> 3.5g/d$）。在尿沉渣中常有颗粒管型和透明管型，伴有轻度至中度血尿，偶有肉眼血尿。

2. 水肿　大多数患者有不同程度的水肿，轻者仅面部、眼睑和组织疏松部位轻至中度可凹性水肿，一般无体腔积液。水肿重时则遍及全身，并可有胸腔或腹腔积液，少数患者始终无水肿。

3. 高血压　大多数慢性肾炎患者迟早会出现高血压，有些患者以高血压为首发症状，多为中等度血压增高，尤其以舒张压增高明显。血压可持续性升高，亦可呈间歇性升高。有的患者因血压显著增高而出现头胀、头晕、头痛、失眠、记忆力减退。持续高血压数年之后，可使心肌肥厚，心脏增大，心律失常，甚至发生心力衰竭。患者可伴有"慢性肾炎眼底改变"，即眼底视网膜动脉变细、迂曲反光增强和动静脉交叉压迫现象，少数可见絮状渗出物和出血。

4. 肾功能损害　慢性肾炎的肾功能损害呈慢性进行性损害，早期主要表现为肾小球滤过率下降，多数患者在就诊时未降到正常值的 50% 以下，因此血清肌酐及尿素氮可在正常范围内，临床上不出现氮质血症等肾功能不全的症状。后期随着被损害的肾单位增多，肾小球滤过率下降至正常值的 50% 以下，若这时在应激状态（如外伤、出血、手术或药物损害等）下，加重肾脏的负担，则可发生尿毒症症状。进展快慢主要与病理类型相关，如系膜毛细血管性肾炎进展较快，膜性肾病进展较慢，但也与是否配合治疗、护理和有无加速病情发展的因素，如感染、劳累、血压增高及使用肾毒性药物等有关。

5. 贫血　慢性肾炎在水肿明显时，可有轻度贫血，这可能与血液稀释有关。如有中度以上贫血，多数是与肾内促红细胞生成素减少有关，表明肾单位损伤严重。

（三）实验室检查及辅助检查

1. 尿液检查　尿蛋白为轻度至中度增加，定性为 $+ \sim + +$，定量常在 $1 \sim 3g/d$，尿沉渣可见红细胞增多和管型。

2. 血液检查　早期血常规检查多正常或轻度贫血。晚期红细胞计数和血红蛋白明显下降。晚期肾功能检查示血肌酐和尿毒氮增高，内生肌酐清除率下降。

3. B超　晚期可见肾脏缩小，皮质变薄，肾脏表面不平，肾内结构紊乱。

4. 肾活检病理检查　有助于确诊本病，判明临床病理类型、指导治疗及预后。

（四）心理－社会评估

（1）患者对疾病的反应，如焦虑、否认、悲观情绪。

（2）家庭成员对疾病的认识及应对能力，是否能督促患者按时服药、定期复诊。

（3）患者及家属有无坚持长期用药的思想准备，如果患者最终发展为慢性肾衰竭，是否有足够的经济基础以保证患者的终生用药及透析治疗。

五、护理诊断与医护合作性问题

1. 营养失调：低于机体需要量　与食欲降低有关。

2. 活动无耐力　与低蛋白血症有关。

3. 体液过多　与肾小球滤过率下降有关。

4. 知识缺乏　缺乏慢性肾炎治疗、护理知识。

5. 预感性悲哀　与疾病的漫长病程及预后不良有关。

六、计划与实施

通过积极地治疗与护理，患者食欲增加，营养状况得到改善，患者水肿等症状得到缓解，能遵医嘱按时、准确地服用药物并坚持合理饮食。在进行健康教育之后，能够积极参与自我护理。患者焦虑感或恐惧感减轻，情绪稳定。

（一）饮食护理

视患者水肿、高血压和肾功能情况控制盐、蛋白质和水的摄入。给予优质蛋白、低磷饮食，以减轻肾小球毛细血管高压力、高滤过状态，延缓肾小球硬化和肾功能减退。有明显水肿和高血压者需低盐饮食。

（二）用药护理

药物治疗的目的主要是保护肾功能，延缓或阻止肾功能的下降。

1. 利尿降压药物　积极控制高血压是防止本病恶化的重要环节，但降压不宜过低，以避免肾血流量骤减。有钠水潴留容量依赖性高血压患者可选用噻嗪类利尿药，如氢氯噻嗪，一般剂量为12.5～50mg，1次或分次口服。对肾素依赖性高血压则首选血管紧张素转换酶抑制剂，如贝那普利10～20mg，每日1次。此外，常用钙拮抗剂，如氨氯地平5～10mg，每日1次。也可选用β受体阻断药，如阿替洛尔12.5～25mg，每日2次。高血压难控制时可选用不同类型降压药联合应用。

近年研究证实，血管紧张素转换酶抑制剂延缓肾功能恶化的疗效，并不完全依赖于它的降全身高血压作用，已证实该类药对出球小动脉的扩张强于对入球小动脉的扩张，所以能直接降低肾小球内高压，减轻高滤过，抑制系膜细胞增生和细胞外基质的堆积，以减轻肾小球硬化，延缓肾衰竭，故此药可作为慢性肾炎患者控制高血压的首选药物。应用血管紧张素转换酶抑制剂时应注意防止高钾血症，血肌酐大于350μmol/L的非透析治疗患者不宜使用。

2. 血小板解聚药　长期使用血小板解聚药可延缓肾功能减退，应用大剂量双嘧达莫或小剂量阿司匹林对系膜毛细血管性肾小球肾炎有一定疗效。

3. 糖皮质激素和细胞毒药物　一般不主张积极应用，但患者肾功能正常或仅轻度受损，肾体积正常，病理类型较轻，尿蛋白较多，如无禁忌者可试用。

（三）活动与休息

慢性肾炎患者若无明显水肿、高血压、血尿、尿蛋白及无肾功能不全表现者可以从事轻度的工作或学习，但不能从事重体力劳动、避免劳累、受寒、防止呼吸道感染等。有明显水肿、血尿、持续性高血压或有肾功能进行性减退者，均应卧床休息和积极治疗。若有发热或感染时，应尽快控制。

（四）健康教育

（1）护士应告诉患者常见的诱发因素：慢性肾炎病因尚未明确，但反复发作常有明显的诱因，如感染、劳累、妊娠等。应向患者及家属解释各种诱因均能导致慢性肾炎的急性发作，加重肾功能的恶化，必须尽量避免这些诱发因素。

（2）慎用或免用肾毒性及诱发肾损伤的药物：药物引起的肾损害有两种类型，一类是药物本身具有肾毒性，如氨基糖苷类抗生素（包括新霉素、庆大霉素、妥布霉素、阿米卡星和链霉素等）、先锋霉素、二性霉素、顺铂及造影剂也是具有肾毒性的药物。另一类是药物可引起过敏反应而导致肾损害，此类药物常见的有磺胺药、非类固醇类消炎药（如吲哚美辛、布洛芬、芬必得等）、利福平等。

（3）戒烟戒酒，不要盲目相信甚至服用"偏方秘方"药物。

（4）告诉患者一旦出现水肿或水肿加重、尿液泡沫增多、血压增高或有急性感染时，应及时到医院就诊。

七、预期结果与评价

（1）患者的营养状况能最大限度地促进康复，防止病情恶化。

（2）患者能充分地休息，有充足的睡眠。

（3）患者的水、电解质能保持平衡。

（4）患者能正视自己的疾病，积极参与自我护理。

（5）患者情绪状态稳定，焦虑、悲哀程度减轻。

（吕少芳）

第三节　肾病综合征

肾病综合征（nephrotic syndrome，NS）是在肾小球疾病中表现的一组综合征，以肾小球毛细血管壁对血浆蛋白通透性明显增高为特征，可伴或不伴肾小球的炎性改变。临床表现为三高一低：大量蛋白尿（≥3.5g/d），高度水肿，高脂血症和低白蛋白血症（<30g/L）。

一、病因与发病机制

肾病综合征可由多种肾小球疾病引起，分为原发性和继发性两大类。继发性肾病综合征是指继发于其他疾病如系统性红斑狼疮、糖尿病、过敏性紫癜、淀粉样变、多发性骨髓瘤等，而原发性肾病综合征是指原发于肾脏本身的病变。

引起原发性肾病综合征的肾小球疾病病理类型主要为微小病变型肾病、系膜增生性肾炎、系膜毛细血管性肾炎、膜性肾病及局灶节段性肾小球硬化。

二、临床表现与诊断

（一）临床表现

1. 大量蛋白尿　肾小球滤过膜具有筛孔屏障及电荷屏障作用，但受损时，通透性增高，导致大量血浆蛋白从尿中漏出，漏出量远超过近曲小管回吸收量，形成大量蛋白尿。

2. 低白蛋白血症　白蛋白从尿中丢失，刺激肝脏代偿性合成蛋白增加，若代偿合成仍不能补足丢失和分解时，即出现低白蛋白血症。肾病综合征时胃肠黏膜水肿以致蛋白质摄入减少，也加重低白蛋白血症。

3. 水肿　一般认为，低白蛋白血症、血浆胶体渗透压下降，使水分从血管内渗出是造成肾病综合征发生水肿的原因。水肿往往是肾病综合征患者最常见的体征，部位可因重心的移动而不同。久卧或清晨以眼睑、头枕部或骶部为著，起床活动后又以下肢的水肿较为明显，为凹陷性水肿。

4. 高脂血症　肾病综合征时高脂血症的发生，与肝合成脂蛋白增加，及脂蛋白分解减少相关。长期高脂血症易引起各种冠心病等心血管并发症，增加血液黏稠度，也促进了肾小球系膜细胞增生及肾小球硬化。

（二）并发症

1. 感染　是主要并发症，常可致死，与蛋白质营养不良、免疫功能紊乱及应用激素治疗相关，常发生于呼吸道、泌尿道、皮肤及腹腔。

2. 高凝状态　一方面由于肾病综合征患者机体的凝血、抗凝及纤溶系统失衡、血小板功能亢进、血液黏稠度增加，另一方面激素治疗又加重高凝，因此，肾病综合征易发生血栓和栓塞性并发症，最常见于肾静脉血栓、下肢静脉血栓等。

3. 急性肾衰竭　低蛋白血症、低血浆胶体渗透压使水分外渗，因此导致有效血容量不足、肾血流量下降而诱发肾前性氮质血症，经扩容、利尿治疗后可恢复，个别病例尚可发生严重的肾实质急性肾衰竭。

（三）实验室检查

1. 尿液检查　尿蛋白定性一般为＋＋＋～＋＋＋＋，尿中可有红细胞、管型等。24h 尿蛋白定量超过 3.5g。

2. 血液检查　人血白蛋白低于 30g/L，血中胆固醇、三酰甘油增高。

3. 肾穿刺活组织病理检查　肾组织病理检查可明确肾小球的病变类型，指导治疗方案及明确预后。

（四）诊断要点

诊断步骤主要为：①是否为肾病综合征（主要根据尿蛋白定量和血浆白蛋白浓度并参考有无水肿

及高脂血症作出诊断）。②是否为原发性肾病综合征（须仔细排除全身系统疾病及先天遗传性疾病所致的继发性肾病综合征）。③肾病综合征的肾小球病变类型（根据肾穿刺组织的病理结果）。

三、治疗原则

（一）一般治疗

1. 休息与活动　以卧床休息为主，为防止肢体血栓形成应保持适度的床上及床边活动。

2. 饮食治疗　肾病综合征时伴消化道黏膜水肿及大量腹腔积液，消化功能受影响，此时应进易消化、吸收的清淡饮食。

（二）对症疗法

1. 利尿消肿　常用噻嗪类或袢利尿药合用保钾利尿药，提高利尿效果，并减少钾代谢的紊乱。若上述治疗无效时，改用渗透性利尿药如低分子右旋糖酐或706代血浆扩容后，再静脉注射袢利尿药如呋塞米或布美他尼，可获良好的利尿效果。此外，静脉输注血浆或血浆白蛋白，可提高血浆胶体渗透压，防止血管内水分外渗，并促进组织中水分回吸收，从而利尿。

2. 减少尿蛋白　持续大量蛋白尿可致肾小球高滤过，加重肾脏病变，促进肾小球硬化。主要应用血管紧张素转化酶抑制药，肾功能不全患者服药期间要警惕高血钾发生。

（三）主要治疗

抑制免疫与炎症反应。

1. 糖皮质激素　该药通过抑制免疫、抑制炎症、抑制醛固酮和血管升压素分泌而发挥治疗疗效。

激素对肾病综合征的治疗反应，可分为"激素敏感型"（用药12周内肾病综合征缓解），"激素依赖型"（激素减药到一定程度即复发），及"激素无效型"三种。

2. 细胞毒药物　环磷酰胺是目前国内外最常用的细胞毒药物，有较强的免疫抑制作用。剂量为100mg/d，或每日每千克体重2mg，分1～2次口服；或200mg隔日静脉注射。常用于"激素依赖型"或"激素无效型"肾病综合征，配合激素治疗可提高缓解率，一般不单独应用。

3. 环孢素　该药能选择性地抑制T辅助细胞及T细胞毒效应细胞，近年来试用于激素及细胞毒药物无效的难治性肾病综合征。

4. 其他　如爱诺华、霉酚酸酯等，后者药效高，不良反应少，为近年来的新药，但药价较为昂贵。

（四）并发症防治

1. 感染　用激素治疗时并不预防性使用抗生素，防止诱发真菌双重感染。一旦出现感染，应及时选用敏感、强效及无肾毒性抗生素积极治疗。

2. 血栓及栓塞　当血液出现高凝状态时（以简单的血浆白蛋白测定作为指标，当低于20g/L时，普遍存在高凝状态），即应给予抗凝药如肝素、华法林等，并辅以血小板祛聚药。一旦出现血栓、栓塞应及时给予尿激酶或链激酶溶栓。

3. 急性肾衰竭　应积极进行血液透析，并治疗基础肾病。

四、常见护理问题

（一）水肿

1. 相关因素　与低白蛋白血症、血浆胶体渗透压下降有关。

2. 护理措施　如下所述。

（1）钠盐摄入过多易造成水钠潴留，因此水肿明显的患者应限制水、钠摄入，钠的摄入量应控制在2～3g/d，禁用腌制食品，尽量少用味精及食盐。水的摄入量视患者的具体情况而定，若尿量每日在1 000mL左右，可不限水。

（2）卧床休息：水肿明显，大量蛋白尿者应卧床休息，可增加肾血流量，一方面有利于利尿，减轻水肿；另一方面，可减少肾小球压力，减轻蛋白尿。由于肾病综合征患者伴有血脂增高引起的血液黏滞度增加，易造成静脉血栓形成，卧床休息时血流缓慢，增加了血栓形成的概率，因此卧床时应注意活动足踝关节，以促进下肢静脉血液回流速度，避免发生下肢深静脉血栓。由于低蛋白血症可造成大量胸腔积液、腹腔积液，当引起呼吸困难时，予以半坐卧位，必要时给予吸氧。当尿蛋白减少到 2g/24h 时，可恢复室外活动。整个治疗及恢复阶段，应避免剧烈运动。

（3）观察水肿的部位、范围、程度及消长情况：水肿时每天测体重，通过体重的增减和尿量的情况可较灵敏地反映水肿消退情况。有腹腔积液的患者必要时每天测量腹围，并且记录。

（4）注意观察利尿药的治疗效果及有无电解质紊乱等不良反应：正确记录 24h 尿量，利尿时以每日尿量 2 000～2 500mL，体重下降 1kg 左右为标准。电解质紊乱以低钾血症最为常见，表现为食欲缺乏、软弱无力、恶心、呕吐等，应定期抽血查血电解质情况。

（二）有感染的危险

1. 相关因素　与低蛋白血症及应用激素、细胞毒药物等免疫抑制药有关。

2. 护理措施　如下所述。

（1）密切观察生命体征，尤其是体温的变化，免疫抑制药尤其激素可掩盖患者的感染症状，因此应定期监测血、尿常规及做各种标本的培养，如痰标本、中段尿、咽拭子等，以便及早发现、及早治疗。

（2）告知患者保持口腔卫生，每日用碳酸氢钠漱口至少 2 次，保持会阴部清洁。注意保护全身皮肤的清洁和完整。对于水肿患者尤其要保护好水肿处皮肤，护理时动作应轻柔，以免造成皮肤破损。卧床患者水肿以骶部明显，应加强翻身。男性患者睾丸处水肿时应予以抬高，减轻水肿。

（3）注意保暖，不与有感染的患者接触，劝说亲友及家属减少探视次数和人数。做好病室空气的清洁消毒。

（4）纠正低蛋白血症，必要时予以人血白蛋白静脉滴注，但量不宜过大，以免补得多漏得多，反而加重肾小球负担。

（5）免疫抑制药应用之前应确认患者自身无感染因素的存在，尤其是口腔、会阴部的卫生情况及尿常规情况。

（三）营养不良

1. 相关因素　与低白蛋白血症、胃肠道黏膜水肿导致吸收障碍有关。

2. 护理措施　如下所述。

（1）合理膳食：①适量优质蛋白饮食：肾病综合征患者每天从尿中丢失相当数量的蛋白质，为了补偿蛋白质丢失，必须给予高蛋白饮食，而长期高蛋白饮食又会加速蛋白从肾小球的漏出，从而加重肾脏负担，加速病情恶化，因此蛋白的摄入应为每日每千克体重 1g，以优质蛋白（主要是动物蛋白）为主。②低脂饮食：肾病综合征患者由于脂质代谢异常，表现为高脂血症，为三酰甘油和胆固醇的升高，因此以清淡饮食为主，限制动物内脏、肥肉等含胆固醇和脂肪丰富的油脂食物摄入，多吃富含多聚不饱和脂肪酸的食物如植物油、鱼油，以及富含可溶性纤维的食物如燕麦等。同时遵医嘱辅以降脂药物治疗如立普妥、非诺贝特等。③提供足够热能：肾病综合征患者由于蛋白丢失较多，胃肠道黏膜水肿，食欲减退，进食量减少，处于总热量不足状态，因此饮食上应提供足够热量，每日每千克体重供给的热能不少于 126～147kJ。应注意各种维生素和微量元素的补充。

（2）定期监测血白蛋白、血前白蛋白及尿蛋白情况，以便及时了解治疗效果。

（3）遵医嘱合理使用利尿药，当尿量逐渐增加、体重逐渐减少时，提示水肿逐渐减轻，胃肠道水肿也逐渐减轻，胃肠道对食物的吸收功能逐渐恢复，营养不良将得到改善。

（四）知识缺乏

1. 相关因素　　与缺乏对疾病及相关药物的了解有关。

2. 护理措施　　如下所述。

（1）告知患者休息、饮食、防寒保暖、预防感染对本病治疗及预防复发的重要性，使患者能自觉积极配合。

（2）用药指导：应用激素治疗应注意以下几点：①起始用量要足，如泼尼松起始量为每日每千克体重1mg，共服8～12周。②减撤药要慢，有效病例每2～3周减少原用量的10%，当减至20mg/d左右时疾病易反跳，更应谨慎。③维持用药要久，最后以最小剂量（10～15mg/d）作为维持量，再服半年至1年或更久。

应用环磷酰胺的不良反应及注意事项：不良反应有骨髓抑制、中毒性肝炎、性腺抑制、脱发及出血性膀胱炎。①用药过程中应注意复查血常规及肝功能，若白细胞低于$4 \times 10^9/mL$和（或）肝功能异常，则应停用。②保持口腔、会阴清洁卫生。③用药时多饮水，促进药物排泄，减少出血性膀胱炎发生的概率。

应用环孢素的注意事项：服药期间应定期监测血药浓度，观察有无肝肾毒性、高血压、高尿酸血症等不良反应的出现。

五、健康教育

（一）心理指导

肾病综合征是一组肾小球疾病引起的尿蛋白丢失，从而引起的一组临床综合征，其预后与肾脏的病理密切相关。因此应告知患者行肾穿刺活检术的重要性。做好患者的心理护理，指导患者正确配合肾穿刺活检术，根据病理类型进行用药。同时用亲切的语言安慰和指导患者用药的必要性，使患者理解并能积极配合治疗。

（二）饮食指导

（1）低盐优质蛋白饮食：肾病综合征根据病理类型和对药物敏感性的不同，尿蛋白的转阴时间也不同。在尿蛋白还未转阴、肾功能正常时，蛋白质摄入以适量优质蛋白为主，1g/（kg·d），过多摄入蛋白易加重蛋白从肾小球的漏出，从而加重肾脏负担。若蛋白转阴，则可增加蛋白的摄入。肾病综合征水肿期时，应严格控制钠盐的摄入，避免进食含钠丰富的食物如腌制品、罐头类食物、咸菜等。

（2）低脂饮食：避免摄入动物内脏、动物表皮、动物油等高脂食物，烹调以清蒸为主，避免煎、炸等较为油腻的烹调方法。

（3）肾病综合征伴肾功能不全者：应控制蛋白的摄入，为LPD加α-酮酸治疗，延缓肾功能的进一步恶化，同时减少含磷物质的摄入，如坚果类食物、蘑菇、海产品、干果类等。

（4）激素治疗时饮食上以低糖、低盐、低脂为原则，减轻类固醇性糖尿病的发生概率，同时避免水钠潴留的发生。

（三）作息指导

肾病综合征在尿蛋白未转阴、水肿仍存在的情况下，以卧床休息为主。卧床休息时应注意活动踝关节，促进下肢静脉血液回流，减少下肢深静脉血栓形成的危险。

当水肿消失、血压正常、尿中蛋白消失，各种生化检查均正常后，此时尿中红细胞仍可继续存在一段时间，此时可进行轻体力的工作，但要注意休息，劳逸结合，保证生活规律。

（四）用药指导

（1）糖皮质激素治疗

1）清晨服用：一般激素的服用为每日清晨顿服或隔日顿服，此时为人体分泌最低峰，服用激素影响最小。

2）不可随意减量或漏服：激素治疗在于长期性，指导患者坚持服用，根据检查指标和医生的医嘱进行减量，避免复发。

3）不良反应：常见不良反应为库欣综合征，做好患者的心理指导；易出现胃肠道反应、类固醇性糖尿病、骨质疏松等，应加用胃肠道保护药如奥美拉唑等，进食低糖饮食，口服补钙治疗，多晒太阳，促进钙吸收。

（2）使用利尿药治疗的观察。

（3）使用其他药物治疗的观察。

（五）出院指导

（1）避免诱发因素：感染是肾病综合征复发的常见诱因，因此应注意卫生，预防感染，在幼儿园、小学等儿童集中的场所，特别要注意预防呼吸道感染，注意口腔清洁和保持皮肤卫生，避免复发。当感染存在时，应积极进行抗感染治疗，及时的抗感染治疗可避免肾病综合征的复发。激素的敏感性是复发的另一常见因素，因此应在医生指导下用药，在服用过程中应观察尿蛋白情况，尤其在激素减量至20mg/d 的时候应特别注意。

（2）规律服药，按时随访：根据检查结果及医生的意见逐渐进行药物调整，当出现尿液泡沫增多，眼睑水肿等情况时，应高度怀疑肾病综合征复发，及时就诊，早期治疗。

（3）避免使用肾毒性药物，如四环素类、氨基糖苷类、磺胺类及止痛药等，用药时要认真看药物说明书或咨询医生，切勿自己用药。

（吴清翠）

第四节　急进性肾小球肾炎

急进性肾小球肾炎简称急进性肾炎，是指在肾炎综合征（血尿、蛋白尿、水肿、高血压）基础上短期内出现少尿、无尿，肾功能急骤减退，短期内到达尿毒症的一组临床症候群，又称急进性肾炎综合征。本病病理特征表现为新月体肾小球肾炎。分为原发性和继发性两大类。一般将有肾外表现者或明确原发病者称为继发性急进性肾炎，如继发于过敏性紫癜、系统性红斑狼疮等，偶有继发于某些原发性肾小球疾病（如系膜毛细血管性肾炎及膜性肾病）者。病因不明者则称为原发性急进性肾炎，这里着重讨论原发性急进性肾炎。

我国急进性肾炎以Ⅱ型为多见，男性居多。

一、护理评估

1. 健康史　本病起病急，常有前驱呼吸道感染。

2. 身体状况

（1）迅速出现水肿，可以有肉眼血尿、蛋白尿、高血压等。

（2）短期内即有肾功能的进行性下降，以少尿或无尿较迅速地（数周至半年）发展为尿毒症。

（3）常伴有中度贫血，可伴有肾病综合征，如果得不到及时治疗，晚期出现慢性肾功能衰竭。部分患者也会出现急性左心衰竭、继发感染等并发症。

3. 实验室及其他检查

（1）尿常规：蛋白尿，血尿，也可有管型、白细胞。

（2）血液检查：白细胞轻度增高、血红蛋白、人血白蛋白下降、血脂升高。

（3）肾功能检查：血肌酐、血 BUN 进行性升高。

（4）免疫学检查：Ⅱ型可有血循环免疫复合物阳性，血清补体 C3 降低，Ⅰ型有血清抗肾小球基底膜抗体阳性。

（5）B超检查：双肾体积增大、饱满。

（6）肾活检组织病理检查：光学显微镜检查可见肾小囊内新月体形成是 RPGN 的特征性病理改变。

二、治疗原则

本病纤维化发展很快，故及时肾活检，早期诊断，及时以强化免疫抑制治疗，可改善患者预后。根据病情予血浆置换、肾脏替代治疗。

三、护理措施

1. 休息　一般要待病情得到初步缓解时，才开始下床活动，即使无任何临床表现，也不宜进行较重的体力活动。

2. 饮食护理　低盐优质蛋白饮食，避免进食盐腌制食品如咸菜、咸肉等，进食鸡蛋、牛奶、瘦肉、鱼等优质蛋白饮食。准确记录 24 小时出入量，量出为入。每日入液量 = 前一日出液量 + 500mL，保持出入量平衡。

3. 病情观察　监测患者生命体征、尿量。尿量迅速减少，往往提示急性肾功能衰竭的发生。监测肾功能及血清电解质的变化，尤其是观察有无出现高钾血症，发现病情变化，及时报告医师处理。

4. 观察药物及血浆置换的不良反应　大剂量糖皮质激素治疗可致上消化道出血、精神症状、骨质疏松、股骨头无菌性坏死、水钠潴留、血压升高、继发感染、血糖升高等表现。环磷酰胺可致上腹部不适、恶心、呕吐、出血性膀胱炎、骨髓抑制等。血浆置换主要有出血、并发感染，特别是经血制品传播的疾病。

5. 用药护理　大剂量激素冲击治疗、使用免疫抑制剂、血浆置换等时，患者免疫力及机体防疫能力受到很大抑制，应对患者实行保护性隔离，加强口腔、皮肤护理，防止继发感染。服用糖皮质激素和细胞毒药物时应注意：口服激素应饭后服用，以减少对胃黏膜的刺激；长期用药者应补充钙剂和维生素D，以防骨质疏松；使用 CTX 时注意多饮水，以促进药物从尿中排泄。

6. 心理护理　由于该疾病不易治愈，多数患者可能会转变为慢性肾衰竭。因此，患者会产生焦虑、恐惧及悲观等心理，做好心理疏导、提高患者战胜疾病的信心。

四、健康教育

（1）预防措施：本病有前驱感染的病史，预防感染是预防发病及防止病情加重的重要措施，避免受凉、感冒。

（2）对患者及家属强调遵医嘱用药的重要性，告知激素和细胞毒药物的作用、可能出现的不良反应和用药注意事项，鼓励患者配合治疗。服用激素及免疫抑制剂时，应特别注意交代患者及家属不可擅自增量、减量甚至停药。

（3）病情经治疗缓解后应注意长期追踪，防止疾病复发及恶化。

（4）预后早期诊断、及时合理治疗，可明显改善患者预后。

（吴清翠）

第五节　IgA 肾病

一、概述

IgA 肾病（IgA nephropathy，IgAN）指肾小球系膜区以 IgA 为主的免疫复合物沉积，是最常见的原发性肾小球疾病。临床以单纯性血尿最常见，也可表现为血尿，伴不同程度的蛋白尿、水肿、高血压和肾功能损害，发生于任何年龄，但以青少年多见。

二、治疗原则

控制感染、控制高血压、抗凝、抗血小板聚集、保护肾，必要时应用糖皮质素和免疫抑制药、中医药等治疗。

三、护理要点

1. 心理护理　病程长，患者心理负担重，可影响到疾病的转归和生存质量，应根据不同的心理表现进行个体化心理疏导，树立战胜疾病的信心，对于疾病的恢复和延缓进展起着重要作用。

2. 高血压的护理　伴有高血压者，注意戒烟戒酒，少盐饮食，养成良好的生活习惯。按医嘱服用降压药物，并监测血压变化，把血压尽量控制在目标值130/80mmHg 以下，以延缓肾功能受损。

3. 水肿的护理　部分患者有不同程度的水肿，应注意观察水肿的部位、分布特点等，给予相应的护理，特别应控制水和盐的摄入，多卧床休息。准确记录24 小时尿量。如有胸腹腔积液时，应抬高床头，以免加重呼吸困难。水肿不明显，无明显高血压及肾功能损害时，尿蛋白＜1g/24h 可适当运动，以增强体质。

4. 并发症观察及护理

（1）急性肾衰竭：由于肉眼血尿期间大量红细胞管型阻塞肾小管，致肾功能急剧下降，并发急性肾衰竭。表现为血压升高，少尿或无尿，应密切观察血压及尿量变化，准确记录出入水量，做到早发现、早处置。

（2）血栓及栓塞：部分患者呈肾病综合征表现，表现为低蛋白血症、高脂血症，血液浓缩呈高凝状态，易发生血栓及栓塞。注意观察有无腰痛，肢体肿胀、疼痛、皮温高，咯血，呼吸困难等栓塞表现，及早报告医生处置。水肿卧床时，应轻按双下肢或床上肢体运动，以促进血液循环，待水肿减退，应尽早下床活动，并循序渐进，如散步、打太极拳等，防止血栓形成。

四、健康指导

（1）告知患者避免情绪波动，保持乐观心态，提高生活质量，有助于病情的改善。

（2）本病为进展性疾病，受凉、感冒、劳累、剧烈运动、肾毒性药物、不良饮食习惯、吸烟饮酒和血压不稳定都有可能诱发和加重疾病，应养成良好的生活习惯，避免诱发因素。

（3）遵医嘱服药，做好血压的自我监测，定期复查血尿常规，肝肾功能等。

（4）告知患者出院后就诊指标：水肿或水肿加重、发热、血压持续不降、尿量减少，应及时就诊。

（吴清翠）

第七章

神经系统疾病护理

第一节　颅内压增高

一、颅内压增高

颅内压增高是神经外科常见临床病理综合征，是颅脑损伤、脑肿瘤、脑出血、脑积水和颅内炎症等疾病引起颅腔内容物体积增加，导致颅内压持续在 2.0kPa（200mmH$_2$O）以上，并出现头痛、呕吐、视盘水肿等相应的综合征，称为颅内压增高。如不能及时诊断和解除引起颅内压增高的病因或采取相应的缓解措施，患者将因意识丧失、呼吸抑制等脑疝综合征而死亡。

（一）病因与发病机制

颅内压（intracranial pressure，ICP）指颅腔内容物对颅腔壁所产生的压力，通常以侧卧位时腰段脊髓蛛网膜下隙穿刺所测得的脑脊液压为代表。成人的正常颅内压为 0.7～2.0kPa（70～200mmH$_2$O），儿童的正常颅内压为 0.5～1.0kPa（50～100mmH$_2$O）。颅内压还可以通过采用颅内压监护装置，进行持续的动态观察。病理情况下，当压力超过 2kPa（200mmH$_2$O）时，即颅内压增高。

1. 脑体积增加　各种因素（物理性、化学性、生物性等）导致的脑水肿形成颅内压增高的原因。临床上常将脑水肿分为血管源性脑水肿和细胞（毒）性脑水肿，其发生机制与血脑屏障破坏和脑细胞代谢障碍有关。根据累及范围，脑水肿可分为局限性和弥漫性两型：前者常见于颅内肿瘤、局限性脑挫裂伤或炎症灶周围；后者则常因全身系统性疾病、中毒、缺氧等引起。

2. 颅内血容量增加　呼吸道梗阻或呼吸中枢衰竭引起的二氧化碳蓄积和高碳酸血症，或脑干部位自主神经中枢和血管运动中枢遭受刺激，可引起脑血管扩张，脑血容量增加，导致颅内压增高。

3. 颅内脑脊液量增加　常见的原因：①脑脊液分泌过多，如脉络丛乳头状瘤；②脑脊液吸收障碍，如颅内静脉窦血栓形成等；③脑脊液循环障碍，如先天性导水管狭窄或闭锁。

4. 颅内占位病变　为颅腔内额外增加的内容物，包括肿瘤、血肿、脓肿等。病变本身使颅内空间相对变小，加之病变周围的脑水肿，或因阻塞脑脊液循环通路所致的脑积水，使颅内压进一步增高。

5. 其他　先天性畸形如颅底凹陷症、狭颅症；或大片凹陷性骨折，颅腔狭小也可引起颅内压增高。

影响颅内压增高的因素包括：①年龄：婴幼儿及小儿的颅缝未闭合或尚未牢固融合，或老年人由于脑萎缩，使颅内的代偿空间增多，均可使颅腔的代偿能力增加，从而缓和或延长了病情的进展；②病变的进展速度：Langlitt 1965 年用狗做颅腔内容物的体积与颅内压之间的关系的实验，得出颅内压力与体积之间的关系是指数关系（图 7-1），两者之间的关系可以说明一些临床现象，如当颅内占位性病变时，随着病变的缓慢增长，可以长期不出现颅内压增高症状，一旦由于代偿功能失调，颅内压急骤上升，则病情将迅速发展，往往在短期内即出现颅内高压危象或脑疝；③病变部位：在颅脑中线或颅后窝的占位性病变，容易阻塞脑脊液循环通路导致颅内压增高症状；颅内大静脉窦附近的占位性病变，由于早期即可压迫静脉窦，引起颅内静脉血液的回流或脑脊液的吸收障碍，使颅内压增高症状亦可早期出现；④伴发脑水肿的程度：脑寄生虫病、脑脓肿、脑结核、脑肉芽肿等由于炎症性反应均可伴有明显的脑水肿，早期即可出现颅内压增高的症状；⑤全身系统性疾病：其他系统的严重病变如尿毒症、肝昏迷、毒血症、肺部感染、酸碱平衡失调等都可引起继发性脑水肿而导致颅内压增高。高热可加重颅内压增高的程度。

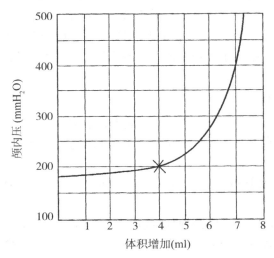

图 7 - 1　颅内压力与体积之间的关系曲线

颅内压持续增高，可引起一系列中枢神经系统功能紊乱和病理变化（图 7 - 2）。主要病理改变是脑血流量的降低和脑疝。脑血流量的降低造成脑组织缺血缺氧，加重脑水肿，使颅内压增高。脑疝主要是脑组织移位，压迫脑干。两者均导致脑干衰竭（呼吸、循环衰竭）。

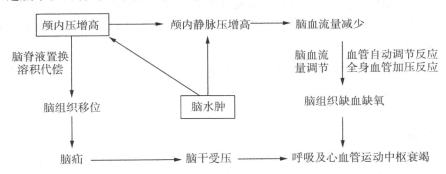

图 7 - 2　颅内压增高的病理生理变化

（二）临床表现

头痛、呕吐、视盘水肿是颅内压增高的"三主征"。但出现时间并不一致，也可以以其中一项为首发症状。

1. 代偿期　颅腔内容尚未超过代偿容积，颅内压可保持正常，临床上也不会出现颅压增高的症状。代偿期的长短，取决于病变的性质、部位和发展速度等。

2. 早期　病变继续发展，颅内容增加超过颅腔代偿容积，逐渐出现颅压增高的表现，如头痛、呕吐等。此期脑血管自动调节功能良好，脑血流量相对稳定，如能及时解除病因，脑功能容易恢复，预后良好。

3. 高峰期　病变迅速发展，脑组织有较严重的缺血缺氧。患者出现明显的颅内压增高"三主征"。头痛是颅压增高最常见的症状，以早晨或晚间较重，部位多位于额部及颞部，可从颈枕部向前方放射至眼眶，性质以胀痛和撕裂痛为多见，当用力、咳嗽、喷嚏、弯腰或低头活动时常使头痛加重。头痛剧烈时，常伴恶心、呕吐，呈喷射状，虽与进食无关，但较易发生于饭后。视神经盘水肿是颅内压增高的重要客观征象，因视神经受压、眼底静脉回流受阻引起。表现为视盘充血，边缘模糊不清，中央凹陷消失，视网膜静脉怒张，严重者可见出血。若长期不缓解，则出现继发性视神经萎缩，表现为视盘苍白，视力减退，甚至失明。

此外，患者可出现不同程度的意识障碍。慢性颅内压增高的患者可出现嗜睡，反应迟钝等。病情急剧发展时，常出现血压上升、脉搏缓慢有力、呼吸深慢等生命体征改变。此期脑血管自动调节反应丧失，主要依靠全身血管加压反应。如不能及时采取有效治疗措施，往往迅速出现脑干功能衰竭。

4. 衰竭期 病情危重，患者深昏迷，双侧瞳孔散大，去大脑强直，血压下降，心率快，脉搏细速，呼吸不规则甚至停止。此时脑组织几乎无血液灌流，脑细胞活动停止，脑电图呈水平线。即使抢救，预后极差。

（三）实验室及其他检查

1. 头颅 CT 及 MRI 目前 CT 是诊断颅内占位性病变的首选辅助检查措施。可见脑沟变浅，脑室、脑池缩小或脑结构变形等，通常能显示病变的位置、大小和形态。在 CT 不能确诊的情况下，可进一步行 MRI 检查。

2. 脑血管造影或数字减影血管造影（digital subtraction angiography，DSA） 主要用于疑有脑血管畸形或动脉瘤等疾病的检查。

3. 头颅 X 线片 颅内压增高时，可见脑回压迹增多、加深，鞍背骨质稀疏及蝶鞍扩大，颅骨的局部破坏或增生等，小儿可见颅骨骨缝分离。X 线片对于诊断颅骨骨折，垂体瘤所致蝶鞍扩大以及听神经瘤引起内耳道孔扩大等具有重要价值。

4. 腰椎穿刺 可以直接测量压力，同时获取脑脊液做化验。但对颅内压明显增高的患者作腰椎穿刺有促成脑疝的危险，应尽量避免。

5. 颅内压监护 是将导管或微型压力传感器探头置于颅内，导管或传感器的另一端与颅内压监护仪连接，将颅内压力变化转为电信号，显示于示波屏或数字仪上，并用记录器连续描记，以随时了解颅内压的一种方法。根据颅内压高低和波形，可及时了解颅内压变化，判断病情，指导治疗，估计预后。

（四）诊断要点

头痛的原因很多，大多并非颅内压增高所致。头痛伴有呕吐者，则应高度警惕颅内压增高的存在。出现头痛、呕吐、视盘水肿，颅内压增高的诊断即可成立。如果需要，且病情允许，可作上述辅助检查，以利早期诊断。

（五）治疗要点

1. 病因治疗 病因治疗是最根本和最有效的治疗方法，如切除颅内肿瘤、清除颅内血肿、穿刺引流或切除脑脓肿、控制颅内感染等。病因一旦解除，颅内压即可能恢复正常。

2. 对症治疗 降低颅内压。

（1）脱水治疗：①限制液体入量：颅内压增高较明显者，摄入量应限制在每日 1 500 ~ 2 000mL，输液速度不可过快；②渗透性脱水：静脉输入或口服高渗液体，使脑组织内的水分向血循环转移，从而使脑水肿减轻，脑体缩小，颅内压降低。常用 20% 甘露醇溶液，125 ~ 250mL，静脉快速滴注，紧急情况下可加压推注，每 6 ~ 12 小时一次；甘油果糖，250mL，静脉滴注，每 8 ~ 12 小时一次；③利尿性脱水：常与渗透性脱水剂合用。氢氯噻嗪（双氢克尿噻），25mg，每日 3 ~ 4 次，口服。呋塞米（速尿），20 ~ 40mg，每 8 ~ 12 小时一次，静脉或肌内注射。

（2）激素治疗：肾上腺皮质激素能改善血脑屏障通透性，减轻氧自由基介导的脂质过氧化反应，减少脑脊液生成。常用地塞米松 5 ~ 10mg，静脉或肌内注射。在治疗中应注意防止并发高血糖、应激性溃疡和感染。

（3）冬眠低温治疗：是应用药物和物理方法降低患者体温，以降低脑耗氧量和脑代谢率，减少脑血流量，改善细胞膜通透性，增加脑对缺血缺氧的耐受力，防止脑水肿的发生和发展；同时有一定降颅内压作用。临床上一般采用轻度低温（33 ~ 35℃）和中度低温（28 ~ 32℃）治疗。适应证：中枢性高热、原发性脑干损伤或严重脑挫裂伤的患者；脑血管疾病脑缺氧及脑室内手术后高热及自主神经功能紊乱的患者；各种原因引起的严重脑水肿导致颅内高压居高不降时。禁忌证：全身衰竭、休克、老年、幼儿及严重心血管功能不良禁用此法。

（4）辅助过度换气：目的是使体内 CO_2 排出，增加血氧分压，减少脑血流量，使颅内压相应下降。

（5）施行手术减压：包括侧脑室穿刺引流、颞肌下减压术和各种脑脊液分流术等。

（六）常见护理诊断/问题

1. 疼痛　与颅内压增高有关。

2. 脑组织灌注量改变　与脑血流量持续增加有关。

3. 体液不足/有体液不足的危险　与颅内压增高引起剧烈呕吐及应用脱水剂有关。

4. 有受伤的危险　与意识障碍、视力障碍有关。

5. 潜在并发症：脑疝　与颅内压增高有关。

（七）护理措施

1. 一般护理　如下所述。

（1）体位：抬高床头 15°～30°，以利于颅内静脉回流，减轻脑水肿。

（2）吸氧：持续或间断吸氧，改善脑缺氧，使脑血管收缩，降低脑血流量。

（3）适当限制入液量：补液量应以能维持出入量的平衡为度，一般每天不超过 2 000mL，且保持尿量在 600mL 以上。注意补充电解质并调节酸碱平衡，防止水电解质紊乱。

（4）生活护理：做好口腔、皮肤的护理工作，注意饮食调整，适当限制钠盐。保护患者防止受伤。

2. 病情观察　密切观察患者的意识状态、生命体征、瞳孔等变化，持续监测颅内压及其波型变化，警惕脑疝的发生。

3. 防止颅内压骤然升高的护理　如下所述。

（1）休息：劝慰患者安心休养、避免情绪激动，以免血压骤升而增加颅内压。

（2）保持呼吸道通畅：及时清除呼吸道分泌物和呕吐物。舌根后坠者可托起下颌或放置口咽通气道。对意识不清的患者及排痰困难者，行气管切开术。以避免呼吸道梗阻引起的胸腔内压力及 $PaCO_2$ 增高所导致脑血管扩张、脑血流量增多、颅内压增高。

（3）避免剧烈咳嗽和便秘：避免并及时治疗感冒、咳嗽。颅内压增高引起的头痛致自主神经功能紊乱，抑制规律性排便活动，恶心、呕吐及脱水药物的应用，导致患者不同程度的脱水，引起便秘。鼓励患者多吃蔬菜与水果预防便秘，对已形成便秘者可用开塞露 1～2 支射肛，或用少量高渗液（如 500g/L 甘油盐水 50mL）行低位、低压灌肠，禁止大量灌肠，以免颅内压骤然增高。

（4）及时控制癫痫发作：癫痫发作可加重脑缺氧及脑水肿，遵医嘱定时定量给予患者抗癫痫药物；一旦发作应协助医师及时给予抗癫痫及降颅内压处理。

（5）躁动的处理：对于躁动患者应寻找并解除引起躁动的原因，如颅内压增高、呼吸道不通畅、尿潴留、大便干硬、冷、热、饥饿等，勿盲目使用镇静剂或强制性约束，以免患者挣扎而使颅内压进一步增高。适当加以保护以防外伤及意外。若躁动患者变安静或由原来安静变躁动，常提示病情发生变化。

4. 用药护理　应用脱水药物时注意输液速度，观察脱水治疗的效果。尤应注意儿童、老人及心功能不良者；为防止颅内压反跳现象，脱水药物应按医嘱定时、反复使用，停药前逐渐减量或延长给药间隔时间。应用激素治疗时注意观察有无因应用激素诱发应激性溃疡出血、感染等不良反应。

5. 辅助过度换气的护理　根据病情按医嘱给予肌松剂后，调节呼吸机各项参数。过度换气的主要不良反应是脑血流量减少，有时会加重脑缺氧，应及时进行血气分析，维持患者 PaO_2 在 12～13.33kPa、$PaCO_2$ 在 3.33～4.0kPa 水平为宜。过度换气持续时间不宜超过 24 小时，以免引起脑缺血。

6. 冬眠低温疗法护理　①调节室温 18～20℃，室内备氧气、吸引器、血压计、听诊器、水温计、冰袋或冰毯、导尿包、集尿袋、吸痰盘、冬眠药物、急救药物及器械、护理记录单等，由专人护理；②根据医嘱首先给予足量冬眠药物，如冬眠Ⅰ号合剂（包括氯丙嗪、异丙嗪及哌替啶）或冬眠Ⅱ号合剂（哌替啶、异丙嗪、双氢麦角碱），待自主神经被充分阻滞，患者御寒反应消失，进入昏睡状态后，方可加用物理降温措施。否则，患者一旦出现寒战，可使机体代谢率升高、耗氧量增加、无氧代谢加剧及体温升高，反而增高颅内压。物理降温方法可采用头部 S 冰帽，在颈动脉、腋动脉、肱动脉、股动脉等主干动脉表浅部放置冰袋等，降温速度以每小时下降 1℃ 为宜，体温降至肛温 33~34℃，腋温 31~33℃ 较为理想。体温过低易诱发心律不齐、低血压、凝血障碍等并发症，且患者反应极为迟钝，影响观察；体温高于 35℃，则疗效不佳。冬眠药物最好经静脉滴注，以便调节给药速度及药量，以控制冬眠深度；③严密观察病情：在治疗前应观察并记录生命体征、意识状态、瞳孔和神经系统病症，作为治疗后观察对比的基础。冬眠低温期间，若脉搏超过 100 次/分，收缩压低于 13.3kPa，呼吸次数减少或不规则时，应及时通知医师停止冬眠疗法或更换冬眠药物；④保持呼吸道通畅，预防肺部并发症；搬动患者或为其翻身时，动作要缓慢、轻稳，以防发生体位性低血压；防止冻伤；⑤缓慢复温，冬眠低温治疗时间一般为 2~3 天，可重复治疗。停用冬眠低温治疗时应先停物理降温，再逐步减少药物剂量或延长相同剂量的药物维持时间直至停用。为患者加盖被毯，让体温自然回升，必要时加用电热毯或热水袋复温，温度应适宜，严防烫伤；复温不可过快，以免出现颅内压"反跳"、体温过高或酸中毒等。

7. 脑室引流的护理　脑室持续引流是经颅骨钻孔行脑室穿刺后或在开颅手术中，将带有数个侧孔的引流管前端置于脑室内，末端外接一无菌引流瓶，将脑脊液引出体外的一项技术。是神经外科常用的急救手段，尤其对于高颅压的危重患者，实施脑室引流术可以避免或减缓脑疝的发生，挽救生命。

（1）密切观察引流是否通畅：①肉眼观察：在引流通畅状况下，脑室引流调节瓶内玻璃管中的液面可随患者的心跳与呼吸上下波动。波动不明显时，可采用按压双侧颈静脉方法，证明引流是否通畅；②仪器监测：脑室引流连接颅内压监测仪时，应定时观察监测仪上颅内压力的波形和参数。正常的波形是在一个心动周期内由 3 个脉搏波组成，波幅为 0.40~0.67kPa，并随心跳与呼吸上下波动，若波形近似直线，证明引流管腔已阻塞，应寻找原因并及时处理。

（2）观察引流液的量、颜色：①引流液量，每 24 小时测量并记录一次：正常脑脊液的分泌量是每 24 小时分泌 400~500mL。在颅内有继发性感染、出血及脑脊液吸收功能下降或循环受阻时，其分泌量将相对增加；②引流液颜色：正常脑脊液是无色、清亮、透明的。若脑室内出血或正常脑室手术后，脑室液可呈血性，但此颜色应逐渐变淡，直至清亮，若引流液的血性程度突然增高，且引流速度明显加快，可能为脑室内再出血，应尽早行头颅 CT 检查，以查清病因；密切观察脑脊液有无混浊、沉淀物，定时送常规检查。如患者出现体温升高、头痛、呕吐及脑膜刺激征等颅内感染征象时，应作脑脊液细菌培养与药物敏感试验，给予抗生素治疗。

（3）脑室引流速度的调控：①脑室引流调节瓶悬挂的高度应高于侧脑室平面 10~15cm，以维持正常的颅内压；②根据患者颅内压监测数值随时调节引流瓶的高度，使颅内压逐渐下降到正常水平。术后第一日，应保持颅内压不低于原高颅压水平的 30%~50%，以后使之逐渐降至 0.98~1.47kPa，若颅内压大于 3.92kPa 者，引流瓶悬挂的高度应以保持颅内压在 1.96~2.45kPa 为宜，防止因颅内压骤降而发生小脑幕切迹疝或颅内出血；③严格遵守无菌操作，更换引流瓶（袋）时，应先夹闭引流管以免管内脑脊液逆流入脑室，注意保持整个装置无菌。

（4）引流管的拔除：开颅术后脑室引流管一般放置 3~4 日，拔管指征：患者意识好转，自觉头痛感减轻；颅内压 <1.96kPa；原血性脑脊液的颜色变淡，红细胞 <20×10^9/L；或原脓性脑脊液的颜色已转为清亮，白细胞 <20×10^6/L；脑脊液细菌培养证实无菌生长；置管时间超过第 7 日，如需继续引流则需重新更换部位。拔管前一天应试行抬高引流瓶（袋）或夹闭引流管 24 小时，以了解脑脊液循环是否通畅，有无颅内压再次升高的表现。若患者出现头痛、呕吐等颅内压增高症状，应立即放低引流瓶（袋）或开放夹闭的引流管，并告知医师。拔管时应先夹闭引流管，以免管内液体逆流入脑室引起感染。拔管后，切口处若有脑脊液漏出，也应告知医师妥善处理，以免引起颅内感染。

（八）脑脊液分流术后的护理

严密观察病情，判断分流术效果。警惕有无分流管阻塞和感染等并发症。观察有无脑脊液漏，一旦发现，应及时通知医师并协助处理。

（九）健康指导

（1）饮食应清淡，不宜过多摄入钠盐。

（2）保持乐观情绪，维持稳定血压。

（3）保持大便通畅，防止便秘，避免用力排便。

（4）防止呼吸道感染，避免剧烈咳嗽。

（5）癫痫小发作时应积极治疗，防止癫痫大发作。

二、脑疝

颅内病变所致的颅内压增高达到一定程度时，可导致部分脑组织、血管及脑神经等重要结构受压或移位，通过一些孔隙，被挤至压力较低的部位，即为脑疝（brain herniation）。

脑疝的病因包括外伤所致各种颅内血肿，如硬膜外血肿、硬膜下血肿及脑内血肿；颅内脓肿；颅内肿瘤尤其是颅后窝、中线部位及大脑半球的肿瘤；颅内寄生虫病及各种肉芽肿性病变等。

根据发生部位和所疝出的组织的不同，脑疝可分为小脑幕切迹疝（颞叶沟回疝）、枕骨大孔疝（小脑扁桃体疝）、大脑镰疝（扣带回疝）和小脑幕切迹上疝（小脑蚓疝）等。这几种脑疝可以单独发生，也可同时或相继出现（图7-3）。

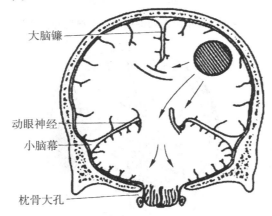

图7-3　大脑镰下疝（上）、小脑幕切迹疝（中）和枕骨大孔疝（下）的示意图

（一）小脑幕切迹疝

当幕上一侧占位病变不断增长引起颅内压增高时，脑干和患侧大脑半球向对侧移位。由于有大脑镰限制半球上部移位较轻，而半球底部近中线结构如颞叶的沟回等则移位较明显，可疝入脚间池，形成小脑幕切迹疝（transtentorial herniation），挤压和牵拉患侧的动眼神经、脑干、后交通动脉及大脑后动脉。

1. 临床表现　如下所述。

（1）颅内压增高：剧烈头痛，进行性加重，伴躁动不安，频繁呕吐。

（2）进行性意识障碍：由于阻断了脑干内网状结构上行激活系统的通路，随脑疝的进展患者出现嗜睡、浅昏迷、深昏迷。

（3）瞳孔改变：脑疝初期患侧瞳孔变小，对光反射迟钝，随病情进展，出现患侧瞳孔逐渐散大，直接和间接对光反射均消失，并伴上睑下垂及眼球外斜，说明动眼神经背侧部的副交感神经纤维已受损。晚期，则出现双侧瞳孔散大，对光反射消失，患者多处于濒死状态（图7-4）。

（4）运动障碍：由于患侧大脑脚受压，出现对侧肢体肌力弱或瘫痪，肌张力增高，腱反射亢进，病理反射阳性。有时由于脑干被推向对侧，使对侧大脑脚与小脑幕游离缘相挤，造成脑疝同侧的锥体束征，需注意分析（图7-5）。

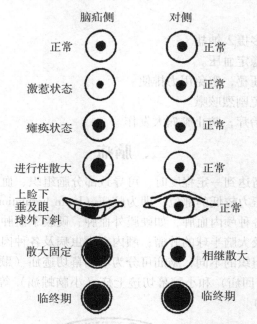

	脑疝侧	对侧	
正常			正常
激惹状态			正常
瘫痪状态			正常
进行性散大			正常
上睑下垂及眼球外下斜			正常
散大固定			相继散大
临终期			临终期

图 7-4　一侧小脑幕切迹疝引起的典型瞳孔变化

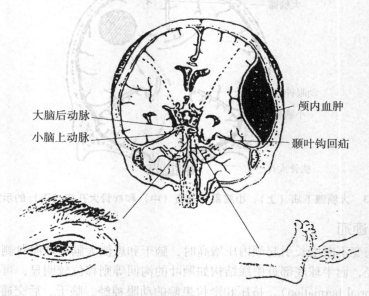

大脑后动脉　　　　　　　颅内血肿

小脑上动脉　　　　　　　颞叶钩回疝

图 7-5　脑疝与临床病症的关系

（5）生命体征变化：表现为血压升高，脉缓有力，呼吸深慢，体温上升。到晚期，生命中枢逐渐衰竭，出现潮式或叹息样呼吸，脉频弱，血压和体温下降；最后呼吸停止，继而心搏亦停止。

2. 治疗要点　患者一旦出现典型的脑疝征象，应做紧急处理。

（1）维持呼吸道通畅。

（2）立即经静脉推注 20% 甘露醇溶液 250～500mL。

（3）病变性质和部位明确者，立即手术切除病变；尚不明确者，迅速检查确诊后手术或作姑息性减压术（颞肌下减压术、部分脑叶切除减压术）。

（4）对有脑积水的患者，立即穿刺侧脑室作外引流，待病情缓解后再开颅切除病变或作脑室–腹腔分流术。

经以上处理，疝出的脑组织多可自行还纳，表现为散大的瞳孔逐渐回缩，患者意识好转。但也有少数患者症状不改善，估计疝出的脑组织已嵌顿，术中可用脑压板将颞叶底面轻轻上抬或切开小脑幕，使嵌顿的脑组织得到缓解，并解除其对脑干的压迫。

（二）枕骨大孔疝

颅内压增高时，小脑扁桃体经枕骨大孔疝出到颈椎管内，称为枕骨大孔疝或小脑扁桃体疝。多发生于颅后窝病变，也见于小脑幕切迹疝晚期。枕骨大孔疝分慢性和急性两种。慢性见于长期颅内压增高或颅后窝占位病变患者，症状较轻；急性多为突发，或在慢性疝出的基础上因某些诱因，如腰椎穿刺或排便用力，使疝出程度加重，延髓生命中枢遭受急性压迫而功能衰竭，患者常迅速死亡。

1. 临床表现　如下所述。

（1）枕下疼痛、颈项强直或强迫头位：疝出组织压迫颈上部神经根，或因枕骨大孔区脑膜或血管壁的敏感神经末梢受牵拉，引起枕下疼痛。为避免延髓受压加重，机体发生保护性或反射性颈肌痉挛，患者头部维持在适当位置。

（2）颅内压增高：表现为头痛剧烈，呕吐频繁，慢性脑疝患者多有视盘水肿。

（3）后组脑神经受累：由于脑干下移，后组脑神经受牵拉，或因脑干受压，出现眩晕、听力减退等症状。

（4）生命体征改变：慢性疝出者生命体征变化不明显；急性疝出者生命体征改变显著，迅速发生呼吸和循环障碍，先呼吸减慢，脉搏细速，血压下降很快出现潮式呼吸和呼吸停止，如不采取措施，不久心跳也停止。

与小脑幕切迹疝相比，枕骨大孔疝的特点是生命体征变化出现较早，瞳孔改变和意识障碍出现较晚。

2. 治疗要点　宜尽早手术切除病变。症状明显且有脑积水者，应及时做脑室穿刺并给予脱水剂，然后手术处理病变；对呼吸骤停的患者，立即做气管插管辅助呼吸，同时行脑室穿刺引流，静脉内推注脱水剂，并紧急开颅清除原发病变。

（三）脑疝患者的护理

1. 常见护理诊断/问题　如下所述。

（1）意识障碍：与脑疝形成有关。

（2）颅内压增高：与脑疝形成有关。

（3）清理呼吸道无效：与意识障碍有关。

2. 护理措施　如下所述。

（1）一般护理

1）体位：卧床休息，头部抬高15°～30°，以保持颅内静脉回流通畅和良好的脑血供。运送和搬运患者时应尽量防止震动，检查患者时防止过猛地搬动患者头颈部。

2）控制输液量：应控制在每天尿量（≥600～800mL）基础上，不超过24小时尿量，再加上500mL。输液速度须慢，酌情限制钠盐，以10%高渗糖为主。保持大、小便通畅。必要时，导尿并记录24小时出入量。

3）通畅呼吸道：吸氧，保持呼吸道通畅，防止窒息及吸入性肺炎等加重缺氧，对呼吸功能障碍者，行人工辅助呼吸。

（2）病情观察：密切观察意识、瞳孔、生命体征的变化。

1）神志观察：定时呼唤患者姓名和询问一些简单的问题，以判断其对人物、地点、时间的定向力。也可刺激患者胸骨柄和眶上神经，以判断患者对疼痛刺激的反应。

2）瞳孔监护：①双侧瞳孔扩大或缩小，对光反射正常——无意义；②双侧瞳孔散大，对光反射消失——临终前表现；③双侧瞳孔极度缩小（针尖样瞳孔），伴高热——脑桥病变；④双瞳不等大，大小多变——中脑病变；⑤双瞳不等大，缩小侧伴眼睑下垂——交感神经麻痹所致；⑥双瞳不等大，恒定——既可是颞叶沟回疝的表现，亦可是视神经或动眼神经直接受损伤的结果。应注意鉴别（表7-1）。

表 7 - 1 瞳孔变化鉴别

项目	视神经损伤	动眼神经损伤	沟回疝
出现时间	伤后立即出现	伤后立即出现	伤后一段时间出现
意识障碍	不一定	不一定	昏迷
对光反射			
直接	（-）	（-）	（-）
间接	（+）	（-）	（-）

3）生命体征的变化：脑疝代偿期，轻度的脑缺氧对延髓中枢起兴奋作用（二氧化碳浓度增高而刺激延髓中枢所致），表现为"二慢一高"症状，即呼吸慢而深、脉搏慢而有力、血压升高。如不及时抢救，进入失代偿期，表现为血压下降、脉搏细速、呼吸不规则或浅慢，最后至呼吸、心跳停止。脑疝时可出现体温升高，主要由于位于下丘脑的体温调节中枢受损害、交感神经麻痹、汗腺停止排汗、小血管麻痹等使体内热量不能散发，加之脑疝时肌肉痉挛和去大脑强直产热过多，体温升高。应做好体温监测及护理，如应用冰帽、乙醇擦浴、降温毯等。

（3）降低颅内压：快速静脉输入甘露醇、山梨醇，15～30分钟内滴完，必要时静脉推注，同时给予静脉滴注高渗脱水剂，以达到迅速降低颅内压的目的。紧急做好术前特殊检查及术前准备，进行脑室穿刺，行脑室引流。

（4）其他护理措施：见本章相关内容。

（吴清翠）

第二节　脑脓肿

脑脓肿是颅内局限性炎症所致。常见病因有耳源性、外伤性全身感染等，主要的手术方法有穿刺抽脓、脓肿切除、脓肿引流等。

1. 术前护理　如下所述。

（1）一般护理：①卧位：抬高床头15°～30°，头痛并发癫痫者去枕平卧，头偏向一侧；②早期足量使用抗生素及脱水利尿药物；③饮食：全身感染症状明显，剧烈呕吐者暂禁食、禁水。呕吐停止后给予高热量、高蛋白、高维生素及易消化流质或半流质饮食，不能进食者，行静脉营养支持，增强抵抗力；④注意休息，避免不良刺激，预防咳嗽、便秘；⑤术前禁食、禁水、备皮、备血。

（2）病情观察：①观察生命体征、意识、瞳孔变化及头痛、呕吐情况，高热者行降温处理；②观察有无急性化脓性感染症状，如发冷、发热、头痛、呕吐、颈项强直；③观察有无脑受压局灶症状左颞叶脓肿常有失语，对侧偏盲及轻度偏瘫，额叶脓肿出现性格改变；④脓肿破溃后患者出现突发昏迷、寒冷、全身抽搐、角弓反张；⑤使用脱水剂，观察有无水、电解质失衡症状，大剂量使用抗生素，观察有无继发性感染，如真菌感染，落实基础护理；⑥注意是否并发癫痫。

（3）症状护理：①高热的护理：物理降温，采用局部冷疗或冰枕、冰帽降温，温水擦浴（低于皮肤2℃）、酒精擦浴、冰盐水灌肠等，药物降温适用于物理降温无效者，注意观察患者的反应及降温效果；②头痛的护理：头部抬高15°～30°，保持病室安静，避免刺激，协助患者翻身，持续低流量氧气吸入，遵医嘱使用脱水剂，应用抗生素，控制感染病灶；③抽搐的护理：平卧，头偏向一侧或取侧卧位，吸出口鼻分泌物，保持呼吸道通畅，床边备急救药品及器械，使用镇静剂。专人守护，床边加护栏，确保患者安全。

（4）术前准备：①术前行支持、对症治疗，改善全身情况，增强抗病能力；②术前晚禁食12小时，禁水4～6小时，备皮，防止受凉。

2. 术后护理　如下所述。

（1）一般护理：①术后患者平卧，观察意识、瞳孔及生命体征情况；②保持引流管通畅，观察并记录引流液的性状及量，防止扭曲、滑脱；③麻醉清醒后，无胃肠道并发症，即可进流质饮食，逐步过渡至普食；④根据药敏试验选择敏感抗生素，遵医嘱使用脱水剂和利尿剂。

（2）并发症的观察及护理：①化脓性脑膜炎：表现为全身感染症状，如畏冷、发热、全身不适、咳嗽、流涕等上呼吸道感染症状，明显头痛，颈项强直，应选用敏感抗生素，同时注意增加营养，保持水、电解质平衡；②脓肿复发：妥善固定引流管、保持畅通，拔管不宜过早；③偏瘫、失语、癫痫：指导患者正确服用抗癫痫药物及进行肢体、语言功能锻炼。

3. 出院指导 如下所述。

（1）增加营养摄入。

（2）养成良好的卫生习惯，讲究个人卫生。

（3）指导患者按时服用抗癫痫药物。

（4）针对脑受压相应症状，指导患者进行康复治疗。

4. 主要护理问题 如下所述。

（1）体温过高：与颅内感染有关。

（2）生活自理能力缺陷：与长期卧床有关。

（3）躯体移动障碍：与脓肿所致脑受压有关。

（4）有受伤的危险：与术后癫痫发作有关。

（5）潜在并发症——颅内压增高：与脑受压有关。

（6）脑疝：与脑脓肿、颅内感染有关。

（胡珊珊）

第三节 重症颅脑损伤

颅脑损伤（craniocerebral trauma，head injury）是神经外科常见的疾病，占全身各部损伤的 10% ~ 20%，仅次于四肢损伤。重症颅脑损伤患者往往病情危重复杂，死残率位居外伤榜首，死亡率可高达 30% ~ 50%。因此，如何降低重症颅脑损伤患者的死残率，成为神经外科亟待解决的问题。

一、病因及分类

（一）病因

颅脑损伤是因暴力作用于头部而引起。常因交通和工矿事故、高处坠落、跌倒、锐器或钝器打击头部所致，火器伤多见于战时。颅脑损伤包括头皮损伤、颅骨损伤、脑损伤，三者可单独或同时存在。

（二）分类

1. 按损伤机制分类 一般可分为闭合性和开放性损伤。

2. 按损伤程度分类 按伤情轻重可分为以下三级。

Ⅰ级（轻型）：主要指单纯脑震荡，昏迷在 30 分钟以内。

Ⅱ级（中型）：主要指轻度脑挫裂伤或颅内小血肿，昏迷在 6 小时以内。

Ⅲ级（重型）：主要指广泛颅骨骨折、广泛脑挫裂伤、脑干损伤或颅内血肿，昏迷在 6 小时以上；意识障碍逐渐加重或出现再昏迷，有明显的神经系统阳性体征及生命体征改变。

3. 按 Glasgow 昏迷评分法分类（表 7 - 2） 分为以下三类。

（1）轻度：昏迷时间在 30 分钟以内，处于 13 ~ 15 分。

（2）中度：昏迷时间在 30 分钟至 6 小时以内，处于 8 ~ 12 分。

（3）重度：昏迷时间超过 6 小时，处于 3 ~ 7 分。

表7-2 改良新生儿和儿童 Glasgow 昏迷量表

测试反应	得分	婴儿/不会说话儿童	会说话儿童	
E 睁眼反应	4	自动睁眼	自动睁眼	
	3	对说话声音有睁眼反应	对言语命令有反应	
	2	对痛刺激有睁眼反应	对痛刺激有睁眼反应	
	1	没有反应	没有反应	
M 运动反应	6	正常自主活动	能服从口令动作	
	5	能有目的地去除疼痛刺激	局部疼痛	
	4	无法有目的地去除疼痛刺激源	反射性退缩	
	3	对疼痛呈屈曲肢体反应	异常反射	
	2	对疼痛呈伸展肢体反应	伸展肢体反应	
	1	没有反应	没有反应	
			2~5岁	大于5岁
V 言语反应	5	哭闹适时，恰当	恰当语言	对人、时、地回答正确
	4	易激怒而哭闹	不恰当语言	回答混乱
	3	不适当尖叫/哭闹	尖叫	回答不恰当
	2	哼哼声	哼哼声	不能理解
	1	没有反应	没有反应	没有反应

4. 按形态学分类 可广义地分为颅骨骨折和颅内损伤。

（1）颅骨骨折：按骨折部位可分为颅盖骨折和颅底骨折；按骨折形态分为线性骨折、凹陷骨折和粉碎性骨折；按是否与外界相通分为开放性骨折和闭合性骨折。

（2）颅内损伤：可分为局灶性脑损伤和弥漫性脑损伤。局灶性脑损伤按血肿部位可分为硬膜外血肿、硬膜下血肿、颅内血肿。

5. 按颅内血肿形成速度分类 按外伤后血肿引起颅内压升高或早期脑疝症状所需时间分为3型：①急性：72小时以内；②亚急性：3日至3周内；③慢性：3周以上。

二、临床表现

（一）颅骨骨折

1. 颅盖骨折 分为线性骨折、闭合性凹陷性骨折、开放性凹陷性骨折。

2. 颅底骨折 分为颅前窝骨折、颅中窝骨折、颅后窝骨折（表7-3）。

表7-3 颅底骨折的临床表现

骨折部位	脑脊液漏	瘀斑部位	可能损伤的脑神经
颅前窝	鼻漏	眶周、球结膜下（"熊猫眼"）	嗅神经、视神经
颅中窝	鼻漏和耳漏	乳突区（Battle 征）	面神经、听神经
颅后窝	无	乳突区、枕下部、咽后壁	第Ⅸ~Ⅻ对脑神经

（二）原发性脑损伤

1. 脑震荡 伤后立即出现短暂的意识丧失，一般持续时间不超过30分钟。

2. 脑挫裂伤 脑挫裂伤指软脑膜、血管及脑组织同时破裂，伴有外伤性蛛网膜下隙出血（图7-6）。在局灶症状和体征的基础上表现为头痛、恶心、呕吐、生命体征明显改变、脑膜刺激征等症状。昏迷时间一般超过30分钟，伤后脑水肿高峰期为3~7日。

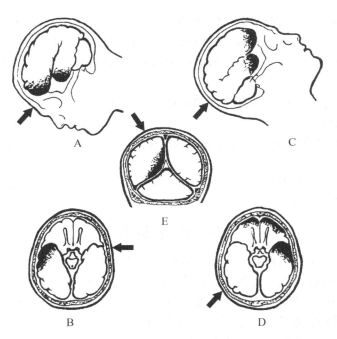

图 7 - 6　闭合性脑损伤时脑挫裂伤的形成机制与好发部位

A. 前额受力所致的额颞叶伤灶；B. 受力所致的对侧颞叶伤灶；C. 枕部受力所致的额颞叶伤灶；D. 颞枕部受力所致的额颞叶伤灶；E. 顶盖部受力所致的颞枕叶内侧伤灶

3. 脑干损伤　指中脑、脑桥、延髓部分的挫裂伤，是一种严重的、甚至是危及生命的损伤。①中脑损伤：意识障碍较为突出，并出现瞳孔时大时小、双侧交替变化及去皮质强直症状。②脑桥损伤：除有持久意识障碍之外，双侧瞳孔极度缩小，角膜反射及咀嚼肌反射消失。③延髓损伤：主要为呼吸抑制和循环紊乱。

4. 下丘脑损伤　①意识与睡眠障碍：伤后即可出现嗜睡症状，严重时即刻出现昏睡不醒。②循环和呼吸紊乱：以低血压、脉速多见。③体温调节障碍：伤后即可出现中枢性高热，可高达 41～42℃。

（三）继发性脑损伤

1. 急性硬脑膜外血肿　临床症状可因出血速度、血肿部位及年龄而有所不同。表现为：①意识障碍："中间清醒期"是急性硬脑膜外血肿的意识障碍特点，即昏迷 - 好转或清醒 - 昏迷的过程。②瞳孔改变：患侧瞳孔先缩小，随之进行性散大，对光反应消失。③锥体束征：出现一侧肢体肌力下降，并进行性加重。④生命体征变化：常为进行性血压升高，心率减慢和体温升高。⑤血肿形成：脑膜中动脉破裂出血是硬膜外血肿形成的主要原因。

2. 急性硬膜下血肿　硬膜下血肿形成是由脑挫裂伤出血引起血肿和颅骨骨折累及大血管或静脉窦出血所致。表现为：①急性硬膜下血肿：伤后持续昏迷或昏迷进行性加重，并且很快出现脑疝的表现，少有"中间清醒期"，颅内压升高和脑疝症状出现较早。②亚急性硬膜下血肿：由于原发性脑挫裂伤较轻，出血速度较慢，逐渐出现颅内压升高症状，主要表现为头痛、呕吐加剧，躁动不安及意识状态进行性恶化。

3. 慢性硬膜下血肿　表现为慢性颅内压升高，神经功能障碍及精神症状。

4. 颅内血肿　出现颅内压升高症状；颅内血肿累及功能区，可出现偏瘫、偏盲、偏身感觉障碍、失语及局灶性癫痫等症状；意识障碍持久且进行性加重。

三、辅助检查

1. X 线　可显示骨折损伤程度，如：骨折陷入深度，颅内积气情况等。

2. CT　可以如实地反映损伤的病理改变及范围，同时还可以动态地观察病变的发展与转归。尽早发现脑挫裂伤及颅内较小血肿，及时复查 CT，可早期发现迟发血肿，帮助确定治疗方案。如：急性硬膜外血肿显示颅骨内板与脑表面之间有双凸镜形高密度影；硬膜下血肿显示颅骨内板与脑表面之间出现高密度、低密度、混合密度的新月形或半月形影；颅内血肿在脑挫裂伤灶附近或脑深部白质内可见类圆形或不规则高密度血肿影。

3. MRI　对颅脑损伤中一些 CT 检查较困难的病变，如等密度的硬膜下血肿、轻度脑挫裂伤、小量颅内血肿等有显著的优越性。

4. 颅内压监测　适用于重症颅脑损伤患者，特别是年龄较大、伤情较严重、曾有过低血压、缺氧及高碳酸血症的患者。

5. 脑干诱发电位　可分别反映脑干、皮质下和皮质等不同部位的神经功能情况，有助于确定受损部位、判断病情严重程度和预后。

四、治疗要点

原则上，凡颅脑损伤发生颅内血肿、开放性损伤、颅骨凹陷性骨折引起急性脑受压或脑疝的患者均需急诊手术治疗。若并发内脏出血、其他部位开放性骨折和休克等，应同时紧急处理。

1. 一般治疗　昏迷期间如能防止各种并发症，保持内外环境的稳定，则患者可获得较好的预后。

2. 脑水肿的治疗　采用脱水疗法，静脉应用 20% 甘露醇、呋塞米、甘油果糖和皮质激素；重型脑损伤通过过度换气可使脑血管适度收缩，从而降低颅内压。

3. 手术治疗　有手术指征的患者均应尽快手术治疗。急性颅内血肿的外科手术指征评价包括血肿量、血肿部位和颅内占位效应，并要结合患者年龄、损伤程度、意识状态、并发伤和全身状态进行综合评价。

五、护理措施

（一）一般护理

1. 保持呼吸道通畅　如下所述。

（1）体位：床头抬高 15°～30°，以利于静脉回流。昏迷及吞咽功能障碍患者取侧卧位或侧俯卧位，以免呕吐物、分泌物误吸，引起吸入性肺炎或窒息。

（2）及时清除呼吸道分泌物：颅脑损伤患者多有不同程度的意识障碍，丧失有效的咳嗽反射和吞咽功能，需及时清除呼吸道分泌物、血液、脑脊液及呕吐物等，避免通气功能障碍导致颅内压进一步升高。

（3）开放气道：保持呼吸道通畅，吸氧并监测动脉血氧饱和度，必要时放置口咽（鼻咽）通气道、行气管插管或气管切开。

（4）湿化气道：适宜的室内温度、湿度及雾化吸入，有利于降低呼吸道分泌物黏稠度，利于排痰。

（5）预防感染：遵医嘱及时合理应用抗生素防治呼吸道感染。

2. 脑疝的观察与急救　如下所述。

（1）病情观察：①意识状态：可通过格拉斯哥（GCS）评分进行动态观察加以判断。②瞳孔：是观察重型颅脑损伤病情的窗口。如两侧瞳孔不等大，一侧进行性散大，对光反应迟钝或消失，并伴有意识障碍，则提示有脑受压及脑疝。③生命体征：可反映中枢功能及颅内压的变化。如血压升高、脉搏慢而有力、呼吸浅慢常提示颅内压升高。④颅内压的观察：头痛、呕吐、视盘水肿是颅内压升高的 3 个主要症状。患者剧烈头痛，频繁呕吐，常为急性颅内压升高的表现，应注意发生脑疝的危险。⑤肢体活动情况：如果患者逐渐出现肢体活动障碍，尤其是继发于意识障碍加重和瞳孔改变之后，则提示病情加重。⑥颅内压监测：GCS 评分 ≤8 分者均适合于颅内压监测，颅内压有逐渐上升的趋势，并高于 40mmHg，应及时通知医生处理。

（2）小脑幕切迹疝：常表现为患侧瞳孔先缩小，对光发射迟钝，随病情进展，患侧瞳孔逐渐散大，直接和间接对光反射消失；进行性意识障碍；病变对侧肢体肌力减弱或瘫痪；对侧瞳孔早期正常，晚期也随之散大；血压忽高忽低、脉搏细数、心律不齐、呼吸浅而不规则。护理措施：迅速建立静脉通路同时通知医生；快速静点 20% 甘露醇 250～500mL；做好备血、备皮、抗生素试敏等急诊手术准备；配合急诊 CT 检查。

（3）枕骨大孔疝：颅后窝血肿的患者易发生急性枕骨大孔疝，表现为剧烈头疼、频繁呕吐、颈项强直或强迫体位，生命体征变化较早，意识障碍出现较晚，早期突发呼吸骤停。护理措施：协助医生进行气管插管；呼吸囊或呼吸机辅助通气；做好脑室穿刺术配合及开颅手术前的准备工作。

3. 脑脊液漏的护理 主要是防止颅内感染。

（1）体位：患者取半坐卧位，头偏向患侧，借重力作用使脑组织移至颅底，促使脑膜形成粘连而封闭漏口，待脑脊液漏停止 3～5 日后改平卧位。

（2）保持局部清洁：每日 2 次清洁、消毒外耳道、鼻腔或口腔，避免棉球过湿，以防液体逆流入颅。勿挖鼻、抠耳。

（3）防治颅内逆行感染：禁忌堵塞鼻腔、耳道；禁忌冲洗鼻腔、耳道及经鼻腔给药；脑脊液鼻漏者，严禁经鼻腔置胃管、吸痰及鼻导管给氧；观察有无头疼、发热等颅内感染迹象；遵医嘱应用抗生素和破伤风抗毒素，预防颅内感染。

（4）避免颅内压骤升：避免用力排便、咳嗽、打喷嚏、擤鼻涕等，以免颅内压骤升；禁止灌肠，以防腹压升高，引起颅内压剧增，诱发脑疝；保证氧的供给，防止窒息及吸入性肺炎加重脑乏氧；保证血压稳定，维持正常脑灌注量。

（5）观察记录脑脊液漏量：在外耳道口或鼻前庭疏松地放置干棉球，棉球渗湿后及时更换，并记录 24 小时浸湿的棉球数，以此估计漏出的脑脊液量。

（6）观察有无低颅压综合征：脑脊液外漏多时，若出现立位头疼加重、卧位时缓解，并出现头疼、眩晕、呕吐、畏食、反应迟钝、脉搏细数、血压偏低等症状考虑颅内压过低，遵医嘱迅速补充液体以缓解症状。

4. 营养支持 颅内损伤患者常因昏迷、高热、呕吐或呼吸急促和抑制而造成代谢紊乱。

（1）营养途径选择：如内环境稳定，循环、呼吸功能趋于平稳，应尽早给予营养支持。营养方式已由肠外营养为主的营养供给方式，转变为通过鼻胃管、鼻空肠管或胃造口、肠造口途径为主的肠内营养。

（2）控制速度：最好应用喂食泵，速度从 20mL/h 开始，每 4～6 小时测量 1 次胃（肠）残余量，根据患者消化能力逐渐增加鼻饲总量及泵入速度，有胃潴留者行胃肠减压，暂停鼻饲。

（3）监测指标：定期测量体重，监测氮平衡，了解血浆蛋白、血糖、电解质等生化指标，以便及时调整热量和各种营养成分。

5. 亚低温治疗和护理 亚低温是应用冬眠药物和物理降温，使患者体温处于一种可控制的低温状态以降低脑代谢和脑耗氧，防止脑水肿。亚低温治疗在临床上又称冬眠疗法或人工冬眠。体温在 33～35℃ 为轻度低温；28～32℃ 为中度低温；17～27℃ 为深度低温；16℃ 以下为超深低温。动态监测颅内压的变化，维持脑压在 20mmHg 以下，防止冻伤及压疮的发生。

6. 躁动护理 颅脑损伤后，患者常出现躁动。

（1）原因：分析引起躁动的原因，给予相应护理措施。①颅内因素：患者存在脑挫裂伤、脑水肿及颅内血肿等疾病时，患者由安静转为躁动，提示病情恶化，需通知医生处理；若处于疾病稳定期，患者由昏迷转为躁动，常提示病情好转。②颅外因素：呼吸道不畅所致的缺氧、尿潴留、便秘、瘫痪肢体受压及冷、热、痛、痒、饥饿等刺激，均可引起患者躁动，应积极寻找原因并对症处理。

（2）慎用镇静药物：勿轻率给予镇静药，以防掩盖病情变化及引起呼吸抑制，对已确诊的躁动患者，可适量给予镇静药，严密观察病情变化。

（3）安全护理：防止意外发生。可加床栏以防坠床，必要时由专人守护；勤剪指甲以防抓伤；远离危险物品；保持床单平整以防皮肤擦伤；注射时需有人相助以防断针；适当约束，避免患者过度挣扎，导致颅内压进一步升高和加重能量消耗。

7. 急性神经源性肺水肿 常见于丘脑和脑干损伤。主要表现为：呼吸困难、咳血性泡沫样痰、肺部布满水泡音，血气分析显示 PaO_2 下降和 $PaCO_2$ 升高。护理措施：患者取半卧位，双下肢下垂，以减少回心血量；保持呼吸道通畅，必要时行气管切开，呼吸机辅助呼吸，行呼气末正压通气。

8. 引流管的护理 如下所述。

（1）残腔引流管：引流血性脑脊液和局部渗血。护理措施：①引流高度在基线上：仰卧时以外耳道为基线、侧卧位时以正中矢状面为基线。引流管过高会导致引流不充分；引流管过低则会导致引流过度，造成低颅压，有时还会造成桥静脉断裂，形成颅内远隔部位的血肿。②引流管勿受压和折叠，适当限制患者头部活动范围，活动及翻身时避免牵拉引流管。③观察并记录引流液的颜色、量及性质。发现异常，及时通知医生进行处理。

（2）慢性硬膜下血肿：引流瓶（袋）应低于创腔 30cm，保持引流管通畅，观察引流液的颜色、性质和量。

（3）脓腔引流：取利于引流的体位；引流瓶（袋）至少低于创腔 30cm，引流管的开口在创腔的中心，应根据 X 线检查结果加以调整。

（4）脑室外引流：详见本章"常用诊疗技术与护理"。

9. 水电解质代谢紊乱 长期应用脱水剂如甘露醇、呋塞米及患者摄入量不足，易出现水电解质代谢紊乱。

10. 暴露性角膜炎 详见本章"听神经瘤患者的护理"。

11. 并发症的护理 如下所述。

（1）肺内感染：预防肺部感染和防止坠积性肺炎的发生。鼓励清醒患者咳痰，昏迷患者加强翻身、叩背和吸痰，保持呼吸道通畅，促进肺膨胀。

（2）消化道出血护理：为下丘脑或脑干损伤引起应激性溃疡所致，大量使用激素也可诱发。护理措施：①观察：应注意观察患者的生命体征及全身情况，若患者出现呕血、胃管内抽出咖啡色胃内容物及黑粪，及时报告医师。②处理：大量出血者应禁食，行胃肠减压，采用冰盐水洗胃，胃管内注入凝血酶；小量出血仅有黑粪无呕血者，给予清淡无刺激的流质饮食或行肠内营养。

（3）预防泌尿系感染：对留置导尿管的患者行会阴护理，训练膀胱功能，尽量缩短留置尿管的时间，采用有防逆流装置的一次性尿袋，同时嘱患者多饮水，达到冲洗膀胱和尿道的作用。

（4）预防压疮：保持患者皮肤清洁、干燥，每天擦浴 1 次；评估压疮发生危险因素，必要时保护骨隆突部位；每 2 小时翻身 1 次，给予肢体功能位，背部可应用 R 枕。

（5）失用综合征：存在意识或肢体功能障碍者，可发生关节挛缩和肌萎缩。保持患者肢体于功能位，防止足下垂。每日行被动肢体康复训练，防止肢体挛缩和畸形。

12. 心理护理 颅脑损伤多为意外发生，病情急、伤势严重、威胁生命，患者及家属易产生恐惧心理。帮助患者调整心态，保持积极乐观的情绪，树立战胜疾病的信心。

（二）术后并发症的预防与护理

1. 术后血肿 开颅术后血肿可以发生在头皮帽状腱膜下、硬脑膜外、硬脑膜下和脑内。开颅手术后血肿多发生在术后 24~48 小时。术后早期幕上血肿表现为手术结束后，患者意识迟迟不清醒；或术后患者麻醉已清醒，继之意识逐渐变差，肢体运动障碍，病理征阳性。后颅窝的术后血肿，病情变化快，患者可能突然呼吸停止。因此，应正确选择心电监护报警系统，严密观察病情变化，及时通知医生。

2. 术后感染 开颅术后常见的直接感染有头皮切口感染、脑膜炎等神经系统感染。护理措施：①颅内压的观察：术后 3 天患者出现高热、头痛、颈强直、神志改变等症状，应通知医生处理。②体位：床头抬高 15°~30°，头下铺无菌治疗巾，保持头部敷料清洁，有脑脊液漏及切口敷料渗出应及时通知医生。③高热：可用冰敷或亚低温治疗，必要时遵医嘱给予药物降温；加强营养摄入。④遵医嘱正确应用抗生素。

3. 开颅术后脑梗死 开颅术后脑梗死并不少见，可分为全脑梗死和局灶性脑梗死。脑灌注压必须高于 55mmHg 以上才能保证脑的血液供应，因此，必须有效控制血压。

4. 开颅术后脑积水 外伤后脑积水分为正常颅压脑积水和颅内压升高的外伤后脑积水。前者表现为痴呆、共济失调和大小便失禁。后者表现为高血压、心动过缓和通气不足，还可出现整体功能的低下，步态不稳、长期昏迷、癫痫及进行性的肌张力增强。护理上需对患者作连续的、详尽的临床表现和神经体征的观察与记录，必要时通知医生；正确应用降颅内压药物，并观察降压效果；协助医生动态地进行 CT 检查，观察脑室系统的变化，备好脑室外引流所需物品。

5. 深静脉血栓和肺栓塞 是开颅术后常见的并发症，多发生于手术后、昏迷、长期卧床及肢体活动障碍者。若出现不明原因的发热，下肢压痛和肿胀，应及时进行多普勒超声或静脉造影检查以明确诊断。深静脉血栓脱落会造成肺栓塞，严重者可危及生命。预防下肢深静脉血栓形成的措施：①活动：鼓励患者尽早下床活动，瘫痪下肢可行被动运动。②卧位：昏迷及长期卧床的患者抬高下肢 15° ~ 30°，促进静脉回流，肢体功能位摆放。③保护静脉：避免在下肢静脉滴注液体，特别是瘫痪侧，长期输液者应交替使用静脉。④预防：术后患者可使用弹力袜或间歇性腓肠肌压力泵。

六、健康指导

1. 休息 劳逸结合，避免过度劳累和过度用脑。

2. 癫痫者指导 出院后继续按医嘱服用抗癫痫药物，不可突然停药，以免诱发癫痫发作；禁用口腔测体温；不做登高、游泳、驾驶车辆等危险性活动，防止癫痫发作时的意外伤害；如出现肢体麻木、眩晕、心悸、幻嗅等症状，提示可能会发生癫痫，应立即平卧，避免摔伤。

3. 颅骨缺损 ①心理护理：脑组织失去正常颅骨的屏障作用而使骨窗塌陷、膨隆及脑组织受伤，且颅骨缺损影响美观，因此心理护理尤为重要，家属需理解患者的感受。②保护缺损部位：行健侧卧位，避免患侧卧位，防止脑组织受压，外出时佩戴松紧适度的帽子保护骨窗部位，避免缺损处再次受伤。活动强度适宜、速度勿快，避免脑组织移位。③舒适管理：不在高温环境下长期工作，远离有噪声的地方，以免感到头部不适。④避免颅内压剧烈波动：保持情绪稳定，高血压患者适当控制血压，多食粗纤维的食物，保持大便通畅。

4. 复诊 如缺损区脑组织膨出、饱满、硬度大，或出现头疼、呕吐、癫痫、脑脊液漏等症状应及时来诊；3 ~ 6 个月复诊，考虑行颅骨缺损修补。

（胡珊珊）

第四节 听神经瘤

听神经瘤（acoustic neuroma）是指起源于听神经鞘的肿瘤，为良性肿瘤，是常见的颅内肿瘤之一，占颅内肿瘤的 8% ~ 10%，约占桥小脑角区肿瘤的 80%。肿瘤多数发生于听神经前庭段，少数发生于该神经的耳蜗部。随着肿瘤生长，可出现一些神经压迫症状。

一、病因与病理

（一）病因

从解剖角度看，听神经包括前庭神经和耳蜗神经，与面神经共同走行于内听道中；听神经颅内部分长 17 ~ 19mm，从脑干到内听道口无神经鞘膜，仅为神经胶质细胞和软脑膜被覆，至内听道口穿过软脑膜后，由 Schwann 细胞被覆，故其多发生在内听道内的前庭神经鞘膜，并逐渐向颅内扩展。

前庭神经鞘瘤起源于外胚层，其前庭神经的鞘膜细胞增生瘤变，逐渐形成肿瘤。

（二）病理

听神经瘤是一具有完整包膜的良性肿瘤，表面光滑，有时可呈结节状。肿瘤大多从内听道内开始生长，逐渐突入颅腔。肿瘤小者局限在内听道内，直径仅数毫米，仅有内听道扩大，随着肿瘤的不断增大，大者可占据整个一侧后颅窝，可向上经小脑幕向幕上、幕下生长达枕骨大孔，内侧可越过脑桥的腹侧达对侧。相邻的脑神经、小脑和脑干等结构可遭受不同程度的推移，面神经、三叉神经可被压向前方或前上方，向下延伸至颈静脉孔可累及舌咽神经、迷走神经及副神经，向内可压迫脑干、小脑和第四脑室。

二、临床表现

一般听神经瘤病程较长，随着肿瘤的生长，临床症状和体征按一定顺序出现。

1. 早期耳部症状　肿瘤体积小时，出现一侧耳鸣、听力减退、眩晕和平衡障碍。听力障碍是最常见的症状，发生率为95%。耳鸣可伴有发作性眩晕或恶心、呕吐。

2. 中期面部症状　肿瘤继续增大，压迫同侧的面神经和三叉神经时，出现患侧面肌痉挛及泪腺分泌减少，或有轻度周围性面瘫。三叉神经损害表现为同侧面部麻木、疼痛、触觉减退、角膜反射减弱、颞肌和咀嚼肌肌力差或肌萎缩。

3. 晚期脑桥小脑角综合征及后组脑神经症状　肿瘤体积大时，压迫脑干、小脑及后组脑神经，引起交叉性偏瘫及偏身感觉障碍，小脑性共济失调、声音嘶哑、吞咽困难、饮食呛咳等；发生脑脊液循环梗阻则有头痛、呕吐、视力减退、视盘水肿或继发性视神经萎缩。

4. 其他　听神经瘤瘤内出血，可引起急性脑桥小脑角综合征，出现病情的急剧变化。患者突然出现听力下降，急性面肌痉挛或面瘫，面部感觉障碍，声音嘶哑，严重者可出现意识和呼吸障碍。

三、辅助检查

（1）X线检查：岩骨平片见内耳道扩大、骨侵蚀或骨质吸收。

（2）CT及MRI：CT表现为瘤体呈等密度或低密度，少数呈高密度影像。肿瘤多为类圆形或不规则形，位于内听道口区，多伴内听道扩张，增强效应明显。MRI T_1 加权像上呈略低或等信号，在 T_2 加权像上呈高信号。第四脑室受压变形，脑干及小脑变形移位。注射造影剂后瘤体实质部分明显强化，囊变区不强化。

（3）神经耳科检查：常进行听力检查及前庭神经功能检查。
（4）脑干听觉诱发电位或脑干电反应听力测定。

四、治疗要点

听神经瘤是良性肿瘤，治疗原则主要是手术治疗，尽可能安全、彻底地切除肿瘤，避免毗邻神经的损伤。多数学者认为肿瘤全切除后，可获得根治。如果手术残留，可以考虑辅助 γ 刀治疗。若为急性瘤内出血，肿瘤体积增大，出现颅内压升高和意识障碍，可先予激素和脱水治疗，然后进行急诊手术。

五、护理措施

（一）术前护理

1. 疾病指导　告知患者各项术前检查的目的和重要性，如何做好各项检查的配合，完善术前准备；了解患者对疾病和手术的认知程度，告知术后可能发生的脑神经损伤情况、并发症及需要配合的事项。

2. 预防枕骨大孔疝发生　观察患者意识状态、生命体征、肢体活动情况，避免一切诱发颅内压升高的因素。若出现剧烈头痛、频繁呕吐、颈强直、呼吸变慢，应及时通知医生。

3. 改善患者的营养状况　注意监测肝脏功能及水、电解质情况，保持水、电解质及酸碱平衡。对后组脑神经麻痹有饮水呛咳或吞咽困难的患者，行肠内、肠外营养支持，防止吸入性肺内感染。

4. 生活护理　患者存在小脑性共济失调，动作不协调。嘱患者卧床休息，指导患者练习床上大小便，给予生活护理，加强安全护理，防止意外发生。

5. 沟通障碍的护理　耐心与患者交谈，必要时辅助手势及文字或护患沟通图解进行沟通，以满足患者需求。

6. 心理护理 评估患者的文化程度及对疾病的认识程度，向患者讲解手术和麻醉的相关知识、手术的目的和意义，减轻患者的焦虑和恐惧。

（二）术后护理

1. 病情观察 观察患者意识状态、生命体征、瞳孔、肢体活动情况，密切观察患者呼吸、血氧饱和度的变化。给予吸氧、心电血氧监测。遵医嘱给予脱水剂及激素类药物。注意观察患者是否有头痛、呕吐及颈强直的情况。

2. 体位 麻醉未清醒者取仰卧位头偏向健侧，清醒后头部抬高 $15°\sim30°$，对肿瘤切除后残腔较大的患者，术后 $24\sim48$ 小时内取头部健侧卧位，行轴位翻身，避免颈部扭曲或动作过猛，造成脑干摆动或移位，而导致呼吸骤停。

3. 引流管护理 详见本章"重症颅脑损伤患者的护理"。

4. 呼吸道护理 第Ⅴ、Ⅶ、Ⅸ、Ⅹ、Ⅻ对脑神经损伤，可导致吞咽和呛咳反射异常；由于手术时间长，常采取侧卧位，气管插管的留置和摩擦也会导致咽后部水肿。患者可有不同程度的咳嗽无力，痰液不能排出，导致窒息和并发肺部感染。护理措施：①及时吸痰保持呼吸道通畅，充足给氧。②每 2 小时翻身、叩背 1 次，每 $4\sim6$ 小时雾化吸入 1 次，防止呕吐物误吸引起窒息。③术后咳嗽无力不能排痰者，可用导管插入气管吸出分泌物，必要时协助医生通过支气管镜吸痰。发生呼吸困难、发绀，血氧饱和度低于 90% 应及时通知医生，必要时考虑行气管切开。

5. 并发症的预防和护理 如下所述。

（1）颅内继发出血：颅内血肿多发生在术后 $24\sim48$ 小时内，由于后颅窝容积狭小，代偿容积相对较小，术区脑组织水肿或瘤腔渗血时病情变化较快。需监测患者生命体征，特别是血压、呼吸、动脉血氧饱和度；因此术后 24 小时内应严密观察有无剧烈头痛、频繁呕吐及血压升高、心率减慢、呼吸深慢或不规则、动脉血氧饱和度下降、烦躁不安、意识模糊等颅内压升高症状，如有变化应立即通知医生，并做好抢救的准备。

（2）颅内继发感染：颅内感染与脑室外引流、切口愈合不良、脑脊液漏有关。护理措施：①保持脑室外引流或腰大池引流装置通畅，管道勿受压、扭曲、脱落，倾倒时严格遵守无菌操作原则，防止逆流。②保持头部敷料清洁干燥，发现切口渗出，及时通知医生处理。③监测体温的变化，遵医嘱合理应用抗生素。

（3）暴露性角膜炎：患者肿瘤体积较大时，术前可出现周围性面瘫及三叉神经功能障碍，手术也可导致或加重脑神经的损伤，出现眼睑闭合不全、瞬目动作减少、球结膜干燥、面部感觉消失，口角向健侧歪斜等症状。护理措施：①给患者戴眼罩，形成湿房；②日间用眼药水滴眼 $2\sim3$ 次，夜间涂眼膏；③保持眼部清洁，每日眼部护理 2 次。如果出现暴露性角膜炎，必要时需要行眼睑缝合术。

（4）吞咽困难：由于手术牵拉刺激可伴有舌咽和迷走神经的损伤，出现声音嘶哑、吞咽困难。①饮水试验：术后 6 小时需进行饮水试验，进食呛咳者，予以鼻饲流食，并行吞咽康复训练，待吞咽功能恢复后给予经口饮食；经口进食无呛咳者，给予流食，并逐渐改为半流食及软食；②进食时需注意：床头抬高 $30°\sim45°$，健侧卧位；温度在 $38\sim40℃$，避免过热造成烫伤；注意进食速度，将食物放在健侧舌上方，小口、细嚼慢咽，少量多餐，防误吸发生。③口腔清洁：进食后漱口或行口腔护理，以免食物残留发生口腔感染。④吞咽功能训练：临床上可应用日本洼田俊夫饮水试验评估，筛选患者吞咽障碍的程度，以便及时给予相应的干预。进行咽部冷刺激、空吞咽、屏气-发声运动及摄食训练，有助于吞咽功能的恢复。

（5）面部带状疱疹：与术中三叉神经受刺激有关，多在 2 周内消失。护理措施：①每日 2 次口腔护理，保持口唇周围清洁，并涂抗生素软膏；②根据医嘱给予抗病毒药物及 B 族维生素；③超短波治疗。

六、健康指导

1. 用药指导 根据医嘱服用药物，不可擅自停药或漏服药物。

2. 眼睑闭合不全　保持眼部清洁，指导患者禁止用不洁净的物品擦眼，白天滴眼药水，外出时戴太阳镜或眼罩，以防阳光和异物的伤害；睡前涂眼药膏，用干净的塑料薄膜覆盖，以形成湿房，防止发生暴露性角膜炎。

3. 面瘫　指导患者进行面部肌肉练习，对着镜子做皱眉、闭眼、吹口哨及呲齿等动作；避免进食过硬、不易嚼碎的食物，最好进食软食；每日 2 次进行患侧面部按摩，按摩时力度适宜、部位准确。

4. 活动指导　出院后注意休息，在身体尚未完全恢复前，减少去公共场所的机会，注意自我保护，防止感染其他疾病。逐渐增加活动量，3 个月后根据身体恢复情况可适当做些简单的家务，避免头部剧烈运动及重体力劳动。

5. 饮食指导　饮食合理，忌食辛辣等刺激性食物，给予高热量、高蛋白、丰富维生素及易消化的饮食，多吃富含维生素 A、维生素 C 的绿色蔬菜和水果。吞咽困难者应进软食，并遵循少量多餐、小口慢咽的原则。

6. 复诊　出院后 3 个月到门诊复查，若病情稳定，每 6 个月复查 1 次，持续 2 年，此后，改为每年复查 1 次。出现以下症状，应立即随诊：切口处出现漏液；头痛逐渐加重，恶心、呕吐；体温持续高于38℃，颈部僵直；不稳步态加重等。

（胡珊珊）

第五节　垂体瘤

垂体瘤（pituitary adenoma）是一组从腺垂体和神经垂体及颅咽管上皮残余细胞发生的肿瘤。此组肿瘤以腺垂体的腺瘤占大多数，来自神经垂体者少见。垂体瘤约占颅内肿瘤的 10%，大部分为良性腺瘤，极少数为恶性。

一、病因及分类

（一）病因

垂体瘤的发病机制是一个多种因素共同参与的复杂的多步骤过程，至今尚未明确。主要包括两种假说：一是下丘脑调控异常机制，二是垂体细胞自身缺陷机制。人们对下丘脑－垂体轴生理功能的不断研究，发现腺垂体可分泌如下激素：生长激素（growth hormone，GH）、泌乳素（prolactin，PRL）、促肾上腺皮质激素（adrenocorticotropic hormone，ACTH）、促甲状腺素（thyroid stimulating hormone，TSH）、促卵泡激素（follicle stimulating hormone，FSH）、黄体生成素（luteinizing hormone，LH）。

（二）分类

1. 根据肿瘤细胞染色的特性　分为嫌色性、嗜酸性、嗜碱性细胞腺瘤。

2. 根据肿瘤内分泌功能　分为泌乳素瘤（PRL 腺瘤）、生长激素瘤（GH 腺瘤）、促肾上腺皮质激素瘤（ACTH 腺瘤）、促甲状腺素瘤（TSH 腺瘤）、促性腺素瘤（FSH 和 LH 腺瘤）、混合性激素分泌瘤、无功能垂体腺瘤。

3. 按肿瘤大小　分为微腺瘤（直径≤1cm），大腺瘤（1cm＜直径≤3cm），巨腺瘤（直径＞3cm）。

二、临床表现

垂体瘤可有一种或几种垂体激素分泌亢进的临床表现。除此之外，还可因肿瘤周围的正常垂体组织受压和破坏引起不同程度的腺垂体功能减退的表现；以及肿瘤向鞍外扩展压迫邻近组织结构的表现。

（一）激素分泌过多综合征

1. PRL 腺瘤　女性多见，典型表现为闭经、溢乳、不育。男性则表现为性欲减退、阳痿、乳腺发育、不育等。

2. GH 腺瘤　未成年人可表现为生长过速、巨人症。成人表现为肢端肥大。

3. ACTH 腺瘤 临床表现为向心性肥胖、满月脸、水牛背、多血质、皮肤紫纹、毳毛增多等。重者闭经、性欲减退、全身乏力，有的患者伴有高血压、糖尿病、低血钾、骨质疏松等。

4. TSH 腺瘤 少见，由于垂体促甲状腺激素分泌过盛，多引起甲状腺功能亢进症状。

5. FSH 和 LH 瘤 非常少见，有性功能减退、闭经、不育、精子数目减少等。

（二）激素分泌减少

某种激素分泌过多干扰了其他激素的分泌，或肿瘤压迫正常垂体组织而使激素分泌减少，表现为继发性性腺功能减退（最为常见）、甲状腺功能减退（次之）、肾上腺皮质功能减退。

（三）垂体周围组织压迫征

1. 头痛 因为肿瘤造成鞍内压升高，垂体硬膜囊及鞍膈受压，多数患者出现头痛，主要位于前额、眶后和双颞部，程度轻重不同，间歇性发作。

2. 视力减退、视野缺损 肿瘤向前上方发展压迫视交叉，多数为颞侧偏盲或双颞侧上方偏盲。

3. 海绵窦综合征 肿瘤向侧方发展，压迫第 III、IV、VI 对脑神经，引起上眼睑下垂、眼外肌麻痹和复视。

4. 下丘脑综合征 肿瘤向上方发展，影响下丘脑可导致尿崩症、睡眠异常、体温调节障碍、饮食异常、性格改变。

5. 脑脊液鼻漏 如肿瘤破坏鞍底可导致脑脊液鼻漏。

6. 垂体卒中 由瘤体内出血、坏死导致。起病急骤，剧烈头痛、恶心、呕吐，并迅速出现不同程度的视力减退，严重者可在数小时内双目失明，常伴眼外肌麻痹，可出现神志模糊、定向力障碍、颈项强直甚至突然昏迷。

三、辅助检查

1. 激素测定 包括 PRL、GH、ACTH、TSH、FSH、LH、MSH、T_3、T_4 等。

2. 影像学检查 包括 MRI、CT、X 线平片和放射性核素检查。

（1）MRI：垂体瘤的影像学检查首选 MRI，因其敏感，能更好地显示肿瘤及其与周围组织的解剖关系，可以区分视交叉和蝶鞍隔膜，清楚显示脑血管及垂体肿瘤是否侵犯海绵窦和蝶窦、垂体柄是否受压等情况，MRI 比 CT 检查更容易发现小的病变。MRI 检查的不足是它不能像 CT 一样显示鞍底骨质破坏征象以及软组织钙化影。

（2）CT：常规 5mm 分层的 CT 扫描仅能发现较大的垂体占位病变。高分辨率多薄层（1.5mm）冠状位重建 CT 在增强扫描检查时可发现较小的垂体瘤。

（3）X 线平片：瘤体较大时平片可见蝶鞍扩大、鞍底呈双边，后床突及鞍背骨质吸收、变薄及向后竖起。

（4）放射性核素：应用于鞍区疾病的放射性核素成像技术也发展迅速，如正电子断层扫描（PET）已开始用于临床垂体瘤的诊断。

3. 其他检查 垂体瘤的特殊检查主要指眼科检查。包括视野检查、视力检查和眼球活动度检查。肿瘤压迫视交叉或视束、视神经时可引起视野缺损，或伴有视力下降。

四、治疗要点

垂体瘤的治疗方法有手术治疗、放射治疗、药物治疗及激素替代治疗。

1. 手术治疗 瘤体微小限于鞍内者可经鼻蝶入路显微手术切除。有鼻部感染、鼻窦炎、鼻中隔手术史（相对），巨大垂体瘤明显向侧方、向额叶底、向鞍背后方发展者（相对），有凝血机制障碍或其他严重疾病的患者禁忌经鼻蝶手术方式，需经颅垂体瘤切除术。手术方法如下。

（1）经颅垂体瘤切除术：包括经额叶、经颞叶和经蝶骨嵴外侧入路。

（2）经蝶垂体瘤切除术：包括经口鼻蝶入路、经鼻（单侧或双侧）蝶窦入路，经筛窦蝶窦入路和上颌窦蝶窦入路。

（3）立体定向手术（经颅或经蝶）：垂体内植入同位素180，90Ir，放射外科（γ刀和X刀）。

2. 放射治疗　放射治疗对无功能性垂体瘤有一定效果。适应证：①肿瘤体积较小，视力、视野未受影响。②患者全身情况差，年老体弱，有其他疾病，不能耐受手术者；③手术未能切除全部肿瘤，有残余肿瘤组织者，术后加放射治疗。

3. 药物治疗　常用药物为溴隐亭，可减少分泌性肿瘤过高的激素水平，改善临床症状及缩小肿瘤体积。

4. 激素替代治疗　有腺垂体功能减退者，应补充外源性激素，纠正内分泌紊乱。

五、护理措施

（一）术前护理

1. 心理护理　垂体瘤由于病程长，常伴有头晕、头痛、视力减退、肢端肥大、性功能障碍、闭经、泌乳等症状，使患者思想负担重，精神压力大，常有恐惧、焦虑、自卑、抑郁等心理障碍。入院后护士应准确评估患者心理，加强沟通和交流，做好心理疏导。

2. 术前准备　经蝶垂体瘤切除术：①经口呼吸训练：术后患者由于鼻腔填塞碘仿纱条及手术创伤切口疼痛，需经口呼吸，因此术前应训练患者经口呼吸，让患者或他人将双鼻腔捏紧；②鼻腔准备：因手术经鼻腔蝶窦暴露鞍底，经过鼻腔黏膜，因此需保持口、鼻腔清洁，用生理盐水棉签清洗鼻腔或眼药水滴鼻，注意保暖，防止感冒，术前剃鼻毛。

3. 垂体卒中　应避免一切诱使颅内压升高的因素，防止感冒、咳嗽及保持排便通畅。如发生垂体卒中，应遵医嘱应用肾上腺皮质激素，并做好急诊手术的准备工作。

4. 垂体功能低下　晚期由于肿瘤的压迫，垂体萎缩，腺体组织内分泌功能障碍，致垂体功能下降。表现为面色苍白、嗜睡、低体温、低血压、食欲缺乏。如出现上诉症状立即通知医生，遵医嘱应用激素替代治疗。

（二）术后护理

1. 体位　麻醉完全清醒后取半卧位，床头抬高30°～60°，除有利于呼吸和颅内静脉回流，减轻脑水肿外，对经蝶垂体瘤切除的患者，还可减少创腔渗液，利于切口愈合。

2. 气道管理　经鼻蝶垂体手术术后早期易发生气道梗阻，危险因素与手术入路和患者的基础疾病有关。鼻腔、口腔积血和鼻腔填塞物均可造成堵塞。护理上需注意：①及时清除口腔及呼吸道内分泌物；②由于鼻腔用凡士林纱布条或膨胀海绵填塞，吸氧管应放于口腔或行面罩吸氧，指导患者用口呼吸；③对经蝶入路患者，禁忌经鼻腔安置气管插管、鼻胃管以及经面罩无创正压通气。

3. 视力、视野观察　密切观察患者视力、视野改变，若患者术后视力、视野同术前或较术前明显改善，但数小时后又出现视力、视野损害，甚至失明，应高度警惕继发鞍区血肿或水肿。

4. 鼻部护理　鼻内镜下术后鼻腔伤口一般经过肿胀期、结痂期、恢复期。术后肿胀最为明显，患者术后鼻腔用高分子膨胀海绵填塞止血，由于手术和海绵的刺激，鼻腔常有少量液体渗出，术后应注意观察渗出液的颜色、性质及量，保持鼻前庭周围及敷料清洁，避免打喷嚏、擤鼻等动作，当咽部有异物感或窒息感时，立即通知医生处理，直至48小时后拔出纱条。

5. 并发症的观察和护理　如下所述。

（1）出血：密切观察患者生命体征、意识状态，评估视力及视野变化以及有无剧烈头痛，如有异常，立即通知医生。

（2）水钠平衡失调：尿崩症是垂体瘤术后最常见的并发症之一，由于垂体柄和神经垂体受损，引起抗利尿激素分泌减少所致。多发生在术后48小时内，可出现烦渴、多饮多尿，每小时尿量大于250mL，或24小时尿量在4 000～10 000mL。尿比重＜1.005。护理：①及时发现尿崩症状，根据医嘱应用垂体后叶素。②排除引起多尿的因素，如脱水剂的应用、大量饮水、大量及过快地补液等，准确记录尿量、尿比重，严格记录24小时出入液体量。③遵医嘱术后3日内每日2～3次检测血电解质，及时纠正电解质紊乱。④评估患者脱水情况，指导患者饮水。⑤部分患者表现为低钠血症，需缓慢纠正，避免中枢脱髓鞘。

（3）脑脊液鼻漏：可出现拔出引流条后鼻腔有水样液体流出，患者坐起、低头时加重。护理上详见本章"重症颅脑损伤患者的护理"。

（4）消化道出血：由于下丘脑损伤使自主神经功能障碍所致。可出现呕吐或由胃管内抽出大量的咖啡色胃内容物，伴有呃逆、腹胀等症状。护理：①密切观察生命体征的变化。②保持静脉输液通畅。③出血期遵医嘱禁食，出血停止后给予温凉流质、半流质和易消化软食；④可遵医嘱给予预防消化道出血的药物。⑤出血后3天未排便者慎用泻药。

（5）高热：是由于下丘脑体温调节中枢受损所致。体温可高达39～40℃，持续不降，肢体发凉。护理措施包括：①监测体温变化及观察周身情况。②给予物理降温，必要时应用药物降温。③及时更换潮湿的衣服、被褥、保持床单清洁干燥。④给予口腔护理，每日两次，鼓励患者多饮水。⑤给予清淡易消的高热量、高蛋白流质或半流质饮食。

（6）垂体功能低下：护理同术前。

（7）激素替代治疗的护理：①用药时间：选择早晨静脉滴注或口服激素治疗，使激素水平的波动符合生理周期，减少不良反应。②预防应激性溃疡：应用抑酸剂预防应激性溃疡，增加优质蛋白的摄入，以减少激素的蛋白分解作用所致的营养不良。③监测生命体征：大剂量应用激素者需严格监测生命体征，激素在减量时注意观察患者的意识状态，若意识由清醒转为嗜睡、淡漠甚至昏迷需及时通知医师，同时监测血糖。

六、健康指导

1. 用药指导　指导患者用药方法和注意事项，自觉遵医嘱服用药物，若服用激素类药物，不可擅自减量，需经门诊检查后遵医嘱调整用量。

2. 活动指导　出院后注意休息，在体力允许的情况下逐渐增加活动量，避免劳累，少去公共场所注意自我保护，防止感冒。视力、视野障碍未恢复时，尽量不外出，如需外出应有家人陪伴。

3. 饮食　进食清淡易消化饮食，勿食辛辣食物，戒烟酒；术后有尿崩者，需及时补充水分，以保证出入液量的平衡；口渴时喝水要慢，以延长水分在体内停留的时间；血钠过低的患者，可在水中加少许盐，饮食宜偏咸，以补充丢失的盐分。

4. 复诊　出院后3个月到门诊复查。出现以下症状，应立即就诊：①鼻腔流出无色透明液体；②头痛逐渐加重；③视力、视野障碍加重；④精神萎靡不振、食欲差、面色苍白、无力等。

（胡珊珊）

第八章

血液系统疾病护理

第一节 急性白血病护理

急性白血病（AL）是造血系统的恶性疾病，俗称"血癌"。是造血干细胞的恶性克隆性疾病，增生的白血病细胞因失控、分化障碍、凋亡受阻而停止在细胞发育不同阶段，主要特点是骨髓中异常的原始细胞及幼稚细胞（白血病细胞）大量增生（>30%），并抑制正常造血功能，广泛浸润肝、脾、淋巴结等各种脏器。表现为贫血、出血、感染和浸润等征象。白血病约占癌症总发病率的5%。急性白血病分为急性髓细胞白血病（AML）和急性淋巴细胞白血病（ALL），AML实际是一种中、老年病；ALL最常见于儿童，以15岁以下儿童为主。

一、常见病因

人类白血病的病因与以下因素有关：化学因素、物理因素、遗传因素、病毒感染，导致骨髓中异常的原始细胞及幼稚细胞（白血病细胞）大量增殖并抑制正常造血，广泛浸润肝、脾、淋巴结等各种脏器。某些血液病最终可能发展为白血病，如骨髓增生异常综合征（MDS）、淋巴瘤、多发性骨髓瘤、阵发性睡眠性血红蛋白尿症等。

二、临床表现

急性白血病起病急缓不一。急者可表现为突然高热，类似"感冒"，也可表现为严重出血。起病缓慢者常表现为面色苍白、皮肤紫癜、月经过多或拔牙后出血不止而就诊时发现。

（1）正常骨髓造血功能受抑制表现：贫血、发热、感染、出血。

（2）白血病细胞增殖浸润表现：淋巴结、肝脾大，骨骼、关节、眼部粒细胞白血病形成的粒细胞肉瘤常累及骨膜，中枢神经系统白血病（CNSL）、急性淋巴细胞白血病常侵犯睾丸，特别是儿童。睾丸出现无痛性肿大，多为一侧性。

三、辅助检查

（1）血液形态学：血常规、骨髓象、细胞组织化学染色。

（2）免疫分型。

（3）细胞遗传学。

（4）血液生化改变。

四、治疗原则

1. 紧急处理高白细胞血症 血白细胞 $>100 \times 10^9$/L，造成小血管血流淤滞及血管壁浸润，易发生局部血栓形成及出血，尤易损伤肺、脑，致急性呼吸衰竭或脑出血，常迅速死亡。治疗选用羟基脲，也可同时进行白细胞分离术。

2. 支持治疗　纠正贫血，预防及治疗感染，预防及控制出血，减轻化疗不良反应等措施。化疗后患者骨髓抑制，导致贫血、粒细胞缺乏、血小板减少等，易出现各种感染、贫血、出血，积极给予输成分血，使用抗细菌、抗病毒、抗真菌联合药物，皮下注射粒细胞集落刺激因子、促红细胞生成素、血小板生成素等。

3. 抗白血病治疗　如下所述。

（1）第一阶段：诱导缓解治疗：体内白血病细胞降至 10^9 左右时，临床及血液学即达到完全缓解（CR）的标准，无临床症状，与白血病有关的体征消失，血常规正常，骨髓达正常增生程度，原始细胞 <5%，至少持续 4 周。

（2）第二阶段：缓解后治疗：完全缓解后体内至少残存 $10^6 \sim 10^9$ 的白血病细胞，即使骨髓中原始细胞为 0，也还有不少白血病细胞残存在体内，因此完全缓解后必须继续治疗，以防止复发。包括强化巩固、维持治疗和中枢神经系统白血病防治。

（3）第三阶段：条件成熟后行造血干细胞移植。

五、护理

1. 护理评估　如下所述。

（1）病因：评估患者职业、化学物质接触史，如长期密切接触含苯有机溶剂、吸烟等；放射性物质接触史如射线、电离辐射等；遗传因素、病毒感染、其他血液病。

（2）评估贫血征象，如乏力、面色苍白，劳累后心悸、气短，下肢水肿等。

（3）评估有无鼻、牙龈、消化道、头面部、颅内、皮肤黏膜出血征象。

（4）评估有无发热，口腔、肛周、皮肤等感染征象。

（5）评估患者心理反应。

（6）评估化疗药物疗效及不良反应。

（7）查体：淋巴结和肝脾大、肢体长骨及关节疼痛、胸骨中下段压痛、睾丸无痛性肿大。

（8）辅助检查：血常规、骨髓象、血液生化等。

2. 护理要点及措施　如下所述。

（1）预见性护理

1）有出血倾向的患者，避免磕碰，用软毛刷刷牙，保持鼻腔湿润，禁止用手抠鼻腔，避免出血。观察生命体征及不适主诉，如头痛、耳鸣、牙龈出血、腹痛等，有无腹部压痛、皮肤黏膜出血等，观察出血倾向，一旦出血，即刻报告医生处理。

2）潜在感染的患者：①保护性隔离：粒细胞及免疫功能低下者入住单人病房，避免交叉感染，有条件者置于超净单人病室、层流室或单人无菌层流床。保持空气新鲜，房间定期紫外线照射。限制探视，工作人员及探视者在接触患者之前应洗手、戴口罩。②注意个人卫生：保持口腔清洁，进食前后用温开水或呋喃西林液、苯扎氯铵溶液漱口。宜用软毛刷刷牙，以免损伤口腔黏膜引起出血和继发感染。黏膜真菌感染者可用制霉菌素漱口、氟康唑或依曲康唑涂搽患处。勤换衣裤，每日沐浴有利于汗液排泄，减少发生毛囊炎和皮肤疖肿。保持排便通畅，便后温水或盐水清洁肛门，以防止肛周脓肿形成。有痔核的患者，便后用 1：5 000 高锰酸钾坐浴，女患者在月经期间，要特别注意外阴部清洁，防止阴道和泌尿道感染。③各种侵入性操作应严格实无菌技术原则，定时更换注部位，各种管道或伤口敷料按规范要求定时更换，防止感染。

3）对中枢神经系统浸润的患者，观察颅内压增高的表现，如神志、瞳孔、恶心、呕吐、肢体活动等，限制入量，必要时脱水治疗，警惕、预防脑疝的发生。

4）心理护理：①患者入院后，常因紧张、恐惧心理，出现失眠、焦虑。护士应热情接待患者，主动介绍病区人员、规章制度、环境，帮助患者建立战胜疾病的信心。②提供安全、舒适的身心整体护理，鼓励、倾听患者倾诉，对各种疑虑及时给予答复。③给予患者和家属健康教育，包括家庭自我护理知识。④对于敏感、心理承受力差的患者，注重实施保护性医疗措施。⑤对抑郁的患者，严防意外事件发生。

（2）出血的护理：①鼻出血：鼻部冷敷、1：1 000 肾上腺素棉球填塞压迫止血，严重时用油纱条、膨胀明胶海绵条后鼻道填塞止血。②牙龈出血：保持口腔卫生，饭后漱口或口腔护理，避免刷牙损伤黏膜，可用凝血酶棉球填塞止血。③消化道出血：出现头晕、心悸、脉搏细速、出冷汗、血压下降时应及时抢救，给予止血和补充血容量。④头面部出血：卧床休息，减少活动，遵医嘱对症治疗。⑤颅内出血：平卧位，高流量吸氧，保持呼吸道通畅，遵医嘱应用止血药物及降低颅内压药物，头部可给予冰袋或冰帽，严密观察病情，及时、准确进行护理记录。

（3）贫血的护理：限制患者活动，卧床休息，注意安全，补充足够营养，有心悸、气促的患者可给予氧气吸入，做好输血护理。

（4）高热的护理：高热者在头部、颈部、两侧腋窝及腹股沟等处置冰袋降温或遵医嘱给予药物降温，采取降温措施半小时后测量体温。于晨起、睡前、饭后协助患者漱口或用湿棉球擦洗，保持口腔卫生，口唇干裂者涂润唇油保护，退热时应防止患者着凉，注意保持皮肤清洁，及时更换衣裤，保持床单位平整、清洁、干燥。

（5）感染的护理：急性白血病患者免疫力低下，易感染。感染是导致死亡的重要原因，所以护士必须重视环境及患者的卫生，病房、墙壁、地面、床头柜等每天用消毒剂擦拭；观察感染的早期表现：每天检查口腔及咽喉部，有无牙龈肿胀、咽红、吞咽疼痛感，皮肤有无破损、红肿，外阴、肛周有无异常改变等，发现感染先兆及时处理。对合并感染者可针对病原选用 2～3 种有效抗生素口服、肌内注射或静脉滴注。

（6）化疗护理：①进食清淡、易消化的饮食。②少食多餐，进餐前后 2 小时避开应用化疗药物。③预防性使用止吐药。④化疗时注意静脉保护，严格遵守用药的次序、时间、剂量，观察化疗药物疗效及不良反应。

（7）浸润症状护理：①白血病细胞浸润眼部时注意有无复视或失明。②观察有无牙龈增生、肿胀、局部皮肤隆起、变硬、皮下结节等口腔和皮肤浸润表现。③白血病细胞浸润中枢神经系统症状，如头痛、头晕等。④睾丸无痛性单侧肿大。

（8）口腔溃疡护理：①避免食用冷、过热、硬、带骨刺、刺激性食物。②进食后漱口，必要时做口腔护理。

（9）饮食护理：①观察呕吐的程度，制订合理饮食。②给予高营养饮食，补充机体消耗，提高对化疗的耐受性。③进餐时提供安全、舒适、清洁环境。

3. 健康教育　通过对患者实施有计划的、连续的、身心整体护理，密切护患关系，关心和解决患者的健康问题，满足患者合理需要关心和解决，使患者处于良好的身心状态，积极配合治疗。

（1）指导、教会出院患者自我护理，避免接触有害物质。

（2）鼓励患者积极与疾病做斗争，克服悲观绝望情绪，树立信心，配合治疗。

（3）告知患者坚持用药，定期强化治疗，巩固和维持疗效，定期复诊，病情变化时及时就诊。

（4）嘱患者加强营养，提高抵抗力。饮食合理搭配，摄入蛋白质及维生素含量高的食物，多吃新鲜水果，忌烟酒。

（5）化疗期间或化疗后应减少或避免探视，不到公共场所活动。

（6）讲解生活环境要求：地面清洁消毒、室内紫外线照射消毒，保持室内空气新鲜。

（7）讲解生活常识：①每日用生理盐水、苯扎氯铵溶液或呋喃西林溶液漱口，防止口腔感染。保持大小便通畅，注意肛周清洁，排便后用高锰酸钾溶液坐浴。②生活起居规律，慎避寒暑，劳逸结合，调情志，忌郁怒，保持心情舒畅，使机体处于良好状态，"正气存内，邪不可干"。另外在工作中接触电离辐射及有毒化学物质（苯类及其衍生物）的工作人员，应加强防护措施，定期进行身体检查。禁止应用对骨髓细胞有损害的药物如氯霉素、乙双吗啉等。

（王艳丽）

第二节　淋巴瘤护理

淋巴瘤（lymphoma）是一种淋巴细胞和（或）组织细胞恶性增殖性疾病，是免疫系统的恶性肿瘤，多见于中、青年，1856 年被正式命名为霍奇金病。淋巴瘤分为霍奇金淋巴瘤（Hodgkin lymphoma，HL）和非霍奇金淋巴瘤（non Hodgkin lymphoma，NHL）两大类。近 30 年的研究认为淋巴细胞是高等动物主要的免疫活性细胞。T 细胞和 B 细胞分别在淋巴结的副皮质区和淋巴滤泡中经特定抗原刺激后，逐步转化为不同类型的淋巴瘤细胞。

一、常见病因

HL 病因尚未明确。最初人们怀疑结核杆菌是 HL 的发病基础，因为此类患者结核感染率很高。以后，人们也发现了大量的流行病学证据支持其发病与感染有关；特别是病毒感染，50% 的患者有 EB 病毒感染。人类 T 细胞病毒感染，长期接触烷化剂、多环芳类、亚硝胺类、芳香胺类等化合物，接触放射性物质，器官移植应用免疫抑制剂或自身免疫性疾病，有报道 HL 发病危险性增高与扁桃体和甲状腺切除、木工及 HL 患者的家庭聚集有关。

二、临床表现

1. 霍奇金淋巴瘤　①全身症状：不明原因发热和（或）盗汗、瘙痒、酒精性疼痛。②淋巴结肿大：无痛性、进行性浅表淋巴结肿大、深部淋巴结肿大。③肝脾大。④淋巴结外器官侵犯。

2. 非霍奇金淋巴瘤　①全身症状：25% 患者有全身症状。②淋巴结肿大。③纵隔肿块压迫出现相应症状。④肝脾受累。⑤消化道出血、肠梗阻。⑥吞咽困难。⑦泌尿及神经系统受累也较常见。

三、辅助检查

外周血血常规、骨髓涂片、活检、血生化检查。影像学检查：X 射线、B 超、CT、MRI、PET 等了解深部病变的侵犯范围、侵犯程度，有无转移症状。

四、治疗原则

1. 霍奇金淋巴瘤　Ⅰ期、ⅡA 期以放疗为主，有纵隔肿块时化疗与放疗联合；ⅡB 期一般采用全淋巴结放疗，也可行化疗；Ⅲ期放疗与化疗相结合；Ⅳ期单用化疗。

2. 非霍奇金淋巴瘤　①低度恶性：Ⅰ期、Ⅱ期大多采用放疗，Ⅲ期、Ⅳ期大多采用化疗。②中度恶性：Ⅰ期单行放疗，Ⅱ期以上多采用以多柔比星为主的化疗。③高度恶性：多采用白血病治疗方案。

（1）放射治疗：①HL 的放射治疗已取得显著疗效。照射除被累及的淋巴结及肿瘤组织外，尚须包括附近可能侵及的淋巴结区域，例如病变在膈上采用斗篷式、膈下倒"Y"字式。斗篷式照射部位包括两侧从乳突端至锁骨上下、腋下、肺门、纵隔以至膈下淋巴结；倒"Y"式照射包括从膈下淋巴结至腹主动脉旁、盆腔及腹股沟的淋巴结，同时照射脾区。剂量为 30～40Gy，3～4 周为 1 个疗程。全淋巴结照射即膈上为斗篷并加照膈下倒"Y"字式。②NHL 对放疗也敏感但复发率高，由于其蔓延途径不是沿淋巴区，所以斗篷和倒"Y"字式大面积不规则照射野的重要性远较 HL 为差。治疗剂量要大于 HL。目前仅低度恶性组临床Ⅰ期、Ⅱ期及中度恶性组病理分期工期，可单独应用扩大野照射或单用累及野局部照射。放疗后是否再用化疗，意见尚不统一。Ⅲ期及Ⅳ期多采用化疗为主，必要时局部放疗，为姑息治疗。

（2）化学治疗：大多数采用联合化疗，争取首次治疗即获得完全缓解，为长期无病存活创造有利条件。①霍奇金淋巴瘤常用 MOPP（氮芥、长春新碱、甲基苄肼、泼尼松）、COPP（环磷酰胺、长春新碱、甲基苄肼、泼尼松）等方案，每 4 周为 1 个周期，共计 6～8 个周期。②非霍杰金淋巴瘤化疗疗效决定于病理组织类型，而临床分期的重要性不如 HL，按病理学分类的恶性程度，分别选择联合化疗方案，常用的有 R - COP（美罗华、环磷酰胺、长春新碱、泼尼松）、R - CHOP（美罗华、环磷酰胺、多柔比星、长春新碱、泼尼松）等方案 6 每 3~4 周为 1 个周期，4~8 个周期。

（3）干细胞移植：对 60 岁以下患者，能耐受大剂量放化疗者可考虑全淋巴结放疗及大剂量联合化疗，结合异基因或自体干细胞移植，以期取得较长期缓解和无病存活期。

（4）手术治疗：仅限于活组织检查；并发脾功亢进者则有切脾指征，以提高血常规，为以后化疗创造有利条件。

（5）干扰素：有生长调节及抗增殖效应，对蕈样肉芽肿、滤泡性小裂细胞为主及弥散性大细胞型有部分缓解作用，应用方法和确切疗效尚在实践探索中。

五、护理

1. 护理评估　如下所述。

（1）病因：有无病毒感染史、职业、有无烷化剂及放射性物质接触史。

（2）临床表现：发热、盗汗、食欲缺乏、体重下降、瘙痒、酒精性疼痛。

（3）查体：全身浅表淋巴结有无肿大、肝脾大等。

（4）其他：评估各辅助检查结果及放、化疗作用与不良反应。

2. 护理要点及措施　如下所述。

（1）急症护理：密切观察生命体征及病情变化。肿瘤压迫气管，可出现呼吸困难、发绀，遵医嘱及时应用激素等药物，迅速采取合适的体位、吸氧，必要时行气管插管以消除呼吸困难。发生消化道大出血时，保持呼吸道通畅，防止误吸，立即建立静脉通道、交叉配血、采集血标本、补充血容量等，按大出血进行护理。发生肠梗阻时，给予禁食、水，行胃肠减压，观察排气、排便次数，静脉给予营养支持治疗。

（2）发热护理：长期不明原因发热者，反复使用退热药物，体温波动大，出汗多，体力消耗大。护士应密切监测体温变化，及时给予对症处理，不使用对血细胞有杀伤作用的药物。同时协助患者多饮水，必要时给予静脉补液，以增加药物效果。行物理降温时不用力搓擦患者皮肤，以防因血小板低出现皮肤出血点。鼓励进食高热量、高维生素、易消化饮食，增加能量。及时更换干燥、清洁的衣被，防止受凉感冒。

（3）化疗护理

1）化疗前护理：①心理护理：深入了解患者心理反应，帮助其解决生活和生理上的需要，做好化疗前解释工作，讲解化疗的重要性、疗效、化疗方案、不良反应、应对措施，减少患者紧张情绪，使其树立战胜疾病的信心，主动配合治疗。②饮食护理：进食增加免疫功能的食物，如西红柿、胡萝卜、香菇、木耳等各种新鲜蔬菜及水果。

2）化疗期间护理：①饮食护理：化疗药物可导致恶心、呕吐、便秘等胃肠道反应，饮食宜少量多餐，可给予高热量、高蛋白质、易消化食物，多食新鲜蔬菜及水果，以补充维生素，避免浓厚的调味品及煎炸、油腻的食品。避免同时摄食冷、热食物，易导致呕吐；合理安排进食时间，最佳时机为化疗药物使用前 2h，避开化疗药物发挥作用的时间，减少胃肠道反应。②全身毒性反应护理：对于消化道反应，化疗前预防性地使用止吐药或镇静药；家属要有意识地在化疗药物注射时与患者多交谈，分散注意力；严重恶心呕吐者，做好记录，提醒医师给予补液和注意电解质紊乱；对腹痛、腹泻者，应食含钠、钾高的食物，如香蕉、去脂肉汤，少食产气食物。③预防感染：在化疗期间要注意血常规变化，减少探视，勤通风，有条件者住单间或者隔离病房；勤漱口、加强坐浴，注意口腔、肛门及会阴部清洁，密切观察变化，及时发现感染征象，遵医嘱给予抗感染药物。④合理使用血管：从远端至近端，从小静脉至大静脉，每天更换注射部位，刺激强的化疗药物外渗或外漏可引起皮肤红肿或溃烂，应及时给予封闭等处理。长期化疗者，可留置中心静脉导管（PICC）。⑤预防变态反应：某些化疗药物可引起变态反应，如博来霉素、平阳霉素，可引起寒战、高热，甚至休克。美罗华可引起过敏反应，使用时速度宜缓慢，严密监测生命体征，及时处理。

3）化疗后护理：①脱发：应用化疗药物导致脱发的机制在于毛囊细胞死亡不能更新而发生萎缩。脱发常发生在用药后1~2周，2个月内最明显。向患者说明脱发是一种暂时现象，化疗停止后头发会自行长出。一旦发生脱发，注意头部防晒，避免用刺激性洗发液，同时建议女患者戴假发或帽子，以消除不良心理刺激。②口腔溃疡护理：进食温凉流质食物、行紫外线照射、喷涂表皮生长因子，每日行口腔护理后可给予口腔溃疡膜保护创面。③保护性护理：化疗药物可引起骨髓抑制，白细胞低下时，采取保护性隔离，让患者戴口罩，勤换衣服，紫外线消毒病房，用消毒液定期擦拭桌子、地板。血小板减少者，防止外伤，注射后针眼压迫时间延长，防止出血。④防止化疗药物不良反应：应用对肾有损害的化疗药时，嘱其多饮水，促进毒素排泄。有心肌损害者，在静脉推药时要缓慢。对有神经、皮肤反应及应用激素引起的症状，应向家属和患者解释清楚，告知其为暂时现象，停药后可自行消失。

（4）放疗护理

1）放疗前护理。放疗前首先应做好患者的思想工作，使其对放疗有所了解，避免紧张、恐惧情绪；其次改善全身状况，注意营养调配；改善局部情况，避免局部感染，如鼻咽部放疗的患者最好做鼻咽部冲洗，食管癌患者放疗时避免吃坚硬、刺激的食物。

2）放疗期间护理：患者在放疗中常出现疼痛、出血、感染、头晕、食欲减退等症状，应及时对症处理。尽量保护不必照射的部位，同时给予镇静药、维生素B类药物。充分摄入水分，从而达到减轻全身反应及避免局部放射损伤的目的。放疗过程中，注意观察血常规变化，如白细胞低于$3.0 \times 10g/L$、血小板低于$8.0 \times 10^9/L$，应及时查找原因，行胃部淋巴瘤照射可引起胃出血的危险，护士应观察有无内出血的先兆。

3）放疗后护理：照射后局部皮肤要保持清洁，避免物理和化学刺激。患者内衣应柔软，衣领不要过硬。照射后的器官，因放射性损伤，抵抗力下降，易继发感染，要根据不同放疗部位加以保护。食管放疗后应进细软食物，直肠放疗后应避免大便干燥。对照射过的原发肿瘤部位不可轻易进行活检，否则可造成经久不愈的创面。

4）放疗反应护理：①皮肤反应护理：皮肤经放射线照射后，可产生不同程度的皮肤反应，如红斑、干性脱皮及湿性脱皮。红斑一般可自然消退。干性皮炎也可不用药物，严密观察或应用滑石粉、痱子粉、炉甘石洗剂以润泽收敛或止痒。对湿性皮炎应采取暴露方法，避免合并感染，可用抗生素油膏、冰片、蛋清等外涂。②黏反应护理：口腔可用盐水漱口复方硼砂溶液、呋喃西林溶液漱口。对放射性鼻炎可用鱼肝油滴鼻。对放射性喉炎可用蒸汽吸入，必要时加抗生素于溶液中。对放射性眼炎可用氯霉素眼药水。对放射性直肠炎，可用泼尼松、甘油等混合物保留灌肠。

（5）造血干细胞移植前护理

1）保护血管：静脉采血避开肘部流速快的大血管，以便分血时使用。

2）心理护理：移植仓为独立无菌单间，住院时间长，家属不能陪伴，患者有孤独感和恐惧感，移植前与患者一起参观并介绍移植环境，做好充分的心理准备。入层流室后，向患者介绍住院环境，认识病友，消除陌生感。

3）协助医师完成移植前的全身查体工作。

3. 健康教育 如下所述。

（1）宣传疾病知识：淋巴瘤可能与病毒感染、免疫缺陷、环境因素等有关，主要症状是无痛性淋巴结肿大、发热、盗汗、体重下降等，教会患者学会自我监测淋巴结的方法。注意肿大淋巴结消长情况，定时监测体温，注意有无腹痛、腹泻、黑粪等胃肠道症状，有无皮肤肿胀、结节、浸润、红斑及瘙痒等累及皮肤表现，有无咳嗽、咯血、气促等呼吸道症状，如出现上述症状应及时告诉医务人员或及时复诊。

（2）加强心理指导：动员亲友及社会支持力量给予情感和经济支持，解除患者压力，稳定情绪。

（3）给予饮食指导：为下次化疗做充分准备，在化间歇期宜进高蛋白质、高热量、富含维生素、易消化食物，如牛奶、鸡蛋、瘦肉、各种水果及新鲜蔬菜，禁食生冷、油腻、煎炸、刺激胃肠道的饮食，鼓励患者多食蔬菜、水果，保持排便通畅。

（4）休息与活动指导：恶性淋巴瘤若无累及呼吸、循环系统，患者可适度活动，避免劳累。化疗期间多休息，化疗后 5~14 天为骨髓抑制期，应减少外出，避免交叉感染，发热患者及时就诊。

（5）出院指导：强调出院后 1~2 周监测 1 次血常规，白细胞低于 $4.0 \times 10^9/L$ 时，遵医嘱给予升高白细胞药物治疗，按计划来院复诊治疗。

（王艳丽）

第九章

内分泌系统疾病护理

第一节　甲状腺功能亢进症

一、概述

甲状腺功能亢进症（简称甲亢）可分为 Graves、继发性和高功能腺瘤三大类。Graves 甲亢最常见，指甲状腺肿大的同时，出现功能亢进症状。腺体肿大为弥散性，两侧对称，常伴有突眼，故又称"突眼性甲状腺肿"。继发性甲亢较少见，由于垂体 TSH 分泌瘤分泌过多 TSH 所致。高功能腺瘤少见，多见于老人、病史有 10 多年，腺瘤直径多数大于 $4\sim5cm$，腺体内有单个的自主性高功能结节，结节周围的甲状腺呈萎缩改变，患者无突眼。

甲亢主要累及妇女，男女之比为 1 : 4，一般患者较年轻，年龄多在 $20\sim40$ 岁。

二、病因及发病机制

病因迄今尚未完全明了，可能与下列因素有关。

（一）自身免疫性疾病

近来研究发现，Graves 甲亢患者血中促甲状腺激素（TSH）浓度不高甚至低于正常，应用促甲状腺释放激素（TRH）也不能刺激这类患者的血中 TSH 浓度升高，故目前认为 Graves 甲亢是一种自身免疫性疾病。患者血中有刺激甲状腺的自身抗体，即甲状腺刺激免疫球蛋白，这种物质属于 G 类免疫球蛋白，来自患者的淋巴细胞，与甲状腺滤泡的 TSH 受体结合，从而加强甲状腺细胞功能，分泌大量 T_3 和 T_4。

（二）遗传因素

可见同一家族中多人患病，甚至连续几代患病，单卵双生胎患病率高达 50%，本病患者家族成员患病率明显高于普通人群。目前发现与主要组织相容性复合物（MHC）相关。

（三）精神因素

可能是本病的诱发因素，许多患者在发病前有精神刺激史，推测可能因应激刺激情况下，T 细胞的监测功能障碍，使有免疫功能遗传缺陷者发病。

三、病理

甲状腺多呈不同程度弥散性、对称性肿大，或伴峡部肿大。质脆软，包膜表面光滑、透亮，也可不平或呈分叶状。甲状腺内血管增生、充血，腺泡细胞增生肥大，滤泡间组织中淋巴样组织呈现不同程度的增生，从弥漫性淋巴细胞浸润至形成淋巴滤泡，或出现淋巴组织生发中心扩大。有突眼者，球后组织中常有脂肪浸润，眼肌水肿增大，纤维组织增多，黏多糖沉积与透明质酸增多，淋巴细胞及浆细胞浸润。眼外肌纤维增粗，纹理模糊，球后脂肪增多，肌纤维透明变性、断裂及破坏，肌细胞内黏多糖也有增多。骨骼肌、心肌也有类似眼肌的改变。病变皮肤可有黏蛋白样透明质酸沉积，伴多数带有颗粒的肥大细胞、吞噬细胞和含有内质网的成纤维细胞浸润。

四、护理评估

（一）健康史

评估患者的年龄、性别；询问患者是否曾患结节性甲状腺肿大；了解患者家族中是否曾有甲亢患者；询问患者近期是否有精神刺激或感染史。

（二）身体评估

1. 高代谢综合征　甲状腺激素分泌增多导致交感神经兴奋性增高和代谢加速。患者怕热、多汗、体重下降、疲乏无力、皮肤温暖湿润，可有低热，体温常在38℃左右，糖类、蛋白质及脂肪代谢异常，出现消瘦软弱。

2. 神经系统　患者表现为神经过敏、烦躁多虑、多言多动、失眠、多梦、思想不集中、记忆力减退、有时有幻觉，甚至表现为焦虑症。少数患者出现寡言抑郁、神情淡漠（尤其是老年人），舌平伸及手举表现细震颤、腱反射活跃、反射时间缩短。

3. 心血管系统　患者的主要症状有心悸、气促，窦性心动过速，心率高达100～120次/分，休息与睡眠时心率仍快。血压收缩压增高，舒张压降低，脉压增大。严重者发生甲亢性心脏病，表现为心律失常，出现期前收缩（早搏）、阵发性心房颤动或心房扑动、房室传导阻滞等。第一心音增强，心尖区心音亢进，可闻及收缩期杂音；长期患病的患者可出现心肌肥厚或心脏扩大，心力衰竭等。

4. 消化系统　患者出现食欲亢进，食量增加，但体重明显下降。少数患者（老人多见）表现厌食，消瘦明显，病程长者表现为恶病质。由于肠蠕动增加，患者大便次数增多或顽固性腹泻，粪便不成形，含较多不消化的食物。由于伴有营养不良、心力衰竭等原因，肝脏受损，患者可出现肝大和肝功能受损，重者出现黄疸。

5. 运动系统　肌肉萎缩导致软弱无力，行动困难。严重时称为甲亢性肌病，表现为浸润性突眼伴眼肌麻痹、急性甲亢性肌病或急性延髓麻痹、慢性甲亢性肌病、甲亢性周期性四肢麻痹、甲亢伴重症肌无力和骨质疏松。

6. 生殖系统　女性可出现月经紊乱，表现为月经量少，周期延长，久病可出现闭经、不孕，经抗甲状腺药物治疗后，月经紊乱可以恢复。男性性功能减退，常出现阳痿，偶可发生乳房发育、不育。

7. 内分泌系统　可以影响许多内分泌腺体，其中性腺功能异常，表现为性功能和性激素异常。本病早期肾上腺皮质可增生肥大，功能偏高，久病及病情加重时，功能相对减退，甚至功能不全。患者表现为色素轻度沉着和血ACTH及皮质醇异常。

8. 造血系统　因消耗增多，营养不良，维生素B_{12}缺乏和铁利用障碍，部分患者伴有贫血。部分患者有白细胞和血小板减少，淋巴细胞及单核细胞相对增加，其可能与自身免疫破坏有关。

9. 甲状腺肿大　甲状腺常呈弥漫性肿大（表9-1），增大2～10倍，质较柔软、光滑，随吞咽上下移动。少数为单个或多发的结节性肿大，质地为中等硬度或坚硬不平。由于甲状腺的血管扩张，血流量和流速增加，可在腺体上下极外侧触及震颤和闻及血管杂音。

表9-1　甲状腺肿大临床分度

分度	体征
一度	甲状腺触诊可发现肿大，但视诊不明显
二度	视诊即可发现肿大
三度	甲状腺明显肿大，其外缘超过胸锁乳突肌外缘

10. 突眼　多为双侧性，可分为非浸润性和浸润性突眼两种。

（1）非浸润性突眼（良性突眼）：主要由于交感神经兴奋性增高，使眼外肌群和上睑肌兴奋性增高，球后眶内软组织改变不大，病情控制后，突眼常可自行恢复，预后良好。患者出现眼球突出，可不对称，突眼度一般小于18mm，表现为下列眼征：①凝视征（Darymple 征）：因上眼睑退缩，引起睑裂增宽，呈凝视或惊恐状。②瞬目减少征（Stellwag 征）：瞬目减少。③上睑挛缩征（Von Graefe 征）：上睑挛缩，双眼下视时，上睑不能随眼球同时下降，使角膜上方巩膜外露。④辐辏无能征（Mobius 征）：双眼球内聚力减弱，视近物时，集合运动减弱。⑤向上看时，前额皮肤不能皱起（Joffroy 征）。

（2）浸润性突眼（恶性突眼）：目前认为其发生与自身免疫有关，在患者的血清中已发现眶内成纤维细胞结合抗体水平升高。患者除眼外肌张力增高外，球后脂肪和结缔组织出现水肿、淋巴细胞浸润，眼外肌显著增粗。突眼度一般在19mm 以上，双侧多不对称。除上述眼征外，患者常有眼内异物感、畏光、流泪、视力减退、因眼肌麻痹而出现复视、斜视、眼球活动度受限。严重突眼者，可出现眼睑闭合困难，球结膜及角膜外露引起充血、水肿，易继发感染形成角膜溃疡或全角膜炎而失明。

（三）辅助检查

1. 基础代谢率测定 基础代谢率是指人体在清醒、空腹、无精神紧张和外界环境刺激的影响下的能量消耗。了解基础代谢率的高低有助于了解甲状腺的功能状态。基础代谢率的正常值为±10%，增高至 +20% ~ +30% 为轻度升高，+30% ~ +60% 为中度升高，+60% 以上为重度甲亢。检验公式可用脉率和脉压进行估计：基础代谢率 = （脉率 + 脉压）－111。

做此检查前数日应指导患者停服影响甲状腺功能的药物，如甲状腺制剂、抗甲状腺药物和镇静剂等。测定前一日晚餐应较平时少进食，夜间充分睡眠（不要服安眠药）。护士应向患者讲解测定的过程，消除顾虑。检查日清晨嘱患者进食，可少量饮水，不活动，不多讲话，测定前排空大小便，用轮椅将患者送至检查室，患者卧床 0.5 ~ 1h 后再进行测定。由于基础代谢率测定方法繁琐，受影响因素较多，临床已较少应用。

2. 血清甲状腺激素测定 血清游离甲状腺素（FT_4）与游离三碘甲腺原氨酸（FT_3）是循环血中甲状腺激素的活性部分，直接反映甲状腺功能状态，其敏感性和特异性高，正常值为 FT_4 9 ~ 25pmol/L，FT_3 为 3 ~ 9pmol/L。血清中总甲状腺素（TT_4）是判断甲状腺功能最基本的筛选指标，与血清总三碘甲腺原氨酸（TT_3）均能反映甲状腺功能状态，正常值为 TT_4 65 ~ 156nmol/L，TT_3 1.7 ~ 2.3nmol/L。甲亢时血清甲状腺激素升高比较明显，测定血清甲状腺激素对甲状腺功能的诊断具有较高的敏感性和特异性。

3. TSH 免疫放射测定分析 血清 TSH 浓度的变化是反映甲状腺功能最敏感的指标。TSH 正常值为 0.3 ~ 4.8mIU/L，甲亢患者因 TSH 受抑制而减少，其血清高敏感 TSH 值往往 <0.1mIU/L。

4. 甲状腺摄^{131}I 率测定 给受试者一定量的^{131}I，再探测甲状腺摄取^{131}I 的程度，可以判断甲状腺的功能状态。正常人甲状腺摄取^{131}I 的高峰在 24h 后，3h 为 5% ~ 25%，24h 为 20% ~ 45%。24h 内甲状腺摄^{131}I 率超过人体总量的 50%，表示有甲亢。如果患者近期内食用含碘较多的食物，如海带、紫菜、鱼虾，或某些药物，如抗甲状腺药物、溴剂、甲状腺素片、复方碘溶液等，需停服两个月才能做此试验，以免影响检查的效果。

5. TSH 受体抗体（TRAb） 甲亢患者血中 TRAb 抗体阳性检出率可达80% ~ 95%，可作为疾病早期诊断、病情活动判断、是否复发及能否停药的重要指标。

6. TSH 受体刺激抗体（TSAb） 是诊断 Graves 病的重要指标之一。与 TRAb 相比，TSAb 反映了这种抗体不仅与 TSH 受体结合，而且这种抗体产生了对甲状腺细胞的刺激功能。

（四）心理 - 社会评估

患者的情绪因内分泌紊乱而受到不良的影响，心情可有周期性的变化，从轻微的欣快状态到活动过盛，甚至到谵妄的地步。过度的活动导致极度的疲倦和抑郁，接着又是极度的活动，如此循环往复。因患者纷乱的情绪状态，使其人际关系恶化，于是更加重了患者的情绪障碍。患者外形的改变，如突眼、颈部粗大，可造成患者自我形象紊乱。

五、护理诊断及医护合作性问题

1. 营养失调：低于机体需要量　与基础代谢率升高有关。

2. 活动无耐力　与基础代谢过高而致机体疲乏、负氮平衡、肌肉萎缩有关。

3. 腹泻　与肠蠕动增加有关。

4. 有受伤的危险　与突眼造成的眼睑不能闭合、有潜在的角膜溃烂、角膜感染而致失明的可能有关。

5. 体温过高　与基础代谢率升高、甲状腺危象有关。

6. 睡眠形态紊乱　与基础代谢率升高有关。

7. 有体液不足的危险　与腹泻及大量出汗有关。

8. 自我形象紊乱　与甲状腺肿大及突眼有关。

9. 知识缺乏　与患者缺乏甲亢治疗、突眼护理及并发症预防的知识有关。

10. 潜在并发症　甲亢性肌病，心排出量减少，甲状腺危象，手术中并发症包括出血，喉上、喉返神经损伤，手足抽搐等。

六、计划与措施

患者能够得到所需热量，营养需求得到满足，体重维持在标准体重的 90% ~ 110%；眼结膜无溃烂、感染的发生；能够进行正常的活动，保证足够的睡眠；体温 37℃；无腹泻，出入量平衡，无脱水征象；能够复述出甲亢治疗、突眼护理及并发症预防的知识；正确对待自我形象，社交能力改善，与他人正常交往；护士能够及时发现并发症，通知医师及时处理。

（一）病情观察

护士每天监测患者的体温、脉搏、心率（律）、呼吸改变、出汗、皮肤状况、排便次数、有无腹泻、脱水症状、体重变化、突眼症状改变、甲状腺肿大情况及有无精神、神经、肌肉症状：如失眠、情绪不安、神经质、指震颤、肌无力、肌力消失等改变。准确记录每日饮水量、食欲与进食量、尿量及液体量出入平衡情况。

（二）提供安静轻松的环境

因患者常有乏力、易疲劳等症状，故需要充分的休息，避免疲劳，且休息可使机体代谢率降低。重症甲亢及甲亢并发心功能不全、心律失常、低钾血症等必须卧床休息。因而提供一个能够使患者身心均获得休息的环境，帮助患者放松和休息，对于患者疾病的恢复非常重要。病室要保持安静，室温稍低、色调和谐，避免患者精神刺激或过度兴奋，使患者得到充分休息和睡眠。必要时可给患者提供单间，以防止患者间的相互打扰。患者的被子不宜太厚，衣服应轻便宽松，定期沐浴，勤更换内衣。为患者提供一些活动，分散患者的注意力，如拼图，听轻松、舒缓的音乐，看电视等。

（三）饮食护理

为满足机体代谢亢进的需要，应为患者提供高热量、高蛋白、高维生素的均衡饮食。因患者代谢率高，常常会感到很饿，大约每天需 6 餐才能满足患者的需要，护士应鼓励患者吃高蛋白质、高热量、高维生素的食物，如瘦肉、鸡蛋、牛奶、水果等。不要让患者吃增加肠蠕动和易导致腹泻的食物，如味重刺激性食物、粗纤维多的食物。每天测体重，当患者体重降低 2kg 以上时需通知医师。在患者持续出现营养不良时，要补充维生素，尤其是 B 族维生素。由于患者出汗较多，应给饮料以补充出汗等所丢失的水分，忌饮浓茶、咖啡等对中枢神经有兴奋作用的饮料。

（四）心理护理

甲亢是与精神、神经因素有关的内分泌系统心身疾病，必须注意对躯体治疗的同时应进行心理、精神治疗。

甲亢患者常有神经过敏、多虑、易激动、失眠、思想不集中、烦躁易怒，严重时可抑郁或躁狂等，任何不良的外界刺激均可使症状加重，故医护人员应耐心、温和、体贴，建立良好的护患关系，解除患者焦虑和紧张心理，增强治愈疾病的信心。指导患者自我调节，采取自我催眠、放松训练、自我暗示等方法来恢复已丧失平衡的心身调节能力，必要时辅以镇静、安眠药。同时医护人员给予精神疏导、心理支持等综合措施。向患者介绍甲亢的治疗方法以减少因知识缺乏所造成的不安，常用治疗方法有抗甲状腺药物治疗、放射性碘治疗和手术治疗三种方法。同时护士应向患者家属、亲友说明患者任何怪异的、难懂的行为都是暂时性的，可随着治疗而获得稳定的改善。在照顾患者时，应保持一种安静和理解的态度，接受患者的烦躁不安及情绪的暴发，将之视为疾病的自然表现，通过家庭的支持促进甲亢患者的早日康复。

（五）突眼的护理

对严重突眼者应加强心理护理，多关心体贴，帮助其树立治疗的信心，避免烦躁焦虑。

加强眼部护理，对于眼睑不能闭合者必须注意保护角膜和结膜，经常点眼药，防止干燥、外伤及感染，外出戴墨镜或使用眼罩以避免强光、风沙及灰尘的刺激。睡眠时头部抬高，以减轻眼部肿胀。当患者不易或根本无法闭上眼睛时，应涂抗生素眼膏，并覆盖纱布或眼罩，预防结膜炎和角膜炎。结膜发生充血水肿时，用0.5%醋酸可的松滴眼，并加用冷敷。眼睑闭合严重障碍者可行眼睑缝合术。

配合全身治疗，给予低盐饮食，限制进水量，可减轻球后水肿。

突眼异常严重者，应配合医师做好手术前准备，做眶内减压术，球后注射透明质酸酶，以溶解眶内组织的黏多糖类，减轻眶内压力。

（六）用药护理

药物治疗较方便和安全，为甲亢的基础治疗方法，常用抗甲状腺药物分为硫脲类和咪唑类。硫脲类包括丙硫氧嘧啶和甲硫氧嘧啶。咪唑类包括甲巯咪唑和卡比马唑等。主要作用是阻碍甲状腺激素的合成，但对已合成的甲状腺激素不起作用，故须待体内储存的过多甲状腺激素消耗到一定程度才能显效。近年来发现此类药物可轻度抑制免疫球蛋白生成，使甲状腺中淋巴细胞减少，血循环中的 TRAb 抗体下降。此类药物适用于病情较轻、甲状腺肿大不明显、甲状腺无结节的患者。用药剂量区别对待，护士应告诉患者整个药物治疗需要较长时间，一般需要 1.5～2 年，分为初治期、减量期及维持期。按病情轻重决定药物剂量，疗程中除非有较严重的反应，一般不宜中断，并定期随访疗效。

该类药物存在一些不良反应，如粒细胞减少和粒细胞缺乏，变态反应如皮疹、发热、肝脏损害，部分患者出现转氨酶升高，甚至出现黄疸。护士应督促患者按时按量服药，告诉患者用药期间监测血常规及肝功能变化，密切观察有无发热、咽痛、乏力、黄疸等症状，发现异常及时告知医师，告诉患者进餐后服药，以减少胃肠反应。

（七）放射性碘治疗患者的护理

口服放射性^{131}I 后，碘浓集在甲状腺中。^{131}I 产生的 β 射线可以损伤甲状腺，使腺泡上皮细胞破坏而减少甲状腺激素的分泌，但很少损伤其他组织，起到药物性切除作用。同时，也可使甲状腺内淋巴细胞产生抗体减少，从而起到治疗甲亢的作用。

2007 年，中华医学会内分泌学会和核医学分科学会制定的《中国甲状腺疾病诊治指南》达成共识。放射性碘的适应证：①成人 Graves 甲亢伴甲状腺肿大二度以上。②对药物治疗有严重反应，长期治疗失效或停药后复发者。③甲状腺次全切除后复发者。④甲状腺毒症心脏病或甲亢伴其他病因的心脏病。⑤甲亢并发白细胞和（或）血小板减少或全血细胞减少。⑥老年甲亢。⑦甲亢并发糖尿病。⑧毒性多结节性甲状腺肿。⑨自主功能性甲状腺结节并发甲亢。相对适应证：①青少年和儿童甲亢，使用抗甲状腺药物治疗失败，拒绝手术或有手术禁忌证。②甲亢并发肝、肾器官功能损害。③Graves 眼病，对轻度和稳定期的中、重度病例可单用^{131}I 治疗，对病情处于进展期患者，可在^{131}I 治疗前后加用泼尼松。

禁忌证：①妊娠或哺乳妇女。②有严重肝、肾功能不全。③甲状腺危象。④重症浸润性突眼。⑤以往使用大量碘使甲状腺不能摄碘者。

凡采用放射性碘治疗者，治疗前和治疗后一个月内避免使用碘剂及其他含碘食物及药物。^{131}I 治疗本病的疗效较满意，缓解率达90%以上。一般一次空腹口服，于服^{131}I后2～4周症状减轻，甲状腺缩小，体重增加，于3～4个月后大多数患者的甲状腺功能恢复正常。

^{131}I治疗甲亢后的主要并发症是甲状腺功能减退。国内报告早期甲减发生率为10%，晚期达59.8%。^{131}I治疗的近期反应较轻微，由于放射性甲状腺炎，可在治疗后第一周有甲亢症状的轻微加重，护士应严密观察病情变化，注意预防感染和避免精神刺激。

（八）手术治疗患者的护理

甲状腺大部分切除是一种有效的治疗方法，其优点是疗效较药物治疗迅速，不易复发，并发甲状腺功能减退的机会较放射性碘治疗低，其缺点是有一定的手术并发症。

适应证：①甲状腺中度肿大以上的甲亢。②高功能腺瘤。③腺体大，伴有压迫症状的甲亢或有胸骨后甲状腺肿。④抗甲状腺药物或放射性碘治疗后复发者。⑤妊娠中期（即妊娠前4～6个月）具有上述适应证者，妊娠后期的甲亢可待分娩后再行手术。

禁忌证：①妊娠早期（1～3个月）和后期（7～9个月）的甲亢患者。②老年患者或有严重的器质性疾病，不能耐受手术者。

1. 术前护理　如下所述。

（1）术前评估：对于接受甲状腺手术治疗的患者，护士要在术前对患者进行仔细评估，包括甲状腺功能是否处于正常状态，甲状腺激素的各项检验是否处于正常范围内，营养状况是否正常。心脏问题是否得到控制，脉搏是否正常，心电图有无心律不齐，患者是否安静、放松，患者是否具有与手术有关的知识如手术方式、适应证、禁忌证、手术前的准备和手术后的护理及有哪些生理、心理等方面的需求。

（2）心理护理：甲亢患者性情急躁、容易激动，极易受环境因素的影响，对手术顾虑较重，存在紧张情绪，术前应多与患者交谈，给予必要的安慰，解释手术的有关问题。必要时可安排甲亢术后恢复良好的患者现身说法，以消除患者的顾虑。避免各种不良刺激，保持室内安静和舒适。对精神过度紧张或失眠者给予口服镇静剂或安眠药，使患者消除恐惧，配合治疗。

（3）用药护理：术前给药降低基础代谢率，减轻甲状腺肿大及充血是术前准备的重要环节，主要方法有：①通常先用硫氧嘧啶类药物，待甲亢症状基本控制后减量继续服药，加服1～2周的碘剂，再进行手术。大剂量碘剂可使腺体减轻充血，缩小变硬，有利于手术。常用的碘剂是复方碘化钾溶液，每日3次。每次10滴，2～3周可以进行手术。由于碘剂可刺激口腔和胃黏膜，引发恶心、呕吐、食欲不振等不良反应，因此护士可指导患者于饭后用冷开水稀释后服用，或在用餐时将碘剂滴在馒头或饼干上一同服用。值得注意的是大剂量碘剂只能抑制甲状腺素的释放，而不能抑制其合成，因此一旦停药后，贮存于甲状腺滤泡内的甲状腺球蛋白分解，大量甲状腺素释放到血液，使甲亢症状加重。因此，碘剂不能单独治疗甲亢，仅用于手术前准备。②开始即用碘剂，2～3周后甲亢症状得到基本控制（患者情绪稳定，睡眠好转，体重增加，脉率稳定在每分钟90次以下），便可进行手术。少数患者服用碘剂2周后，症状减轻不明显者，可在继续服用碘剂的同时，加用硫氧嘧啶类药物，直至症状基本控制后，再停用硫氧嘧啶类药物，但仍继续单独服用碘剂1～2周，再进行手术。③对用上述药物准备不能耐受或不起作用的病例，主张单用普萘洛尔（心得安）或与碘剂合用作术前准备，普萘洛尔剂量为每6h给药1次，每次20～60mg，一般在4～7d后脉率即降至正常水平，可以施行手术。要注意的是普萘洛尔在体内的有效半衰期不到8h，所以最末一次口服普萘洛尔要在术前1～2h，术后继续口服4～7d。此外，术前不宜使用阿托品，以免引起心动过速。

（4）床单位准备：患者离开病房后，护士应做好床单位的准备，床旁备气管切开包、无菌手套、吸引器、照明灯、氧气和抢救物品。

（5）体位练习：术前要指导患者练习手术时的头、颈过伸体位和术后用于帮助头部转动的方法，以防止瘢痕挛缩，可指导患者点头、仰头，尽量伸展颈部，及向左向右转动头部。

2. 术后护理　如下所述。

（1）术后评估：患者返回病室后，护士应仔细评估患者的生命体征，伤口敷料，观察患者有无出血、喉返神经及甲状旁腺损伤等并发症，观察有无呼吸困难、窒息、手足抽搐等症状。

（2）体位：术后患者清醒和生命体征平稳后，取半卧位，有利于渗出液的引流和保持呼吸道通畅。

（3）饮食护理：术后 1~2d，进流质饮食，随病情的恢复逐渐过渡到正常饮食，但不可过热，以免引起颈部血管扩张，加重创口渗血。患者如有呛咳，可给静脉补液或进半固体食物，协助患者坐起进食。

（4）指导颈部活动：术前护士已经教会患者颈部活动的方法，术后护士应提醒并协助患者做点头、仰头，及向左向右转动头部，尽量伸展颈部。

（5）并发症的观察与护理

1）术后呼吸困难和窒息：是术后最危急的并发症，多发生在术后 48 小时内。常见原因为：①切口内出血压迫气管：主要是手术时止血不彻底、不完善，或因术后咳嗽、呕吐、过频活动或谈话导致血管结扎滑脱所引起。②喉头水肿：手术创伤或气管插管引起。③气管塌陷：气管壁长期受肿大的甲状腺压迫，发生软化，切除大部分甲状腺体后，软化的气管壁失去支撑所引起。④痰液阻塞。⑤双侧喉返神经损伤：患者发生此并发症时，务必及时采取抢救措施。

患者临床表现为进行性呼吸困难、烦躁、发绀，甚至发生窒息。如因切口内出血所引起者，还可出现颈部肿胀，切口渗出鲜血等。护士在巡回时应严密观察呼吸、脉搏、血压及伤口渗血情况，有时血液自颈侧面流出至颈后，易被忽视，护士应仔细检查。如发现患者有颈部紧压感、呼吸费力、气急烦躁、心率加速、发绀等应及时处理，包括立即检查伤口，必要时剪开缝线，敞开伤口，迅速排除出血或血肿压迫。如血肿清除后，患者呼吸仍无改善，应果断施行气管切开，同时吸氧。术后痰多而不易咳出者，应帮助和鼓励患者咳痰，进行雾化吸入以保持呼吸道通畅。护士应告诉患者术后 48h 内避免过于频繁的活动、谈话，若患者有咳嗽、呕吐等症状时，应告知医务人员采取对症措施，并在咳嗽、呕吐时保护好伤口。

2）喉返神经损伤：患者清醒后，应诱导患者说话，以了解有无喉返神经损伤。暂时性损伤可由术中钳夹、牵拉或血肿压迫神经引起，永久性损伤多因切断、结扎神经引起。喉返神经损伤的患者术后可出现不同程度的声嘶或失音，喉镜检查可见患侧声带外展麻痹。对已有喉返神经损伤的患者，护士应认真做好安慰解释工作，告诉患者暂时性损伤经针刺、理疗可于 3~6 个月内逐渐恢复；一侧的永久性损伤也可由对侧代偿，6 个月内发音好转。双侧喉返神经损伤会导致两侧声带麻痹，引起失音或严重呼吸困难，需做气管切开，护士应做好气管切开的护理。

3）喉上神经损伤：手术时损伤喉上神经外支会使环甲肌瘫痪，引起声带松弛，音调降低。如损伤其内支，则喉部黏膜感觉丧失，表现为进食时，特别是饮水时发生呛咳，误咽。护士应注意观察患者进食情况，如进水及流质时发生呛咳，要协助患者坐起进食或进半流质饮食，并向患者解释该症状一般在治疗后自行恢复。

4）手足抽搐：手术时甲状旁腺被误切、挫伤或其血液供应受累，均可引起甲状旁腺功能低下，出现低血钙，从而使神经肌肉的应激性显著增高。症状多发生于术后 1~3 天，轻者只有面部、口唇周围和手、足针刺感和麻木感或强直感，2~3 周后由于未损伤的甲状旁腺代偿增生而使症状消失，重症可出现面肌和手足阵发性痛性痉挛，甚至可发生喉及膈肌痉挛，引起窒息死亡。

护士应指导患者合理饮食，限制含磷较高的食物，如牛奶、瘦肉、蛋黄、鱼类等。症状轻者可口服碳酸钙 1~2g，每日 3 次；症状较重或长期不能恢复者，可加服维生素 D_3，每日 5 万~10 万 IU，以促进钙在肠道内的吸收。最有效的治疗是口服二氢速固醇（ATIO）油剂，有迅速提高血中钙含量的特殊作用，从而降低神经肌肉的应激性。抽搐发作时，立即用压舌板或匙柄垫于上下磨牙间，以防咬伤舌头，并静脉注射 10% 葡萄糖酸钙或氯化钙 10~20mL，并注意保证患者安全，避免受伤。

5）甲状腺危象：是由于甲亢长期控制不佳，涉及心脏、感染、营养障碍、危及患者生命的严重并发症，而手术、感染、电解质紊乱等的应激会诱发危象。危象先兆症状表现为甲亢症状加重，患者严重乏力、烦躁、发热（体温 39℃ 以下）、多汗、心悸、心率每分钟在 120~160 次，伴有食欲缺乏、恶心、腹泻等。甲状腺危象临床表现为高热（体温 39℃ 以上）脉快而弱，大汗、呕吐、水泻、谵妄，甚至昏迷，心率每分钟常在 160 次以上。如处理不及时或不当，患者常很快死亡。因此护士应严密观察病情变化，一旦发现上述症状，应立即通知医师，积极采取措施。

甲状腺危象处理包括以下几方面：①吸氧：以减轻组织的缺氧。②降温：使用物理降温、退热药物、冬眠药物等综合措施，使患者的体温保持在 37℃ 左右。③静脉输入大量葡萄糖溶液。④碘剂：口服复方碘化钾溶液 3～5mL，紧急时用 10% 碘化钠 5～10mL 加入 10% 葡萄糖溶液 500mL 中做静脉滴注，以降低循环血液中甲状腺素水平，或抑制外周 T_4 转化为 T_3。⑤氢化可的松：每日 200～400mg，分次做静脉滴注，以拮抗应激。⑥利舍平 1～2mg 肌内注射，或普萘洛尔 5mg，加入葡萄糖溶液 100mL 中做静脉滴注，以降低周围组织对儿茶酚胺的反应。⑦镇静剂：常用苯巴比妥 100mg，或冬眠合剂 II 号半量肌内注射，6～8h 一次。⑧有心力衰竭者，加用洋地黄制剂。护士应密切观察用药后的病情变化，病情一般于 36～72h 逐渐好转。

七、预期结果与评价

（1）患者能够得到所需热量，营养需求得到满足，体重维持在标准体重的 100% ±10% 左右。

（2）患者基础代谢率维持正常水平，体温 37℃，无腹泻，出入量平衡，无脱水征象。

（3）患者眼结膜无溃烂、感染的发生。

（4）患者能够进行正常的活动，保证足够的睡眠。

（5）患者能够复述出甲亢治疗、突眼护理及并发症预防的知识。

（6）患者能够正确对待自我形象，社交能力改善，与他人正常交往。

（7）护士能够及时发现并发症，通知医师及时处理。

（王艳丽）

第二节　甲状腺功能减退症

甲状腺功能减退症（hypothyroidism，简称甲减）是由各种原因导致的低甲状腺激素血症或甲状腺激素抵抗而引起的全身性低代谢综合征。按起病年龄分为三型，起病于胎儿或新生儿，称为呆小病；起病于儿童者，称为幼年性甲减；起病于成年，称为成年性甲减。前两者常伴有智力障碍。

一、病因

1. 原发性甲状腺功能减退　由于甲状腺腺体本身病变引起的甲减，占全部甲减的 95% 以上，且 90% 以上原发性甲减是由自身免疫、甲状腺手术和甲亢 131I 治疗所致。

2. 继发性甲状腺功能减退症　由下丘脑和垂体病变引起的促甲状腺激素释放激素（TRH）或者促甲状腺激素（TSH）产生和分泌减少所致的甲减，垂体外照射、垂体大腺瘤、颅咽管瘤及产后大出血是其较常见的原因；其中由于下丘脑病变引起的甲减称为三发性甲减。

3. 甲状腺激素抵抗综合征　由于甲状腺激素在外周组织实现生物效应障碍引起的综合征。

二、临床表现

1. 一般表现　易疲劳、怕冷、体重增加、记忆力减退、反应迟钝、嗜睡、精神抑郁、便秘、月经不调、肌肉痉挛等。体检可见表情淡漠，面色苍白，皮肤干燥发凉、粗糙脱屑，颜面、眼睑和手皮肤水肿，声音嘶哑，毛发稀疏、眉毛外 1/3 脱落。由于高胡萝卜素血症，手脚皮肤呈姜黄色。

2. 肌肉与关节　肌肉乏力，暂时性肌强直、痉挛、疼痛，嚼肌、胸锁乳突肌、股四头肌和手部肌肉可有进行性肌萎缩。腱反射的弛缓期特征性延长，超过 350 毫秒（正常为 240～320 毫秒），跟腱反射的半弛缓时间明显延长。

3. 心血管系统　心肌黏液性水肿导致心肌收缩力损伤、心动过缓、心排血量下降。ECG 显示低电压。由于心肌间质水肿、非特异性心肌纤维肿胀。左心室扩张和心包积液导致心脏增大，有学者称之为甲减性心脏病。冠心病在本病中高发。10%患者伴发高血压。

4. 血液系统 由于下述四种原因发生贫血：①甲状腺激素缺乏引起血红蛋白合成障碍；②肠道吸收铁障碍引起铁缺乏；③肠道吸收叶酸障碍引起叶酸缺乏；④恶性贫血是与自身免疫性甲状腺炎伴发的器官特异性自身免疫病。

5. 消化系统 厌食、腹胀、便秘，严重者出现麻痹性肠梗阻或黏液水肿性巨结肠。

6. 内分泌系统 女性常有月经过多或闭经。长期严重的病例可导致垂体增生、蝶鞍增大。部分患者血清催乳素（PRl）水平增高，发生溢乳。原发性甲减伴特发性肾上腺皮质功能减退和 1 型糖尿病者，属自身免疫性多内分泌腺体综合征的一种。

7. 黏液性水肿昏迷 本病的严重并发症，多在冬季寒冷时发病。诱因为严重的全身性疾病、甲状腺激素替代治疗中断、寒冷、手术、麻醉和使用镇静药等。临床表现为嗜睡、低体温（T<35℃）、呼吸徐缓、心动过缓、血压下降、四肢肌肉松弛、反射减弱或消失，甚至昏迷、休克、肾功能不全危及生命。

三、实验室检查

1. 血常规 多为轻、中度正细胞正色素性贫血。

2. 生化检查 血清三酰甘油、总胆固醇、LDL – C 增高，HDL – C 降低，同型半胱氨酸增高，血清 CK、LDH 增高。

3. 甲状腺功能检查 血清 TSH 增高、T_4、FT_4 降低是诊断本病的必备指标。在严重病例血清 T_3 和 FT_3 减低。亚临床甲减仅有血清 TSH 增高，但是血清 T_4 或 FT_4 正常。

4. TRH 刺激试验 主要用于原发性甲减与中枢性甲减的鉴别。静脉注射 TRH 后，血清 TSH 不增高者提示为垂体性甲减；延迟增高者为下丘脑性甲减；血清 TSH 在增高的基值上进一步增高，提示原发性甲减。

5. X 线检查 可见心脏向两侧增大，可伴心包积液和胸腔积液，部分患者有蝶鞍增大。

四、治疗要点

1. 替代治疗 左甲状腺素（L – T_4）治疗，治疗的目标是将血清 TSH 和甲状腺激素水平恢复到正常范围内，需要终身服药。治疗的剂量取决于患者的病情、年龄、体重和个体差异。补充甲状腺激素，重新建立下丘脑 – 垂体 – 甲状腺轴的平衡一般需要 4~6 周，所以治疗初期，每 4~6 周测定激素指标。然后根据检查结果调整 L – T_4 剂量，直到达到治疗的目标。治疗达标后，需要每 6~12 个月复查 1 次激素指标。

2. 对症治疗 有贫血者补充铁剂、维生素 B_{12}、叶酸等胃酸低者补充稀盐酸，并与 TH 合用疗效好。

3. 黏液水肿性昏迷的治疗 如下所述。

（1）补充甲状腺激素：首选 TH 静脉注射，直至患者症状改善，至患者清醒后改为口服。

（2）保温、供氧、保持呼吸道通畅，必要时行气管切开、机械通气等。

（3）氢化可的松 200~300mg/d 持续静脉滴注，患者清醒后逐渐减量。

（4）根据需要补液，但是入水量不宜过多。

（5）控制感染，治疗原发病。

五、护理措施

（一）基础护理

1. 加强保暖 调节室温在 22~23℃，避免病床靠近门窗，以免患者受凉。适当地使体温升高，冬天外出时，戴手套，穿棉鞋，以免四肢暴露在冷空气中。

2. 活动与休息 鼓励患者进行适当的运动，如散步、慢跑等。

3. 饮食护理 饮食以高维生素、高蛋白、高热量为主。多进食水果、新鲜蔬菜和含碘丰富的食物如海带等。桥本甲状腺炎所致甲状腺功能减退者应避免摄取含碘食物，以免诱发严重黏液性水肿。不宜食生凉冰食物，注意食物与药物之间的关系，如服中药忌饮茶。

4. 心理护理 加强与患者沟通，语速适中，并观察患者反应，告诉患者本病可以用替代疗法达到较好的效果，树立患者配合治疗的信心。

5. 其他 建立正常的排便形态，养成规律、排便的习惯。

（二）专科护理

1. 观察病情 监测生命体征变化，观察精神、神志、语言状态、体重、乏力、动作、皮肤情况，注意胃肠道症状，如大便的次数、性状、量的改变，腹胀、腹痛等麻痹性肠梗阻的表现有无缓解等。

2. 用药护理 甲状腺制剂从小剂量开始，逐渐增加，注意用药的准确性。用药前后分别测脉搏、体重及水肿情况，以便观察药物疗效；用药后若有心悸、心律失常、胸痛、出汗、情绪不安等药物过量的症状时，要立即通知医师处理。

3. 对症护理 对于便秘患者，遵医嘱给予轻泻剂，指导患者每天定时排便，适当增加运动量，以促进排便。注意皮肤防护，及时清洗并用保护霜，防止皮肤干裂。适量运动，注意保护，防止外伤的发生。

4. 黏液性水肿昏迷的护理 如下所述。

（1）保持呼吸道通畅，吸氧，备好气管插管或气管切开设备。

（2）建立静脉通道，遵医嘱给予急救药物，如 $L-T_3$，氢化可的松静滴。

（3）监测生命体征和动脉血气分析的变化，观察神志，记录出入量。

（4）注意保暖，主要采用升高室温的方法，尽量不给予局部热敷，以防烫伤。

（三）健康教育

1. 用药指导 告诉患者终身坚持服药的重要性和必要性及随意停药或变更药物剂量的危害；告知患者服用甲状腺激素过量的表现，提醒患者发现异常及时就诊；长期用甲状腺激素替代者每 6~12 个月到医院检测 1 次。

2. 日常生活指导 指导患者注意个人卫生，注意保暖，注意行动安全。防止便秘、感染和创伤。慎用催眠、镇静、止痛、麻醉等药物。

3. 自我观察 指导患者学会自我观察，一旦有黏液性水肿的表现，如低血压、体温低于 35℃、心动过缓，应及时就诊。

（王艳丽）

第十章

风湿免疫系统疾病护理

第一节　肉芽肿性多血管炎护理

一、概述

韦格纳肉芽肿（Wegener's granulomatosis，WG）作为一种多系统受累的自身免疫性血管炎，因在1936年被一位病理学家 Friedrich Wegener 详细的描述而得名。2012年 Chapel Hill 会议（CHCC）新的血管炎分类标准中，韦格纳肉芽肿更名为肉芽肿性多血管炎（granulomatosis with polyangiitis，GPA）。

GPA 主要累及上下呼吸道和肾脏，为肉芽肿性坏死性血管炎，有报道显示在美国 GPA 的发病率大概为百万分之三，多为白种人，欧洲人群中发病率略高。

GPA 在男女中均可发病，并可以出现在任何年龄段（9～78岁，平均发病年龄41岁）。

二、病因

本病的病因尚不明，有研究认为感染、抗中性粒细胞胞质抗体与 GPA 可能相关，而特异性的遗传标志现在并没有被发现。

三、病理

GPA 的典型病理改变包括坏死、肉芽肿形成以及血管炎改变。其中肾脏病理活检可见纤维素样坏死和增生，可以表现为局灶性节段性肾小球肾炎。

四、诊断要点

1. 临床表现　如下所述。

（1）上呼吸道：GPA 最常受累的部位，可以出现中耳炎及鼻窦炎，严重者可以导致听力丧失、眩晕、鼻部溃疡甚至鼻中隔穿孔。

（2）肺部：约有45%的患者并发肺部病变，具体表现包括咳嗽、咯血、胸膜炎，胸部 CT 上可显示多发的双侧结节，并可伴有空洞形成。

（3）肾脏：绝大多数病例可出现肾脏受累，血尿、蛋白尿等尿检异常到肾功能不全甚至尿毒症，最终可能需要血液透析或者肾移植治疗。

（4）其他部位：①眼部：角膜炎、结膜炎、巩膜炎、葡萄膜炎、视网膜血管阻塞和视神经炎；②皮肤：溃疡、紫癜、皮下结节、丘疹以及小水疱；③肌肉骨骼：关节及肌肉疼痛，少部分患者可出现关节炎和滑膜炎；④神经系统：22%～50%的 GPA 患者可以出现包括周围神经病变、颅神经病变、脑血管意外、弥漫性脑膜以及脑室周围白质病变等表现；⑤心血管系统：在心脏方面，心包炎较为常见，其他还可以出现心梗、心肌炎、心内膜炎、瓣膜病、心律失常等；在血管方面，有研究显示，GPA 患者常常并发静脉血栓，主要包括深静脉血栓和肺栓塞。

2. 辅助检查　①一般指标：活跃的 GPA 患者可以出现血沉升高、血小板增多、贫血；②特异性指标：PR3 - ANCA 在 GPA 患者中的特异性高达 98%，但也有少部分患者可以出现 p - ANCA 阳性。p - ANCA 的滴度与 GPA 患者的活动度有一定的相关性，且对于预测疾病的复发具有重要的意义。

3. 诊断标准　1990 年 ACR 关于 GPA 的分类标准包括：①鼻部及口腔的炎症；②呼吸系统影像学异常包括呼吸道组织的破坏（例如结节、浸润以及空洞）；③尿沉渣检查提示镜下血尿或者红细胞管型；④病理活检提示肉芽肿性炎症。这四条分类标准中符合其中两条即可考虑 GPA，其敏感性 88.2%，特异性 92.0%。基于此 ACR 分类标准联合血清 ANCA 水平是诊断 GPA 的根本。

五、治疗

1. 糖皮质激素　根据病情分为口服和静脉两种方式。①泼尼松：起始剂量 1mg/kg，根据病情可逐渐减量；②危重症患者（如弥漫性肺出血、急进性肾小球肾炎），可给予大剂量的甲强龙静脉冲击治疗（500~1 000mg/d），一般持续 3 天。

2. 免疫抑制剂　一般首选环磷酰胺，口服或者静脉冲击治疗；其他还包括硫唑嘌呤、甲氨蝶呤、霉酚酸酯、来氟米特、环孢素 A 等药物均可选择。

3. 生物制剂　目前有研究表明抗 CD20 单抗（利妥昔单抗）可选择性的清除 B 细胞，对难治性 GPA 可能有效，但仍然缺乏大规模的随机对照实验的验证 TNF - α 在 GPA 的发病机制中起一定的作用，但有研究显示，TNF - α 并不能增加疗效，因此并没有被推荐使用。

4. 其他治疗　对于重症患者，静脉用丙种球蛋白及血浆置换都是很好的治疗手段。另外有研究指出针对上呼吸道受累为主的 GPA 患者使用复方磺胺甲噁唑可以减少复发的概率。

六、主要护理问题

1. 潜在并发症　多系统损害。
2. 自我形象紊乱　与疾病导致溃疡、穿孔及药物治疗所致形体改变有关。
3. 知识缺乏　缺乏疾病相关知识。
4. 焦虑/恐惧　与病程迁延，久治不愈有关。

七、护理目标

（1）帮助患者树立信心，保持良好心态，培训患者使其掌握正确的服药时间及方式，搭建医患沟通的桥梁。

（2）建立 GPA 患者的分级护理体系，针对不同脏器受累的患者制订相应的护理方案。

（3）减少患者感染概率，提高患者住院质量，加强对疾病潜在风险的关注。

八、护理措施

（一）一般护理

1. 心理护理　由于 GPA 是一种多系统器官受累的疾病，病情危重，通常进展很快，且易复发，治疗时间长，患者出现紧张焦虑的情绪的概率高。同时该疾病的治疗主要依靠激素和免疫抑制剂，药物可能出现过敏、胃肠道不适、体重增加、血压血糖波动、骨髓抑制、肝肾功损害、心脏毒性等不良反应，患者的心理压力可能进一步增加。在护理上，要主动与患者及家属沟通，采用照片、宣传单等方式进行疾病的宣讲，向其提供与疾病相关的资料，详细介绍病情、讲解治疗和护理方案。多与患者及家属交流，及时发现不良情绪，帮助患者树立战胜疾病的信心，做好持久对抗疾病的心理准备，掌握药物服用的正确方式以及应对不良反应的措施。

2. 饮食护理　低盐、低脂、优质蛋白、易消化饮食，同时适量补充维生素，避免进食生、冷、粗糙的食物，以免伤害胃肠黏膜。伴有肾功能不全时应限制蛋白质的摄入量 0.6~0.8g/（kg·d），限制钾、磷；伴有高血压、心功能不全、尿少时应限制钠（<2g/d）和水的摄入，以免加重患者循环负荷。

3. 环境护理 对于呼吸系统受累的患者，注意维持口腔卫生，勤漱口，保持居住环境干燥通风，避免湿冷；对于心脏及神经系统受累的患者，注意维护周围环境安静，避免嘈杂喧闹。

（二）专科护理

1. 针对不同受累脏器，制定相应的护理措施 见表 10 - 1。

表 10 - 1 肉芽肿性多血管炎脏器受累护理

受累脏器	护理措施
上呼吸道	口腔病变患者需保持口腔清洁、干燥，定时漱口，鼻部病变的患者可使用清鱼肝油滴鼻软化血痂，使鼻腔保持清洁通畅；嘱患者不要用手挖鼻腔内血痂，不用力擤鼻涕，如鼻出血严重，可使用 0.1% 肾上腺素棉球填塞，局部冰敷
肺部	如有咳嗽咳痰的症状，指导患者拍背促进排痰，观察患者有无咯血或者痰中带血，注意其是否并发呼吸困难，必要时给予吸氧
肾脏	指导患者肾病饮食，记录 24h 尿量，定时监测血压、心率
心血管	帮助患者保持良好的情绪，不易急躁，监测血压，避免剧烈活动
神经系统	中枢神经受累患者注意卧床休息，避免劳累跌倒，密切观察其病理征变化，外周神经受累患者注意保持皮肤清洁，避免外伤

2. 用药护理 考虑到患者服用药物主要的不良反应，需要定期监测患者的血糖、血压，定期复查血常规、肝肾功能、电解质等辅助检查，并向患者讲解药物的作用及不良反应，反复教育患者遵医嘱用药，切忌自行加、减药量或停药。

（三）健康宣教

患者出院时要做好宣教工作，指导患者在院外要严格按医嘱正确用药，定期复查，遵医嘱调整激素用量，切忌随意停药或减量；生活规律，加强营养，合理饮食，注意劳逸结合，戒烟酒，避免到公共场所，防止受凉劳累；如病情变化及时就诊。

九、特别关注

（1）根据 GPA 患者受累脏器制订个体化护理方案。
（2）指导 GPA 患者正确服药及应对药物不良反应。

十、利妥昔单抗在 GPA 中的治疗进展

GPA 属于罕见的 ANCA 相关性小血管炎。近年来，ANCA 相关性血管炎（ANCA associated vasculitis，AAV）的发病率逐年增加，其中部分原因是人类对这一类复杂疾病的认识增多。AAVs 每年的发病率在百万分之二十左右，其中，肾脏受累在发病初期大概占到 50%，而在病程中可高达 70% ~ 80%。典型的肾脏病理改变为局灶节段性以及坏死性新月体型肾小球肾炎伴有血管壁免疫球蛋白沉积。80% 的 GPA 患者可以出现急进性肾小球肾炎，及时的诊断及早期的干预治疗才有可能阻止终末期肾病的发生。

目前 GPA 常规的治疗方案包括激素和免疫抑制剂，二线药物一般首选环磷酰胺。然而上述治疗并不是对所有患者均有效，且出现白细胞降低、肝肾功能受损、感染等不良反应的风险极大。

抗中性粒细胞胞质抗体已被证实与 GPA 的发病机制相关，因此，针对产生这些抗体的 B 细胞的治疗成为 AAV 治疗的新靶点。近年来有研究显示，一种针对 B 细胞的抗 CD20 单克隆抗体（rituximab，利妥昔单抗）治疗严重的 GPA 的疗效与环磷酰胺相比无明显差异，而不良反应的发生率明显降低。1997 年 rituximab 首次被美国 FDA 批准用于治疗非霍奇金淋巴瘤，此后被批准用于治疗对 TNF - α，无应答的类风湿关节炎。现在也有研究涉及 rituximab 治疗狼疮肾炎、膜性肾病以及局灶硬化性肾小球肾炎。B 细胞可能在 GPA 的发病机制中扮演重要角色，除了作为产生包括 ANCA 在内的抗体的浆细胞的前体细胞，同时发挥了包括共同刺激、细胞因子、抗原递呈等的作用。因此清除或者抑制 B 细胞的功能也是 rituximab 治疗 GPA 的原理。在 2011 年美国 FDA 已经批准这一适应证。

血管炎的治疗分为诱导缓解和维持缓解，这也适用于 rituximab 治疗 GPA。对于严重及难治性的

GPA，rituximab 的经验性使用方案是每周 $375mg/m^2$，4 周，这一剂量和方案的疗效经过临床试验验证且被 FDA 采纳。

虽然 rituximab 的安全性较高，但仍有需要关注的不良反应，包括感染、白细胞降低、低丙种球蛋白血症、进行性多灶性脑白质病等。另外对于某些特殊人群比如肾移植患者和孕妇（FDA C 级），rituximab 的安全性尚不明确，因此使用需谨慎。

（万　芳）

第二节　贝赫切特病护理

一、概述

贝赫切特病（Behcet's disease，BD）又称为白塞病，是一种全身性、慢性、血管炎性的自身免疫性疾病，可累及各个系统和脏器。

它是一种以口腔溃疡、外阴溃疡、眼炎及皮肤损害为临床特征的、累及多个系统的慢性疾病。病情呈反复发作和缓解交替过程。部分患者可遗留视力障碍，有少数患者因内脏损害死亡，大部分患者的预后良好。多见于年轻人，发病年龄为 25～35 岁。发病率在不同地区差别较大，我国一般北方高于南方地区，约为 14/10 万。男女比为 0.77：1，但男性患者内脏器官及眼受累比例高于女性。

二、病因

确切病因尚不明确，目前认为与以下因素有关。①环境与感染：与结核、单纯疱疹病毒和溶血性链球菌等可能有关；②自身免疫：抗口腔黏膜抗体出现、免疫球蛋白增高及淋巴细胞浸润提示免疫紊乱；③遗传因素：患病人群 HLA－B5 及 B51 基因型较多；④地理因素；⑤种族因素。

三、病理

非特异性血管炎是贝赫切特病主要病理特点。另一特点是在血管炎的基础上形成有血小板、白细胞黏附于血管管壁内皮细胞的血栓，使血管腔狭窄，组织缺氧变性、功能下降。

四、诊断要点

1. 临床表现　如下所述。

（1）基本症状

1）口腔溃疡：口腔溃疡多为首发症状，约 99% 的患者有反复发作的口腔溃疡。可发生于口腔黏膜的任何部位和舌部及扁桃体，但最好发于口唇、颊部黏膜及舌面，大多不留瘢痕。

2）眼部症状：约 43% 的患者有反复发作的眼病变，发作有一定的周期性，每发作一次，病情加重一次；临床表现多样，有反复发作的角膜炎、前房积脓、虹膜睫状体炎、脉络膜炎、视网膜炎、视神经炎、视神经萎缩、结膜炎等，眼部损害常可导致视力减退甚至失明。

3）外生殖器溃疡：约 86% 的患者有外生殖器溃疡。女性以阴唇溃疡多见，多在小阴唇和大阴唇的内侧，男性好发于阴囊、阴茎，亦可发生于会阴及肛门周围。溃疡边缘不整齐及内陷比口腔黏膜溃疡要深，愈合后留有瘢痕，周围炎症显著。

4）皮肤病变：约 95% 患者有皮肤病变。以结节性红斑最多见，亦可见多形性红斑及痤疮样毛囊炎，针刺皮肤有过敏反应，用消毒针刺皮肤会出现小丘疹或脓疱。

（2）系统症状

1）心血管系统的表现：大中小动静脉均可有血管炎，炎症使血管壁增厚，继而致管腔变窄，使血流缓慢，组织供血不足。长期的炎症反应使动脉壁的弹力纤维受损，失去韧性形成动脉瘤样的局部扩大。当脑动脉狭窄时，患者会出现头晕、头痛；冠状动脉狭窄时可出现心肌缺血，甚至心肌梗死；肾动脉狭窄时患者会出现肾性高血压等。

2）胃肠病变：可引起整个消化道和黏膜溃疡，回盲部受累最多。患者常有腹痛，局部伴有压痛、反跳痛；其次表现为恶心、呕吐、腹胀、食欲缺乏、腹泻、吞咽不适等。重者可并发消化道出血、肠麻痹、肠穿孔、腹膜炎、食管狭窄等。

3）神经系统症状：病情严重，危害性最大，表现多样化。反复发作阵发性头痛最常见。神经系统症状较其他症状出现晚，可出现头晕、记忆力减退、严重头痛、运动失调、精神异常、反复发作的不同程度的截瘫和昏迷等。根据症状分为脑干损害、脑膜炎、良性颅压增高、脊柱损害、周围神经受损。

4）关节及肌肉症状：表现为单个关节或少数关节的肿痛。四肢大小关节及腰骶等处均可受累，以膝关节多见，无关节畸形及骨质破坏，有不同程度的功能障碍，可恢复正常。

5）肺部病变：少数患者出现肺部病变。可出现咯血、胸痛、气短、肺梗死等。

6）肾病变：可见血尿、蛋白尿。

7）其他症状：附睾炎、低热、乏力、食欲缺乏、心肺及肾损害。

2. 辅助检查 ①血液学检查：血沉、C反应蛋白、红细胞沉降速度及白细胞分类；②皮肤针刺试验；③影像学检查；④血管造影；⑤内镜检查；⑥眼部检查；⑦超声心血管检查等。

3. 诊断标准 国际白塞病委员会分类诊断标准（国际标准）如下：①反复口腔溃疡：1年内反复发作至少3次；②反复生殖器溃疡；③眼部病变：如前和（或）后葡萄膜炎，裂隙灯检查玻璃体内可见有细胞，视网膜炎；④皮肤病变：如结节性红斑病、假性毛囊炎、脓性丘疹、痤疮样皮疹；⑤针刺试验呈阳性：用无菌皮下注射针头在前臂屈面斜行刺入皮下再退出，48h后观察。如在穿刺部位出现红色丘疹或伴小脓疱者为阳性。

凡有反复口腔溃疡并伴有其余4项中2项以上者，可诊断本病。

五、治疗

1. 一般治疗 急性活动期尤其是重要脏器受累时，应卧床休息。发作间歇期应预防复发，保持口腔内、眼部、会阴和皮肤清洁，避免进食刺激性食物，及时控制口腔咽部感染。食用富有营养及易消化的食物，忌生冷食物及饮酒。

2. 药物治疗 如下所述。

（1）局部治疗：糖皮质激素制剂的局部应用，口腔、外阴溃疡者涂抹糖皮质激素软膏，可使早期溃疡停止进展或减轻炎症性疼痛；前葡萄膜炎给予糖皮质激素眼药水或眼药膏。

（2）系统性治疗

1）糖皮质激素：泼尼松、甲泼尼龙等。

2）非甾体抗炎药：主要对关节炎的炎症有疗效。

3）秋水仙碱：对有关节病变及结节性红斑者有效，对口腔溃疡者也有一定疗效。

4）沙利度胺：对皮肤病变、黏膜溃疡，特别是口腔黏膜溃疡有疗效。妊娠女性禁用。

5）免疫抑制药：硫唑嘌呤、甲氨蝶呤、环磷酰胺、环孢素、雷公藤多苷。

6）其他：α-干扰素、TNF-α单克隆抗体。

3. 非药物治疗 外科治疗。

六、主要护理问题

1. 疼痛 与炎性反应有关。

2. 皮肤、黏膜完整性受损 与反复溃疡、皮肤损害有关。

3. 消化道出血的危险 与反复消化道溃疡有关。

4. 意识障碍 与神经系统病变有关。

5. 焦虑 与病情易反复，久治不愈有关。

6. 知识缺乏 缺乏疾病治疗、用药和自我护理知识。

七、护理目标

（1）减轻局部症状，主诉疼痛缓解或消失。

（2）皮肤、黏膜损伤减轻或恢复完好。

（3）增强患者自护能力，防止消化道出血，防止其他器官损害的发生。

（4）患者情绪稳定，正确面对自身疾病，积极配合治疗。

（5）患者对疾病相关知识了解，并学会自我监测和护理。

八、护理措施

1. 一般护理　如下所述。

（1）心理护理：该病为慢性病，病情比较长，效果不能达到立竿见影。

1）告诉患者要树立长期治疗，战胜疾病的信心，保持良好的情绪。

2）让患者认识贝赫切特病，了解相关知识。

3）尽量避免过度紧张的工作和生活，生活起居要有规律。

4）鼓励患者表达自身感受，并得到家庭、社会支持。

5）针对个体情况进行针对性心理护理。

（2）饮食护理

1）饮食应清淡，根据溃疡的程度选择软食、半流质、流质、易消化、富含蛋白质和维生素的食物。

2）多食新鲜的蔬菜和水果，多饮水，每日饮水量在 2 500mL 以上。

3）避免进食刺激性食物，减少进食过硬、过热的食物，少食辛辣、生冷、海鲜等食物，戒烟酒。

4）加强营养，提高机体抵抗力。

（3）环境与休息

1）居住环境应干燥、清洁、阳光充足、通风良好。

2）生活应有规律，避免劳累，注意保暖，防止受凉感冒。

3）病情严重患者应卧床休息，病情缓解时，注意适当锻炼，增强自身防病能力。

4）劳逸结合保持良好情绪，注意清洁卫生，防止各种感染。

2. 专科护理　如下所述。

（1）基本症状的护理：见表 10 - 2。

表 10 - 2　白塞病基本症状护理

口腔护理	评估患者口腔溃疡的部位、大小、数量、形状、颜色、有无渗出物、溃疡发生时间和愈合时间及溃疡的分级
	保持口腔清洁，加强餐前、餐后及睡前漱口
	使用软毛牙刷刷牙；口腔溃疡严重时禁止使用牙刷改用消毒棉球和漱口液；选用两种以上漱口液交替使用
	避免进食温度高、硬、有刺激的食物；口腔溃疡严重时应进食流质或半流质饮食
	口唇干燥者，涂抹唇油
	疼痛严重患者可用生理盐水配制成 0.5% 利多卡因溶液漱口，或用制霉菌素 10~20 片加进生理盐水 500mL 和复方硼砂液 120mL 分次漱口；口腔黏膜覆盖假膜时，应涂片查霉菌，溃疡面外涂锡类散
眼部护理	评估患者有无视物模糊、视力减退：眼结膜是否充血、有无分泌物，检查分泌物性质、量
	眼球疼痛或有畏光、流泪、异物感及飞蚊感者少看书、电视，注意休息
	经常清洁眼睛，清除眼部分泌物
	眼部有感染时，可以白天滴眼药水，晚上涂眼膏并用纱布盖好，点眼药时，保持双手清洁，药水不可触及睫毛，以避免污染眼药，以免再次使用时加重眼部感染
	注意不要留长指甲；勿用手指揉眼，防止损伤角膜
	室内光线要暗，白天拉窗帘，避免阳光或灯光直接照射；外出应戴太阳帽或眼镜，以免风沙迷眼而再损伤眼睛

外阴护理	评估患者外阴溃疡的部位、大小、数量、形状、颜色、有无渗出物、溃疡发生时间和愈合时间
	每日用温水冲洗患处，保持局部清洁、干燥；必要时用 1：5 000 高锰酸钾或 0.1% 安多福溶液进行冲洗，清洗后可外涂溃疡软膏
	溃疡期间避免性生活
	避免骑自行车或长时间步行，以免加重外阴损伤
	内裤选择宽松、柔软、优质纯棉，并勤用开水烫洗或阳光下暴晒
	女性患者月经期使用清洁卫生巾、卫生裤并及时更换，男性患者经常外翻包皮，防止溃疡面粘连
	在护理患者时动作应轻柔，避免摩擦患处
皮肤护理	评估皮肤有无红斑、破损、感染等
	保持皮肤清洁、干爽，用温水清洗皮肤，避免使用碱性肥皂、乙醇及有刺激性的洗涤用品等
	穿全棉内衣；常更换内衣、内裤、被服、床单
	卧床患者注意定时翻身，避免拖、拉、推等动作，同时也可按摩受压部位，以促进局部血供，防止压疮发生
	有毛囊炎者切忌挤压，可用 0.5% 聚维酮碘溶液涂擦，如有破溃时，按外科无菌伤口处理，每日换药 1 次，换药时注意无菌操作，以防感染
皮肤护理	执行各种注射时，严格无菌技术，注意提高成功率，避免同时多点穿刺，以降低针刺反应。针刺反应阳性患者静脉穿刺时直接从静脉上方或侧方入血管以保护静脉。为减少穿刺次数，可用静脉留置针，但要加强针眼处的消毒
	给患者剪短指甲，以防抓破皮肤
	避免紫外线及阳光直射皮肤

（2）系统症状的护理：见表 10 - 3。

表 10 - 3　白塞病的系统症状护理

消化道症状护理	评估患者有无腹痛、腹胀、恶心、嗳气、压痛、反跳痛；有无便秘、黑便及胸骨后痛
	有腹痛、黑便等症状者，应及时给予胃肠镜检查
	根据溃疡的程度选择软食、半流质、流质易消化、富含蛋白质和维生素的食物
	不进食过硬、过热的食物，少食辛辣、生冷、海鲜等食物，并戒烟酒
	有消化道出血者，在出血停止后，以少食多餐为原则
	饮食应少食糖，以免产酸产气，防止呕吐和腹胀
	有腹膜炎者，采取半卧位以利于腹腔渗液局限
神经系统症状的护理	评估患者神经精神症状；有无谵妄、幻觉、猜疑、情绪行为异常、头晕、头痛、血压升高
	严密观察神志、瞳孔、血压、心律、呼吸变化
	患者出现神志异常时，注意保护患者，防止外伤和自伤，神志清醒时要加强心理疏导，保证充足的睡眠和休息
	遵医嘱使用脱水剂、糖皮质激素等药物
血管炎的护理	评估患者皮肤颜色、温度，有无血压低、无脉或弱脉、头晕、头痛等症状
	观察患者的血压、末梢动脉搏动情况
	患者要避免劳累
	在急性期应避免剧烈运动、长时间站立和长时间坐姿，每次时间不宜超过半小时
血管炎的护理	肢体出现血栓性静脉炎的护理，要注意患肢的保护与保温、防止撞伤、砸伤及冻伤，鞋袜应宽松，要保暖防寒；保持患肢清洁卫生，避免刺激损害皮肤；促进肢体血液循环，局部热敷；防止关节的挛缩，肌肉的萎缩；抬高患肢，促进回心血量，减轻患肢的肿胀
关节炎的护理	评估关节疼痛的部位、关节数；有无红、肿、热、痛
	局部关节注意保暖，避免寒冷刺激
	对急性期、行动不便者给予生活上的照顾，关节疼痛时保持关节功能位，减少活动，将痛肢垫高，避免受压，疼痛缓解时适当运动
	必要时遵医嘱使用非甾体类消炎镇痛药，缓解患者疼痛
肺损害的护理	评估患者有无胸闷、咳嗽、胸痛、咳痰等症状
	及时给予氧疗
	定时为患者拍背，指导患者进行深呼吸，有效地咳嗽、排痰等
	多卧床休息，采取舒适体位

（3）用药护理

1）应告知患者坚持用药的重要性，在用药过程中不要随意换药、停用。

2）讲解用药方法及注意事项，提高患者依从性。

3）观察药物疗效及不良反应。

4）定期监测血压、血糖、电解质及肝肾功能等。

3. 健康宣教　见表 10 - 4。

表 10 - 4　白塞病患者的出院宣教

饮食	合理饮食，以清淡、易消化，富含蛋白质、维生素，含钾、钙丰富为宜；忌辛辣、刺激性食物；禁烟酒
	避免进食温度高、硬的食物
药物	遵循医嘱用药，勿自行停药
运动	急性期减少运动，缓解期适当运动
	养成良好的生活习惯，进行功能锻炼
自身防护	增强抵抗力，注意个人卫生
	保持口腔、皮肤、会阴清洁
	注意保护眼睛
	穿全棉宽松内衣
复查	门诊随访，定期复查

4. 并发症的处理及护理　见表 10 - 5。

表 10 - 5　白塞病并发症的处理及护理

常见并发症	临床表现	处理
消化道黏膜溃疡出血	呕血、便血、头昏、心悸、恶心、口渴、黑蒙或晕厥；皮肤由于管收缩和血液灌注不足而呈灰白、湿冷；按压甲床后呈现苍白，且经久不见恢复；静脉充盈差，脉搏快而弱，血压下降	评估患者出血量　监测患者意识、生命体征，出现异常情况，给予针对性的处理　注意给患者保暖，保持侧卧遵医嘱输血、输液
动静脉栓塞	栓塞不同部位有不同表现：血栓部位疼痛或胀感，皮温明显降低，栓塞远心端动脉搏动消失	观察栓塞部位，注意临床表现、观察皮肤温度　抬高患肢，血栓处禁止按摩　防止血栓脱落引起肺栓塞　出现异常情况，及时处理

九、特别关注

（1）基本症状的护理。

（2）健康宣教。

（3）药物指导。

十、前沿进展

　　生物制剂用于治疗白塞病患者的葡萄膜炎和皮肤损伤等取得良好疗效。免疫耐受治疗可能会预防葡萄膜炎的复发。

　　（1）α - 干扰素具有抗病毒及自然杀伤细胞的活性，治疗口腔损害、皮肤病及关节症状有一定疗效，也可用于眼部病变的急性期治疗。

　　（2）TNF - α 单克隆抗体可有效缓解 DMARDs 抵抗白塞病患者的临床症状，包括皮肤黏膜损伤、葡萄膜炎和视网膜炎、关节炎以及胃肠道损伤等。

　　（3）免疫耐受疗法：已证实热休克蛋白（HSP）与白塞病有关。将 HSP60 的 336 ~ 351 序列多肽与佐剂一同注射于 Lewis 大鼠皮下，可诱发葡萄膜炎。口服与重组霍乱毒素 B 亚基（CTB）结合的这种

HSP 多肽，可以有效预防葡萄膜炎。该方法已用于 I／II 期临床试验。免疫耐受治疗不良反应较少，但还需Ⅲ期临床试验进一步证实才可用于治疗白塞病。一旦疗效得到证实，将成为一种较好的治疗选择，或者可与其他治疗方法联合应用。

十一、白塞病的中医治疗

白塞病的临床症状类似于中医之"狐惑病"，其病名首见于《金匮要略·百合病狐惑阴阳毒病脉证并治第三》中，谓："狐惑之为病，状如伤寒，默默欲眠，目不得闭，卧起不安，蚀于喉为惑，蚀于阴为狐，不欲饮食，恶闻食臭，其面目乍赤、乍黑、乍白。蚀于上部则声喝，甘草泻心汤主之。"中医治疗具有辨证论治、整体调节、不良反应小的特点，在疾病的发作及养护治疗中具有较大的优势。中医治疗白塞病，包括湿热论、热毒论、瘀热论、气阴两虚论、脾肾阳虚论、伏气温病论、络病论等不同治法。认为白塞病病机复杂，症状变化反复。临床治疗要辨证论治，圆机活法，发扬中医药在治疗白塞病中的优势作用。

（万　芳）

第三节　原发性干燥综合征护理

一、概述

干燥综合征（Sjogren's syndrome，SS）是一种侵犯外分泌腺体，尤以唾液腺和泪腺为主的慢性自身免疫病。本病可单独存在，称为原发性干燥综合征（primary Sjogren's syndrome，pSS），亦可与已确定的自身免疫疾病，如类风湿关节炎、系统性硬化症、系统性红斑狼疮、皮肌炎等并存，称为继发性干燥综合征（secondary Sjogren's syndrome）。

原发性干燥综合征属全球性疾病，在我国人群的患病率为 0.29%～0.77% 本病女性多见，发病年龄多在 30～40 岁，也见于儿童。

二、病因

病因可能与以下因素有关：①遗传因素；②感染因素；③性激素等。

三、病理

本病有两类主要的病理改变：①受累腺体间淋巴细胞的进行性浸润，腺体上皮细胞先增生，随后萎缩，被增生的纤维组织取代。②外分泌腺以外的病变，以血管炎为主。长期的血管炎可导致闭塞性动脉内膜炎。

四、诊断要点

1. 临床表现　如下所述。

（1）眼部症状：由于泪腺分泌功能下降，患者自觉眼部干涩、"沙粒感、烧灼感、幕状感"，眼睑沉重，视物模糊、畏光、泪液少，少数泪腺肿大，易并发感染，可有轻度结膜炎，严重者欲哭无泪。

（2）口腔症状：患者述口干、严重者有吞咽困难、不能进食，需用水、汤送下。唇和口角干燥皲裂，有口臭。

猖獗齿：牙齿发黑，呈粉末状或小块破碎，无法修补，最终只留下残根称猖獗齿（图 10－1）。

舌：舌面干，舌质红，舌背丝状乳头萎缩，患者诉疼痛。味蕾数目减少，进食无味。

唾液腺炎：腮腺、颌下腺反复肿大，伴疼痛、发热。

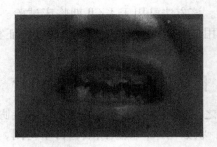

图 10 -1　干燥综合征猖獗齿

（3）皮肤：干燥如鱼鳞。

（4）关节疼痛：70% ~80% 患者有关节疼痛。

2. 辅助检查　①眼部检查：Schirmer（滤纸）试验、角膜染色、泪膜破碎时间；②口腔检查：唾液流率、腮腺造影、唾液腺核素检查、唇腺活检组织学检查；③血清免疫学检查：抗 SSA 抗体、抗 SSB 抗体、免疫球蛋白；④尿 pH 检查；⑤其他：肺影像学、肝肾功能测定。

3. 诊断标准　2002 年干燥综合征国际分类（诊断）标准如表 10 -6。

表 10 -6　干燥综合征分类标准的项目

Ⅰ. 口腔症状 3 项中有 1 项或 1 项以上

　1. 每日感口干持续 3 个月以上

　2. 成年后腮腺反复或持续肿大

　3. 吞咽干性食物时需用水帮助

Ⅱ. 眼部症状：3 项中有 1 项或 1 项以上

　1. 每日感到不能忍受的眼干持续 3 个月以上

　2. 有反复的沙子进眼或砂磨感觉

　3. 每日需用人工泪液 3 次或 3 次以上

Ⅲ. 眼部体征：下述检查任 1 项或 1 项以上阳性

　1. Schirmer Ⅰ 试验（ + ）（≤5mm/5min）

　2. 角膜染色（ + ）（34 van Bijsterveld 计分法）

Ⅳ. 组织学检查：下唇腺病理示淋巴细胞灶（指 4mm^2 组织内至少有 50 个淋巴细胞聚集于唇腺间质者为一灶）

Ⅴ. 唾液腺受损：下述检查任 1 项或 1 项以上阳性

　1. 唾液流率（ + ）（1.5mL/15min）

　2. 腮腺造影（ + ）

　3. 唾液腺同位素检查（ + ）

Ⅵ. 自身抗体：抗 SSA 或抗 SSB（ + ）（双扩散法）

注：原发性干燥综合征指无任何潜在疾病的情况下，有下述 2 条则可诊断：①符合表 10 -6 中 4 条或 4 条以上，但必须含有条目Ⅳ（组织学检查）和（或）条目Ⅵ（自身抗体）；②条目Ⅲ、Ⅳ、Ⅴ、Ⅵ4 条中任 3 条阳性。

五、治疗

本病目前尚无根治方法。主要是采取措施改善症状，控制和延缓因免疫反应而引起的组织器官损害的进展以及继发性感染。

六、主要护理问题

1. 舒适的改变：口干、眼干　与慢性炎性自身免疫疾病累及唾液腺、泪腺有关。

2. 皮肤完整性受损　与疾病累及皮肤有关。

3. 疼痛　与关节炎性病变有关。

4. 知识缺乏　缺乏疾病治疗、用药和自我护理知识。

5. 焦虑　与疾病久治不愈有关。

七、护理目标

（1）口眼干燥得到改善。

（2）破损皮肤不发生继发感染，不出现新的皮肤损伤，患者及家属学会皮肤护理。

（3）主诉疼痛消除或者减轻，能运用有效方法消除或减轻疼痛。

八、护理措施

（一）一般护理

1. 心理护理　本病常因病变累及多系统而影响患者的生活、学习、社交、经济等，患者易出现负性心理反应，通过向患者交谈，介绍本病相关知识，讲解良好的情绪有利于病情的好转，列举成功的经验，使患者情绪稳定，积极配合治疗及护理。

2. 休息与环境　卧床休息，待病情好转后逐渐增加活动量，保持病室适宜的温度及湿度，温度保持在 18～21℃，湿度保持在 50%～70%，可以缓解呼吸道黏膜干燥所致干咳等症状，并可预防感染。角膜炎者出门宜戴有色眼镜，居室环境光线宜暗。

3. 饮食　饮食不仅使患者获得必需营养物质，在治疗过程中也起到一定的辅助作用，由于发热及口腔黏膜干燥引起的食欲减退，应忌食辛辣、过热、过冷、油炸食物，以及姜、葱、蒜、辣椒、胡椒、花椒、茴香等刺激性食物，以防助燥伤津，加重病情，忌烟酒，宜进食富有营养的清淡软食，补充体内必需的维生素 B，如多吃一些胡萝卜，避免口唇干裂。

4. 发热的护理　多饮水及果汁，室内定时通风，监测生命体征，遵医嘱给予药物降温，观察用药后的效果及不良反应。

（二）专科护理

1. 常见症状、体征的护理　见表 10-7。

表 10-7　干燥综合征的症状护理

口、眼干燥护理	由于患者唾液腺、泪腺分泌减少，抗菌能力下降，导致口腔和眼的炎症，要注意眼部清洁，嘱患者勿用手揉眼睛；每日用温、软毛巾湿敷眼部，眼部干燥可用人工泪液或 0.11% 甲基纤维素滴眼，睡前涂眼药膏，避免强光刺激；夏季外出戴墨镜，多风天气外出时戴防风眼镜；避免长时间看书和看电视
	做好口腔护理，注意保持口腔清洁，三餐后刷牙、漱口，减少龋齿和口腔继发感染，发生口腔溃疡时，可用生理盐水棉球擦洗局部，多饮水及生津饮料，咀嚼无糖口香糖，可食促进唾液分泌的食物，如：话梅、山楂等酸性食物，同时禁烟、酒
	室内湿度勿过高，室温宜维持在 18～20℃、湿度维持在 50%～70% 为宜，以免加重干燥
猖獗齿护理	指导患者保持口腔清洁，避免坚硬食物，定期做牙科检查，防止或延缓龋齿的发生，使用防龋牙膏，有条件的患者行龋齿修补
雷诺现象护理	给予保暖，外出时戴手套，避免寒冷、情绪激动，忌饮咖啡、浓茶等，以免引起血管收缩
关节、肌肉痛护理	急性期应卧床休息，缓解期根据病情给予理疗、热敷、按摩等以减轻疼痛；教患者使用放松技巧，转移注意力，避免诱发因素
贫血、血小板减少护理	应密切观察贫血、血小板减少的相关症状，并嘱咐患者起床或下蹲后缓慢站起以防跌倒，用软毛牙刷刷牙，不用牙签剔牙，以防牙龈出血
低钾性软瘫护理	给予静脉或口服补钾，观察血钾变化，使患者血钾维持在正常水平；如患者出现四肢无力，可行肢体的被动及主动运动，以避免肢体废用和萎缩
皮肤、阴道护理	皮肤干燥是由于皮脂腺分泌减少，散热机制受影响所致，告知患者不能在炎热的地方停留，保持皮肤的清洁，洗浴时温度不宜过高，用中性沐浴液，皮肤干燥可使用皮肤保湿膏，女性患者多有阴道干燥，可使用润滑剂，对绝经妇女可遵医嘱阴道局部应用雌激素

2. 用药的护理　如下所述。

（1）应告知患者坚持正规用药的重要性。指导患者遵医嘱按时、足量服药，在用药过程中不要轻易换药、轻易停用。

（2）讲解用药方法及注意事项，提高患者依从性。

（3）观察药物疗效及不良反应。

（4）用药指导见附录。

3. 唇腺活检的护理　唇腺活检术（labial gland biopsy）就是从唇腺取出小腺体进行病理检查的过程。

（1）术前护理：充分沟通、评估患者身体和口腔状况，积极处理口腔感染及龋齿；术前检查出凝血时间及血小板计数；向患者介绍手术目的及其必要性，手术过程及体位、配合；加强心理护理，缓解其焦虑情绪。

（2）术中护理：协助患者取仰卧位或坐于口腔检查椅上，稳定患者情绪，观察患者面色、呼吸、脉搏及术中有无出血。

（3）术后护理：术后评估患者创面疼痛程度，有无出血及张口困难等，重视患者的主诉，如有异常情况通知医生及时处理；可予以局部冷敷缓解疼痛；必要时予以镇痛药口服；一般无须抗生素治疗。

（4）健康教育：患者术后口腔创面都有不同程度的疼痛、肿胀、渗血，影响休息及进食。术后24h给予冰袋局部冷敷，不能耐受者可给予冰生理盐水含漱，必要时给予利多卡因稀释液含漱。术后24h进食凉的流质或半流质饮食。症状缓解后，根据病情选择饮食。宜选择柔软、清淡、易消化营养丰富食物，少食多餐，避免辛辣刺激性食物如酒、茶、咖啡、各类油炸食物等；可适量吃些水果，如西瓜、甜橙、鲜梨等；严禁吸烟；进食时食物刺激引起疼痛加剧者可尝试改用吸管进食。加强口腔护理，餐后将食物残渣清除；三餐前后及睡前保持口腔清洁，常规用口灵含漱液漱口。避免使用抑制唾液腺分泌的抗胆碱能作用的药物，如阿托品、山莨菪碱等。室内温湿度适宜，定期开窗通风，注意空气消毒，以减轻呼吸道、口腔黏膜干燥。

（三）健康宣教（表10-8）

表10-8　干燥综合征患者的出院宣教

饮食	合理饮食，饮食宜清淡、营养要丰富、易消化，忌食生、冷及辛辣刺激食物
日常生活	角膜炎者出门宜戴有色眼镜，居室环境光线宜暗；注意保暖，防止受凉感冒
	保持口、眼湿润，清洁；防止皮肤干燥，用温水湿敷、涂润肤膏；阴道干燥影响性生活可涂润滑剂
药物	遵医嘱坚持正确服药，勿随意减用或停用激素，了解药物不良反应，如有异常及时停用并就医，应用免疫抑制剂宜多饮水
自我监测	学会自我病情监测，病情变化时，及时就医，以避免重要脏器受损
复查	门诊随访，定期复查肝、肾功、血常规等

九、前沿进展

目前对干燥综合征发病机制的研究热点已从淋巴细胞局灶浸润泪腺、涎腺等外分泌腺造成腺泡细胞坏死，转移到对残存形态正常的腺泡细胞的功能异常上来。从对乙酰胆碱 M_3 受体及 AQPs 分子的研究可见：pSS 患者淋巴细胞活化产生淋巴因子和自身抗体，阻断乙酰胆碱对腺体分泌信息的传递。SS 患者血清中的免疫球蛋白持续作用于泪腺和涎腺的 M_3 受体，起类似毒蕈碱型胆碱能激动剂的作用，可以诱导 M_3 受体发生脱敏，胞吞和（或）细胞类的降解，进而改变 AQPs 分子的分布，同时 T 淋巴细胞、凋亡和穿孔素相关机制引起的泪腺小管、腺泡结构的破坏，也可继发抗 M_3 受体抗体的产生，参与 pSS 的发病机制引起口、眼干燥等症状。Steinteld 的研究已经发现抗 TNF-α 抗体可以通过恢复 AQP5 在涎腺腺泡细胞顶面的适当分布，改善 SS 患者在无刺激状态下的唾液流率。使用 infliximab 后显著改善疾病活动的各项指标，包括口干症状的程度和语言的流畅程度和无刺激状态下的唾液流率。因而，水分子 AQPs 及抗 M_3 抗体的研究将对 SS 的治疗产生影响。

十、特别关注

（1）口、眼干燥的护理。

（2）心理护理。

（3）健康教育及自我护理。

十一、原发性干燥综合征与继发性干燥综合征

从 1888 年 Hodden 描述了 1 例同时有唾液腺和泪腺缺乏的患者以来，相继有有关腮腺、颌下腺、泪腺肿大的报道，但仅限于外分泌腺局部。1933 年 Sjogren 描述了 19 例干燥性角膜结膜炎患者同时伴有口腔干燥征，其中 13 例并发慢性关节炎。由此提出了本病是一个系统性疾病的新概念。此后 Sjogren's syndrome 就成为本病的代名词，并一直沿用至今。SS 是风湿病中较常见的全球性疾病。国外资料老年人群调查的患病率为 30% ~40% 被认为是仅次于类风湿关节炎（RA）的常见风湿病。国内由于风湿病研究起步较晚，80 年代初期教科书中还将本病列为罕见的疾病。随着风湿病学在全国的广泛开展和研究，对 SS 的认识也更深入。通过流行病学的调查发现，国内本病的患病率为 0.29% ~0.77%，不低于 RA 的患病率（0.3% ~0.4%）。

干燥综合征分为原发性和继发性两类，前者指不具另一诊断明确的结缔组织病（CTD）的干燥综合征。后者是指发生于另一诊断明确的 CTD，如系统性红斑狼疮、类风湿关节炎等的干燥综合征。

（万　芳）

第四节　抗磷脂抗体综合征护理

一、概述

抗磷脂综合征（antiphospholipid syndrome，APS）是一种较为常见的自身免疫性疾病，临床上以反复动脉、静脉血栓形成，习惯性流产和（或）血小板减少，以及抗磷脂抗体（antiphospholipid antibody，APL）（主要是中到高滴度抗心磷脂抗体和狼疮抗凝物）持续阳性为主要特征。多见于年轻人，60% ~80% 为女性患者，女性患者中位年龄 30 岁。

二、病因

APS 按病因学可分原发性和继发性两类，目前该病的确切病因尚不明确，现有研究认为继发性 APS 后者主要与自身免疫性疾病、肿瘤、药物（包括口服避孕药）、吸烟史等因素相关。

三、病理机制

APL 在体外有抗凝作用，而在体内却与血栓形成及凝血有关，能够诱发血栓形成。首先，APL 可介导内皮细胞上黏附分子受体和组织因子表达，与血小板磷脂结合后可促进血小板聚集，致使血管收缩，血流缓慢，抗血小板凝集功能减弱，导致血栓形成。其次，APL 通过与磷脂相互作用形成免疫复合物，使血小板和血管内皮细胞膜受损，促进磷脂依赖性凝血过程的发生。另外，APL 对抗凝物质的抑制作用也促进了血栓发生。

四、诊断要点

1. 临床表现　如下所述。

（1）血栓形成：APS 静脉血栓形成以深静脉血栓形成（deep venous thrombosis，DVT）为主，以下肢深静脉血栓和肺栓塞（pulmonary embolism，PE）最常见，还可表现为上腔静脉、下腔静脉、肝静脉（Budd – Chiari syndrome）、视网膜和颅内静脉窦血栓形成。动脉血栓的最常见表现为脑卒中或短暂性脑

缺血发作（transientischemic attack，TIA）。微血管受累可出现肾衰竭和皮肤梗死（表 10 - 9）

表 10 - 9　抗磷脂综合征常见临床表现

静脉	
肢体	深静脉血栓：血栓性静脉炎
脑	中枢静脉窦血栓
肝脏	Budd - Chiari 综合征
	肝大；肝酶升高
肾脏	肾静脉血栓（可以引起肾梗死）
肾上腺	中央静脉血栓；出血、梗死；Addison 病；肾上腺功能减退
肺	肺栓塞；毛细血管炎；肺出血；肺动脉高压
大静脉	上腔静脉综合征；下腔静脉综合征
皮肤	网状青斑；皮下结节
眼	视网膜静脉血栓
动脉	
肢体	缺血：坏疽
脑	卒中；短暂性脑缺血发作；Sneddon 综合征 *
	急性缺血性脑病；多发性脑梗死性痴呆
心脏	心肌梗死；动脉搭桥术后闭塞；PTCA 术后再狭窄循环衰竭；心脏停搏
	心肌肥厚，心律失常：心动过缓
肾脏	肾动脉血栓；肾梗死
	肾血栓性微血管病
肝脏	肝梗死
主动脉	主动脉弓综合征
皮肤	肢端坏疽；慢性下肢溃疡；血管炎样斑
眼	视网膜动脉及小动脉血栓

（2）病态妊娠：无法解释反复发生的死胎、流产。可以发生于妊娠的任何阶段，以妊娠第 4 ~ 9 个月最常见。

（3）灾难性血管闭塞：少数患者在短期进行性出现多部位血栓形成，主要累及心、脑、肺、肾等重要脏器，易出现多器官功能衰竭而死亡，又称之为恶性抗磷脂综合征。

2. 辅助检查　①血清学中等或高低度的 IgG 型和（或）IgM 型抗心磷脂抗体；②血浆中存在狼疮抗凝物；③抗 β_2GP I 抗体阳性；④血常规：血小板减少、中性粒细胞减少等；⑤组织病理检查。

3. 诊断要点　诊断标准见表 10 - 10 和表 10 - 11。

表 10 - 10　原发性抗磷脂综合征的分类标准（1988，Asherson）

	诊断条件
临床表现	
1. 静脉血栓	
2. 动脉血栓	
3. 习惯性流产	1. 满足 1 条临床表现加 1 条实验室指标
4. 血小板减少	2. APL 阳性 2 次，间隔时间 >3 个月
实验室指标	3. 随访 5 年以上排除 SLE 或者其他自身免疫性疾病
1. IgG 型 APL（中/高水平）	
2. IgM 型 APL（中，高水平）	
3. LA 阳性	

表 10 – 11　抗磷脂综合征的初步分类标准（1998，Sapporo，Japan）

符合至少 1 项临床标准加上 1 项实验室标准，则可以确诊抗磷脂综合征

临床标准

1. 血管性血栓形成

　　（1）发生在任何组织或器官的一次或一次以上的动脉、静脉或小血管栓塞的临床事件

　　（2）由造影、多普勒超声或组织病理学证实的栓塞，除外浅表静脉栓塞

　　（3）组织病理学证实有血管栓塞，血管壁应无明显炎症证据

2. 病态妊娠

　　（1）怀孕 10 周或超过 10 周时，发生 1 次或 1 次以上无法解释的形态死胎，经过超声证实或直接的胎儿检查确证，或

　　（2）怀孕 34 周或不足 34 周时，发生 1 次或 1 次以上形态正常胎儿因严重的先兆子痫或严重的胎盘功能不全而早产，或

　　（3）在怀孕 10 周之内，发生 3 次或 3 次以上连续的无法解释的自发流产，除外母体解剖和内分泌的异常及父母亲染色体方面的原因。

　　对于 1 种以上类型的病态妊娠患者进行研究时，鼓励研究者依据上述（1）、（2）、（3）进一步分两组。

实验室标准

1. 至少间隔 6 周的 2 次或 2 次以上发现血中存在中等或高滴度的 IgG 型和/或 IgM 型抗心磷脂抗体 ［ELISA 法检测出 β_2 糖蛋白 – I（β_2GP I）依赖型抗心磷脂抗体］

2. 至少间隔 6 周的 2 次或 2 次以上发现血浆中存在狼疮抗凝物（检验根据"国际血栓与止血协会"指南进行）

　　（1）磷脂依赖性的凝血过筛试验延长，如 APTT、KCT、dRWT、稀释的 PT 和 TT

　　（2）与缺乏血小板正常血浆混合无法纠正以上延长的时间

　　（3）补充外源磷脂可以缩短或纠正以上延长的时间

　　（4）排除其他的凝血系统异常，如存在因子Ⅷ抑制物或肝素

五、治疗

　　抗磷脂综合征根据血清抗体类型，可以分为两种亚型：狼疮抗凝物质综合征（LACS）和抗心磷脂抗体综合征（CIAS），后者更为常见。两者的临床症状略有区别，抗心磷脂抗体引起的血栓形成常引发动脉和静脉血栓形成，而狼疮抗凝物较易引起静脉血栓形成，APS 诊疗基本原则见表 10 – 12。

表 10 – 12　APS 的治疗策略

临床情况	治疗
无症状	不治疗，或 ASA 75mg/d
可疑血栓	ASA 75mg/d
反复静脉血栓	华法标，INR 2.0～3.0，无限期
动脉血栓	INR 3.0，无限期
初次妊娠	不治疗，或 ASA 75mg/d
单次流产，< 10 周	不治疗，或 ASA 75mg/d
反复流产，或 10 周以后流产，无血栓	妊娠全过程及产后 6～12 周小剂量肝素（5 000IU，每日 2 次）
反复流产，或 10 周以后流产，血栓形成	妊娠全过程肝素治疗，产后用华法林
网状青斑	不治疗，或 ASA 75mg/d
血小板 > 50×10^9/L	不治疗
血小板 < 50×10^9/L	泼尼松 1～2mg/kg

　　注：ASA：阿司匹林；INR：国际标准化比率。

　　（1）血栓形成的治疗

　　1）急性期积极溶栓：华法林治疗静脉血栓形成很有效；抗血小板聚集主要是阿司匹林；肝素和低分子肝素也是常用药物。

　　2）预防期：发生血栓之前，不主张预防性治疗。

（2）病态妊娠

1）评估患者：对于准备妊娠的 APS 患者应详细询问病史，进行妊娠风险探讨以指导治疗。

2）阻止习惯性流产：大剂量激素联用小剂量阿司匹林，肝素联用阿司匹林也有同等效果。

六、主要护理问题

1. 组织灌注量改变　与血管性血栓形成有关。

2. 潜在并发症　肢体缺失、重要脏器受累导致相应功能丧失、灾难性血管闭塞等。

3. 焦虑/抑郁　与反复发生血栓、反复妊娠失败有关。

七、护理目标

（1）患者主诉不适感减轻或消失。

（2）了解并发症，并发症发生后能得到及时治疗与处理。

（3）患者正确认识疾病，有效减轻焦虑/抑郁程度，配合治疗及护理。

八、护理措施

（一）一般护理

1. 心理护理　如下所述。

（1）解释抗磷脂抗体综合征的注意事项。

（2）鼓励患者表达自身感受，释放心理压力。

（3）教会患者自我放松、自我观察的方法。

（4）个体化进行心理护理，避免患者悲观失望，学会自我调节、树立信心。

（5）鼓励患者家属和朋友理解患者，给予患者关心和支持；尤其是对于有生育要求的患者，要积极鼓励患者正确面对疾病，规范治疗。

2. 饮食护理　如下所述。

（1）合理清淡低脂饮食，均衡膳食，保证热量和多种维生素的合理搭配；多吃新鲜蔬菜、水果，防止便秘。

（2）避免食用辛辣刺激食物；避免食用质硬、锐利的食物，以免损伤消化道，增加出血风险。

（3）发生流产的患者应注意加强营养，蛋白质供应 1.5~2g/d；避免摄入过多脂肪。

3. 环境与休息　如下所述。

（1）居住环境应干净、舒适、通风，避免阴暗潮湿。

（2）注意保暖：特别是指端、受累部位，避免受凉、感冒。

（3）血栓形成或血栓栓塞时应卧床休息，受累肢体制动；尽量减少活动，避免剧烈运动；发生病态妊娠的患者特别要注意休息，已经流产患者应按照产后护理进行护理。

（4）症状缓解后，可逐步进行功能训练，逐渐活动，适当锻炼。

（二）专科护理

1. 病情观察及常规护理　如下所述。

（1）观察并记录患者生命体征，循环情况，警惕新发栓塞。

（2）肢端溃疡或皮肤坏死的患者注意观察皮肤状况并加强护理。

（3）中枢受累患者注意对意识状态的观察。

（4）呼吸系统受累患者按急性肺栓塞、肺动脉高压和急性呼吸窘迫症进行护理。

（5）重症 APS 患者密切观察生命体征、意识状态、出入量等。

（6）妊娠期 APS 患者妊娠并发症发生率增高，应密切产期和产前母婴监护。

（7）治疗期间患者注意观察皮肤、黏膜有无出血趋向。

2. 系统损害的护理 如下所述。

（1）呼吸系统受累的护理：评估患者呼吸系统受累程度，持续低流量吸氧，创造安静舒适的休息环境，避免过度嘈杂。

（2）重症患者心电监护：采取合适的体位，如病情允许，可协助患者取斜坡卧位，床档保护。教患者使用放松技巧，转移注意力。遵医嘱给予药物治疗，并评价其疗效。

（3）神经系统受累的护理：评估神经系统受累程度，包括意识状态、生命体征及生活自理能力。加强患者保护、避免受伤，必要时加用约束带。采取合适体位，定期翻身拍背。加强口腔护理、皮肤护理、生活护理。

（4）泌尿系统受累的护理：评估患者泌尿系统受累程度，包括生命体征、出入量、小便性状。卧床患者定时翻身，防止压疮。密切监测患者血压、心率、尿量，若有异常及时报告医师处理。

（5）其他系统受累：评估系统受累程度，给予个体化专科护理。

3. 习惯性流产护理 如下所述。

（1）常规护理：监测生命体征，流产后3日以卧床休息为主，避免过早劳动或锻炼。

（2）产科护理：定期翻身；清洗外阴防止逆行感染；观察阴道分泌物，垫巾污染及时更换；观察有无腹痛及内出血等症状。

（3）流产后心理护理。

4. 血小板减少的护理 如下所述。

（1）常规护理：患者绝对卧床休息、避免碰撞；严密观察脉搏、呼吸、血压、神志、肢体温度及周围血管充盈情况；观察排泄物量及颜色；若有大出血者，遵医可被提起；而SSc患者一般为非凹陷性肿胀，紧绷感，后皮肤逐渐失去弹性，与皮下组织粘连，不能提起，皮肤呈蜡样光泽。EF和SSc患者的系统受累存在差异。EF患者脏器受累以全身非特异性症状最常见，其次为神经系统、血液系统、肺和胃肠道受累，但程度较轻，对症治疗预后良好。而SSc患者系统受累多侵犯重要脏器，最常见为肺、胃肠道、心脏和血液系统，全身非特异性症状次之，如不积极治疗，预后较差。EF和SSc患者实验室指标显示SSc患者ANA阳性者（83%）更为多见，而EF组发生率仅为25%；EF患者（80%~90%）嗜酸粒细胞增高，SSc患者嗜酸粒细胞均在正常范围。此外EF还需与皮肌炎和多发性肌炎鉴别。皮肌炎和多发性肌炎是侵犯肌肉为主的疾病，累及肌外膜，筋膜受累少见，无筋膜增厚及嗜酸粒细胞增生。当EF累及内脏系统时，在特异性皮肤改变的基础上会出现多种临床表现，要注意与各系统疾病鉴别。嘱迅速建立静脉通道、配血等抢救措施。

（2）心理护理：安抚患者，减轻或消除恐惧感积极配合治疗。

5. 药物护理 如下所述。

（1）告知正规用药的重要性，提高患者依从性。

（2）观察药物不良反应：华法林常见不良反应包括出血、恶心、腹泻、皮肤坏死等，在给药过程中应严密监测INR变化。抗血小板聚集药物阿司匹林常见不良反应为恶心、呕吐、腹痛、胃肠道症状、消化道出血、可逆性耳鸣、听力下降、肝肾损害等，应嘱患者多饮水，预防碰撞，定期复查血尿常规、肝肾功能、凝血功能等。

（三）健康宣教

通过健康宣教，引导APS患者正确了解病情，明确治疗目的，通过规范治疗和随访，有效控制病情。

出院宣教：饮食规律，忌烟酒，避免辛辣刺激及质硬食物；注意休息，适当运动，避免受凉感冒；每月复查1次，检查肝肾功能、血常规、凝血图及B超等，定期随诊评估病情并调定药物剂量。

九、特别关注

（1）患者心理护理。

（2）患者用药指导。

（3）治疗中和治疗后的护理。

（4）并发症的早期观察及处理。

十、前沿进展

1. APS 护理新进展　APS 作为一种慢性病，具有难以治愈的特点，为了控制症状、延缓病情发展，需要长期维持治疗甚至终生治疗。该病患者不仅要应对认知、生理、心理、社会、家庭等各方面的挑战，还不得不面对疾病带来的生理改变，经常到医院就诊或者住院、妊娠困难、长期用药及各种检查和治疗带来的痛苦等很多问题。而不良的心理状态和情绪反应将对疾病的转归和预后产生负面影响；因此有效疏导患者情绪，指导患者正确面对疾病是心理护理的重点。

APS 患者发生血管栓塞后引起相应部位组织缺血甚至坏死，导致相应功能丧失，甚至发生致死性并发症。因此，在已经发生栓塞的患者应按照受累脏器进行相应护理，并且在护理过程中需要仔细观察病情，警惕再栓塞；治疗后的患者需要注意抗凝剂的不良反应，如患者出血趋向等。

2. APS 患者随访　随着 APS 早期诊断、积极治疗的深入发展，该病诊断率逐渐增高，随访人数也持续上升，相关随访的重要性和存在的问题也日益显现出来。通过电话随访、门诊随访及网络随访等各种途径的随访方式指导患者日常生活及后续治疗中需要关注的问题，同时搜集患者各个时期内的相关资料，为进一步提高 APS 患者生存质量提供客观依据。护士参与的随访是当代护理工作的重要内容之一。在循证医学深入发展的今天，还需要大规模前瞻性对照研究来证实加强随访的益处、早期治疗复发。

十一、知识拓展：抗心磷脂抗体与自身免疫性疾病

早在 1906 年，Wassermann 发现一种可与患有先天性，梅毒胎儿的肝脏提取物作为抗原发生反应的抗体，称之为"反应素" 1941 年 Pangborn 证实这种抗原是一种磷脂，将其命名为心磷脂。

1950 年Ⅳ Moore 等人发现慢性 BFP – STS 人群中自身免疫性疾病的患病率很高，其中系统性红斑狼疮（SLE）尤为突出，高达 33% ~ 44%。1952 年 Conley 和 Hertman 报道了 2 例 SLE 患者的血浆中发现了一种特异的外凝血抑制因子。Mueller 等人也观察到类似的现象，这种抗凝物质也存在于一些非 SLE 患者中。Feinstein 和 Rapaport 仍将此物质命名为狼疮抗凝物（lupus antlcoagulant，LA）。

1983 年，Harris 用固相放射免疫分析法对 SLE 患者血中 LA 进行了分析，发现在 61% 的患者呈阳性，将其称为抗心磷脂抗体（anticardiolipin antibody，ACL）。同年 Hughes 等首次描述了一组以静脉和动脉血栓形成、习惯性流产、神经疾病以及抗磷脂抗体阳性为主要表现的临床综合征。

1985 年 Hughes 首次提出抗心磷脂综合征（anticardiolipin syndrome）的概念。

目前，越来越多的抗心磷脂抗体综合征相关研究提示，该病是一个涉及多系统的非炎性自身免疫性疾病，较大程度上影响患者身心健康和生活质量，易导致多系统多器官的功能异常甚至丧失。因此，合理改善病情、有效防止复发及改善并发症是目前治疗和护理的重点。

（万　芳）

第五节　结节性脂膜炎护理

一、概述

结节性脂膜炎（nodular panniculitis）是一种原发于脂肪小叶的非化脓性炎症，1925 年 Weber 进一步描述了它具有复发性和非化脓性特征。1928 年 Christizn 强调了发热的表现，此后被称为"特发性小叶性脂膜炎或复发性发热性非化脓性脂膜炎"，即"韦伯病"（Meber – Christizntin disease）。本病好发于 30 ~ 50 岁的女性，但也可发生于婴儿至老年的任何年龄阶段。

二、病因

确切病因目前尚未明确，可能与以下因素有关：

1. 免疫反应异常　异常的免疫反应可由多种抗原的刺激所引起，如细菌感染、食物和药物等。此外，卤素化合物如碘、溴等药物，磺胺、奎宁和锑剂等均可诱发本病。

2. 脂肪代谢障碍　有报道显示，本病与脂肪代谢过程中的某些酶的异常有关。还发现本病有 α_1 抗胰蛋白酶缺乏，可能导致免疫学和炎症反应发生调节障碍。

三、病理

以脂肪细胞的坏死和变性为特征。病理变化可分 3 期：①早期为脂肪细胞变性、坏死和炎症细胞浸润，伴有不同程度的血管炎症改变；②继之出现以吞噬脂肪颗粒为特点的脂质肉芽肿反应，可有泡沫细胞、噬脂性巨细胞、成纤维细胞和血管增生等；③最后皮下脂肪萎缩纤维化和钙盐沉着。

四、诊断要点

1. 临床表现　临床上呈急性或亚急性过程，以反复全身不适、关节痛、发热、皮下结节为特征，受累的皮肤反复发生红斑，时有压痛，并有水肿性皮下结节。损害呈多发性、对称性、成群分布，最常受累的部位是双下肢，常伴全身不适、发热与关节疼痛，亦可出现恶心、呕吐、腹痛、体重下降、肝脾肿大及其他内脏损害。其病程有很大差异，主要取决于受累器官的情况，根据受累部位可分为皮肤型和系统型。

（1）皮肤型：病变只侵犯皮下脂肪组织，而不累及内脏，临床上以皮下结节为特征，皮下结节大小不等，直径一般为 1~4cm，亦可大至 10cm 以上。在几周到几个月的时间内成群出现，呈对称分布，好发于股部与小腿，亦可累及上臂，偶见于躯干和面部。皮肤表面呈暗红色，伴有水肿，亦可呈正常皮肤色。皮下结节略高出皮面，质地较坚实，可有自发痛或触痛。结节位于皮下深部时，能轻度移动，位置较浅时与皮肤粘连，活动性很小。结节反复发作，间歇期长短不一。结节消退后，局部皮肤出现程度不等的凹陷和色素沉着，这是由于脂肪萎缩，纤维化而残留的萎缩性瘢痕。有的结节可自行破溃，流出棕黄色油样液体，此称为液化性脂膜炎。它多发生于股部和下腹部，小腿伸侧少见，愈后形成不规则的瘢痕。

约半数以上的皮肤型患者伴有发热，可为低热、中度热或高热，热型多为间歇热或不规则热，少数为弛张热。通常在皮下结节出现数日后开始发热，持续时间不定，多在 1~2 周后逐渐下降，可伴乏力、肌肉酸痛、食欲减退，部分病例有关节疼痛，以膝、踝关节多见，呈对称性、持续性或反复性，关节局部可红肿，但不出现关节畸形。多数患者可在 3~5 年内逐渐缓解，预后良好。

（2）系统型：除具有上述皮肤型表现外，还有内脏受累。内脏损害可与皮肤损害同时出现，也可出现在皮肤损害后，少数病例广泛内脏受损先于皮肤损害。各种脏器均可受累，包括肝、小肠、肠系膜、大网膜、腹膜后脂肪组织、骨髓、肺、胸膜、心肌、心包、脾、肾和肾上腺等。系统型的发热一般较为特殊，常与皮疹出现相平行，多为弛张热。皮疹出现后热度逐渐上升，可高达 40℃，持续 1~2 周后逐渐下降。消化系统受累较为常见，出现肝损害时可表现为右季肋部疼痛、肝大、脂肪肝、黄疸与肝功能异常；侵犯肠系膜、大网膜、腹膜后脂肪组织，可出现腹痛、腹胀、腹部包块、肠梗阻与消化道出血等。骨髓受累可出现全血细胞减少，呼吸系统受累可出现胸膜炎、胸腔积液、肺门阴影和肺内一过性肿块。累及肾脏可出现一过性肾功能不全。累及中枢神经系统可导致精神异常或神志障碍，本型预后差。内脏广泛受累者可死于多脏器功能衰竭，上消化道等部位的大出血或感染等。

2. 辅助检查　①血液学检查：血沉、血常规、肝肾功、自身抗体；②皮肤结节活检。

3. 诊断标准　本病特征为成批反复发生的皮下结节。结节有疼痛感和显著触痛，大多数发作时伴发热，结合第 2 期组织病理学（巨噬细胞期）可以确诊。

五、治疗

本病尚无特效治疗。在急性炎症期或有高热等情况下，糖皮质激素和非甾体抗炎药有明显效果，免疫抑制剂：较常用的有硫唑嘌呤、羟氯喹或氯喹、沙利度胺、环磷酰胺、环孢素与霉酚酸酯等有一定疗效。

六、主要护理问题

1. 体温过高　与炎性反应有关。
2. 皮肤完整性受损　与皮肤结节反复出现有关。
3. 疼痛　与关节炎性改变有关。
4. 有感染的危险　与皮肤破损或使用激素有关。
5. 知识缺乏　缺乏疾病治疗、用药和自我护理知识。
6. 焦虑　与症状反复发作和知识缺乏有关。

七、护理目标

（1）体温正常，使患者舒适度增加。
（2）皮损处皮肤保持完整，指导患者自我皮肤护理。
（3）疼痛减轻。
（4）患者焦虑/恐惧程度减轻，心理和生理舒适感增加，能积极配合治疗及护理。
（5）患者了解疾病相关知识，正确对待疾病，增加战胜疾病的信心。

八、护理措施

（一）一般护理

1. 心理护理　如下所述。
（1）为患者提供安静、舒适的病室。
（2）在与患者交流的同时，以镇静温和的表情，娴熟的操作技术，自信的肢体语言来稳定患者情绪，告之不良的心理状态会加重病情的道理。
（3）经常巡视患者，询问病情，耐心回答患者提出的问题，消除疑虑，给予精神上的安慰。
（4）加强与患者沟通，同情理解患者，向患者讲解该病的临床特点、病情、治疗和预后等相关知识，使患者对自身疾病有充分的认识和了解，鼓励患者积极配合治疗，树立战胜疾病的信心。
2. 病情观察　如下所述。
（1）密切观察病情变化，尽早识别并动态观察多器官累及的病情变化，以增加治疗的预见性。
（2）肾功能损害时患者应卧床休息，注意观察水肿、尿量的变化，准确记录 24 小时出入水量，测量体重，水肿、尿少者限制水分和钠盐摄入，待病情稳定后可进行适当活动。
（3）肝功能异常患者卧床休息，减少活动，给予高热量、高维生素、易消化、清淡饮食；禁止饮酒及禁食刺激性食物，避免使用对肝脏有损害的药物。定期检测肝功能。
（4）肺部受累注意患者有无唇周、指趾端发绀及呼吸困难等症状，详细观察咳嗽和咳痰的情况，记录痰量和痰的颜色，保持呼吸道通畅，及时给予氧气吸入。
3. 预防感染　因疾病引起白细胞减少和长期使用激素会降低机体抵抗力，容易发生感染，故预防控制感染极为重要。
（1）保持病室清洁，保持室内空气新鲜，定时通风，每日 2 次，每次 20～30 分钟，每周用紫外线消毒 2～3 次，每次 30 分钟，限制探视，防止发生交叉感染。
（2）保持皮肤和口腔卫生，定期洗澡更衣，在进餐前后及睡前，用生理盐水或口泰溶液漱口，或用软毛牙刷刷牙。

（3）保持大便通畅，注意肛周清洁，每次便后用清水或安尔碘抗菌洗液清洁肛周，睡前再加强1次，防止肛周感染。

（4）鼓励患者进行深呼吸，咳嗽，伸展胸部，加强扩胸运动，促进呼吸道分泌物排出，防止肺部感染。

（5）定期检测血常规。

（二）专科护理

1. 常见症状的护理　见表 10-13。

表 10-13　结节性脂膜炎常见症状的护理

皮肤护理	注意保暖，避免寒冷，用温水洗脸、洗脚
	预防骨隆突处压疮的发生，保持床单位平整清洁，骨隆突处以软垫垫起；保持皮肤清洁，以温和、刺激性小的肥皂清洁皮肤，涂抹润肤露，防止皮肤干燥
	保持皮肤完整性，避免抓挠皮肤导致皮肤破损而引起感染
	皮损疼痛时可涂抹喜疗妥，每天2次，并保持皮肤清洁
	皮肤活检的患者，每天换药，保持伤口敷料的干燥，动态观察切口局部情况（包括红、肿、热、痛等）
发热护理	体温超过39℃以上时，采用头部冰敷，温水、酒精擦浴等物理降温及药物降温，对皮损有瘀斑和血小板减少的患者，不宜予酒精擦浴降温
	退热期观察出汗情况，出汗后及时更换衣服
	鼓励患者多饮水，每天1 500~2 000mL，防止虚脱
	注意保暖，防止受凉；要密切观察体温变化，2~4小时测体温一次，并及时记录
	做好口腔护理和皮肤护理
关节疼痛护理	评估患者的关节疼痛部位、性质、持续时间，关节疼痛和活动受限的程度
	采取合适的体位，避免疼痛关节受压，病情允许下可适当加以按摩，放松肌肉以达到减轻疼痛目的
	休息肿痛关节，避免诱发因素
	遵医嘱给予镇痛药物
	疼痛缓解期指导进行主动或被动关节功能锻炼

2. 用药护理　如下所述。

（1）应告知患者坚持正规用药的重要性，在用药过程中不能自行换药或停药。

（2）讲解用药方法及注意事项，提高患者依从性。

（3）观察药物疗效及不良反应，见附录。

（三）健康宣教

结节性脂膜炎患者的健康宣教见表 10-14。

表 10-14　结节性脂膜炎的健康宣教

饮食	合理饮食，进食高热量、高维生素易消化饮食；限制钠盐的摄入，补充钾盐和钙盐，不宜进食油腻食物
避免诱因	保持情绪乐观开朗，少到公共场所和人口密集处活动，做好个人卫生，并注意休息，防止劳累，以避免继发感染
药物	遵医嘱坚持正确服药，指导患者正确服药，激素是治疗本病的重要措施，激素宜早上顿服，应逐渐减量至停用，不可骤停或擅自减药，以防止症状反弹
自我监测	学会自我监测病情，病情加重时，及时就医，以避免重要脏器受损
复查	门诊随访，定期复查

（四）并发症的处理及护理

并发症的处理及护理见表 10-15。

表 10 - 15　结节性脂膜炎并发症的处理及护理

常见并发症	临床表现	处理
内脏损害	多脏器损害，内脏损害的临床症状取决于受累脏器的部位，其特征性症状：肝脏损害可出现右肋痛，肝大等，小肠受累可有肠穿孔等，此外肺、脾、肾等均可受侵	评估患者临床表现 出现异常情况，给予针对性的处理

九、特别关注

结节性脂膜炎患者的皮肤护理。

十、前沿进展

结节性脂膜炎临床较少见，且病因不明，因此对于本病的护理研究还需进一步探索。

根据以上临床及组织病理学特点可以做出诊断，但需与以下几种疾病鉴别：①结节性红斑；②硬红斑；③组织细胞吞噬性脂膜炎；④结节性多动脉炎；⑤皮下脂膜样 B 细胞淋巴瘤；⑥恶性组织细胞病；⑦皮下脂质肉芽肿病；⑧类固醇激素后脂膜炎；⑨冷性脂膜炎。

十一、结节性红斑

结节性红斑（erythema modosum）是一种急性炎症性疾病，常侵犯双下肢膝以下小腿内侧，也可侵及小腿外侧、膝以上大腿，甚至侵及上肢，头面部少见。表现为肢体双侧对称性或鲜红色、暗红色、紫红色结节性损害，压痛明显，一般不痒，不破溃，3~4 周后自行消退，愈后无萎缩性瘢痕。全身症状轻微，无内脏损害，是由某种原因所致的真皮深层或皮下组织的局限性血管炎。该病可以是一种单独的疾病，也可以是某些全身性疾病的一种皮肤表现。本病好发于青年女性，某些患有全身性疾病的男性患者（如白塞病）也可有结节性红斑的表现，一般以秋冬寒冷季节发病为多。病理表现为间隔性脂膜炎伴有血管炎。

（吴　燕）

第六节　骨与关节的真菌感染

真菌感染是引起骨髓炎和关节炎相对少见但却十分重要的原因。可以引起骨髓炎的常见真菌病包括：球孢子菌病、芽生菌病、隐球菌病、假丝酵母菌（念珠菌）病和孢子丝菌病。真菌性关节炎较少见，常与孢子丝菌病、隐球菌病、球孢子菌病、芽生菌病、假丝酵母菌（念珠菌）病相关，偶尔也与其他的真菌感染相关。本章中将讲述真菌感染的流行病学特征、肌肉骨骼的临床表现和治疗。

在某些病例中，深部真菌感染的流行病学特征和临床特征可能提示诊断，但其潜在的症状常与其他非感染性疾病相似，可能会误导诊断。旅行和移民已经改变了真菌感染的地域分布特征。在使用免疫抑制剂的患者中，真菌感染可能会非常严重并很难控制；对于这些患者，主要的风险是播散性真菌感染。风湿病治疗中所使用的抗细胞因子药物及其他免疫抑制剂治疗，尤其是那些肿瘤坏死因子（TNF）靶向治疗，与播散性真菌感染相关，就像适应性免疫缺陷综合征（AIDS）、妊娠以及针对器官移植和恶性肿瘤的治疗一样。在一些病例中，风湿科医生需要认真考虑播散性真菌感染的诊断，而且在使用生物制剂之前评价其风险时也要慎重考虑这一点；播散性真菌感染可能会使关节炎的临床过程变得更为复杂。本章将介绍风湿性疾病治疗进程中出现真菌感染的临床表现。

通常可以通过组织学检查或相关组织培养来诊断真菌感染。改良后的组织活检技术使真菌诊断变得更容易，如果考虑有真菌感染的可能，应该做此种实验室检查。真菌感染的滑液白细胞计数和培养结果个体差异很大，有时会误导临床。血清学检测有助于真菌感染的诊断和分类。某些情况下能够进行血液和组织中真菌抗原和 DNA 的检测，但是这些方法的临床应用仍在研究之中。

一、球孢子菌病

土壤真菌粗球孢子菌和 posadasii 粗球孢子菌，在吸入孢子后通常会导致原发性呼吸道疾病。也可导致自限陸的急性肺炎，常伴随诸如关节痛、结节性红斑（溪谷热）等全身性表现，但其传染性常常不显著，而且罕有病例转化为慢性或弥散性疾病。球孢子菌病是美国西南部和美洲中部和南部的地方病，但是因为旅游、来自污染物的感染和陈旧性感染的再活动，在非流行病地区诊断的病例数不断增加。当土壤被污染或在刮风的情况下，感染的病例数会增加。人与人之间的直接传播罕见。肺外感染是肺原发性病灶血源性弥散引起的。骨和关节是感染弥散的常见部位，尤其是对于免疫功能减弱的患者。

感染性膝关节炎较常见，一般是来自滑膜的直接感染。另一种关节感染是由邻近的骨髓炎（包括椎骨、腕、手、踝、足、骨盆和长骨）扩散引起的。其临床特征是：逐渐加重的疼痛和关节僵硬，但肿胀不明显，而有早期的影像学改变。在一项队列研究中，57 例球孢子菌病患者中有 51 名仅有关节炎表现，其余 6 名有其他系统症状。

骨关节球孢子菌病误诊很常见，主要是由于首次感染后数月到数年才出现迟发性弥散，以及临床症状不典型。诊断的标准包括：相应的临床表现、血清学依据、组织病理学检查和培养。在全身弥散性感染出现之前的早期感染，常常可以通过沉淀素试验检测到 IgM 型球孢子菌素抗体阳性。对于大部分患者来讲，检测 IgG 抗体的补体结合试验的血清学效价在一定范围内可以提示弥散性疾病，并且在有效治疗后明显下降。在感染及免疫抑制患者中，早期的球孢子菌血清学检测可能为阴性。一种特异的针对尿中球孢子菌半乳甘露聚糖抗原的酶免疫测定法（EIA）有助于重症球孢子菌感染的诊断。常通过活检样本证实有肉芽肿性滑膜炎和典型的小球体而确诊，部分病例可以通过阳性的培养结果和直接扩增试验来明确诊断。滑液中的白细胞计数并非必要的，可能淋巴细胞占优势。滑液培养的阳性率较低；滑膜组织的培养或许更有助于诊断。放射性核素骨扫描有助于确定感染部位。

对于早期诊断的滑膜炎，单纯的抗真菌治疗即可，起始治疗一般口服氮二烯五环类抗真菌药物，通常为氟康唑及伊曲康唑。两性霉素 B 为推荐的可选择的治疗药物，尤其是损伤可能迅速恶化及特别关键部位的感染，例如脊髓炎。已经证实脂质体两性霉素 B 与普通的脱氧胆酸两性霉素 B 相比，具有较小的肾毒性以及输注相关不良反应，而且对传统的两性霉素 B 耐药的病例可以给予剂量较高的脂质体两性霉素 B，但这些尚无正式的临床试验研究。对于更为广泛的弥散性感染或关键部位的感染，如脊柱，以及对于高风险的患者，抗真菌治疗方案的选择以及疗程比较复杂。倾向于外科手术的因素为：大脓肿，脓肿进行性增大或破坏性损害，死骨形成的存在，脊柱的不稳定性或关键器官组织的创伤（例如受硬膜外脓肿压迫的脊髓），新的抗真菌药如伏立康唑和泊沙康唑在临床治疗中显示其明确的疗效。长期氟康唑预防性治疗可以减少免疫抑制患者再复发的风险。

球孢子菌滑膜炎也可发生于免疫复合物介导的炎症过程中。典型的是多关节炎，这使原发性肺部病变和播散性疾病更为复杂。它伴有发热、结节红斑或多形红斑、嗜酸性粒细胞增多和肺门淋巴结肿大，可在 2~4 周内消退。

二、芽生菌病

芽生菌病由皮炎芽生菌引起，在美国的中北和南部地区流行。感染通常导致散发和群发的肺部疾患，原因是接触被病原体污染的腐烂木屑的泥土和灰尘。除了病原体接触史外，患者没有任何独特或易感的特征。临床表现包括：高热和其他全身症状，肺部和皮肤的受累，其病死率相当高。白细胞增高及红细胞沉降率加快很常见。骨痛、局部肿胀、软组织脓肿是骨关节疾病最常见的表现，血源性弥散很常见；皮肤病变和骨关节病变更常发生。25%~60% 的弥散性病例发生骨病变，3%~5% 出现关节炎。在一项 45 例骨骼芽生菌病的研究中，41 例发生骨髓炎，12 例发生脓毒症性关节炎。最常累及的骨是长骨、椎骨和肋骨。

在芽生菌病中出现的关节炎是单关节炎，最容易发生关节炎的部位是膝关节、踝关节和肘关节，偶尔为多关节受累。仅在一小部分病例中，关节感染仅仅累及骨骼；关节影像学通常表现为穿凿样骨病变。滑液一般为化脓性的，与培养一样，显微镜检查可以明显发现病原体。滑膜的组织病理检查表现为上皮样肉芽肿，伴出芽酵母形成。通常也可以通过受累的非关节部位病理检查做出诊断。尿液抗原检测非常敏感，但是在其他的流行性真菌感染患者中可能会出现假阳性。对于中重度到重度芽生菌病患者，推荐应用两性霉素B治疗1~2周或病情明显改善后口服伊曲康唑至少12个月。对于轻度到中度病例，建议口服伊曲康唑12个月。在患者治疗至少2周后应检测伊曲康唑血药浓度，以确保适当的药物浓度。

三、隐球菌病

隐球菌病的病原体是新型隐球菌。后者在生物界普遍存在，可以在鸽粪中找到。隐球菌病与热带的一种桉树有关，另外还与温哥华岛、加拿大周围以及美国的西北部疾病暴发有关。它是仅与细胞介导的宿主防御缺陷有关的常见病原体，包括HIV感染、移植、淋巴网状内皮系统恶性肿瘤、赘生物、接受肿瘤坏死因子-α抑制剂及糖皮质激素治疗的患者。

隐球菌病临床表现各异，疾病初期肺部受累常见，但有时可通过血行弥散到很多不同的部位，包括中枢神经系统和皮肤。虽然骨的感染常见，但是造成溶骨病变的仅占50%~10%。关节累及的报道很罕见。骨的病变需要与转移性肿瘤鉴别。

据报道，隐球菌关节炎中60%是无痛性单关节炎，其余为多关节炎。其中膝关节是最常受累的关节。有腱鞘炎并发腕管综合征的个案报道。在AIDS出现之前，报道的几例患者大部分是影像学证实的关节周围的骨髓炎。这些患者都是青年人，没有消耗性疾病，也没有播散的证据，仅50%有肺部病变。滑膜组织表现为急性或慢性滑膜炎、多核巨细胞和明显的肉芽肿形成以及特殊染色下大量的出芽隐球菌。近期有大量关于免疫抑制的患者出现播散感染的病例报道。值得一提的是，骨关节的隐球菌感染与结节病有关，虽然目前还不清楚这个相关性是结节病本身还是由于应用免疫抑制剂治疗所致。血清隐球菌抗原检测非常敏感，部分原因是因为骨关节感染为血源性播散导致。治疗方案根据感染的解剖学部位和宿主的免疫状态而定，两性霉素B和氟康唑疗效比较好。严重隐球菌感染的病例，常在开始的2~4周用5-氟胞嘧啶联合两性霉素B或氟康唑作为诱导治疗。

四、假丝酵母菌（念珠菌）病

假丝酵母菌（念珠菌）是广泛存在的酵母菌。白假丝酵母菌（白色念珠菌）是人类的正常寄生菌，其他种类的假丝酵母菌可以在非动物环境中生存，例如土壤。从20世纪40年代开始应用抗生素起，由于免疫抑制剂和胃肠外营养的普遍应用，皮肤黏膜和深部器官的假丝酵母菌感染发病率正在逐渐增加。虽然很少有骨髓炎的报道，但在儿童和成人中，它是血源性播散的一个潜在的严重并发症。假丝酵母菌感染也可发生在外科手术和假丝酵母菌污染的海洛因注射过程中，通过直接的组织接触也可发生假丝酵母菌感染。在两性霉素B成功治疗其他部位的感染后可以出现骨的感染。感染通常位于两个相邻的椎体之间或位于单独的长骨。外科手术的接触可能发生胸骨、脊柱、下颌骨的感染。少部分患者可以累及多个部位。全关节置换术后也可发生假关节的假丝酵母菌感染。

骨关节假丝酵母菌感染在临床上表现为局部疼痛，其他症状和实验室异常在个体中差别较大。有症状部位的影像学检查常可以发现骨髓炎的骨变化。开放性或穿刺针活检可获得病变的骨组织，通过组织培养可以发现各种假丝酵母菌而得到正确的诊断。有应用直接基因扩增试验的报道。用唑类（如氟康唑、伊曲康唑、伏立康唑、泊沙康唑）、棘球白素类（如卡泊芬净、米卡芬净、阿尼芬净）或两性霉素B治疗可能有效。菌种鉴定及药物敏感试验有助于抗真菌治疗药物的选择。例如，光滑假丝酵母菌通常对唑类抗真菌药及两性霉素敏感性差，但是对棘球白素类敏感。克鲁斯假丝酵母菌对唑类抗真菌药耐药，对两性霉素敏感性差，但是对棘球白素类抗真菌药物敏感。葡萄牙假丝酵母菌对两性霉素耐药，近平滑假丝酵母菌对棘球白素类敏感性差。外科清创术的应用必须个体化，单药治疗椎体受累但无神经并发症的假丝酵母菌感染是有效的。

假丝酵母菌（念珠菌）病不是单关节炎的常见病因。虽然已有报道化脓性关节炎是由于其他类型的假丝酵母菌感染引起，但白色假丝酵母菌是最常见的病原体，有报道其常累及膝关节，发生在多灶性关节外假丝酵母菌感染的前后，常伴有全身症状，儿童和成人都可以发生。易感因素包括胃肠道和肺部疾患、麻醉剂成瘾、静脉内导管、白细胞减少、免疫抑制剂治疗（包括 TNF 抑制剂）、应用广谱抗生素和糖皮质激素。一些患者既往有关节炎病史，在关节腔穿刺后发生感染。影像学检查可以发现绝大多数病例同时存在骨髓炎。滑液白细胞计数差别较大，所有患者的滑液中都可以培养出假丝酵母菌属，但涂片检查不一定能够发现。滑膜的病理学检查表现为非特异的慢性炎症，而不是肉芽肿。

五、孢子丝菌病

孢子丝菌病是申克孢子丝菌感染引起，它是一种广泛存在于土壤和植物中的腐生菌。通过皮肤接触在人类传播，极少数通过呼吸道吸入传播。它通常在热带和亚热带工作的劳动者之间传播。最常见的感染部位是皮肤和淋巴管，但也可以由肺部播散到中枢神经系统、眼、骨骼和关节。在具有免疫功能的宿主中，典型的感染是单一部位的感染，而在免疫缺陷的宿主中，包括在接受抗细胞因子治疗的患者，可以出现多发性病灶。

与相对常见的皮肤感染相比，关节孢子丝菌病少见。在一项队列研究中，84% 的病例没有皮肤感染，提示感染途径是通过肺部所致。孢子丝菌病常发生在患有可使宿主抵抗力发生改变的慢性疾患人群中，例如酒精中毒、骨髓增生异常。孢子丝菌病关节炎大多是无痛性的，可表现为单关节炎或多关节炎。常受累的关节有膝、手、腕、肘和肩关节。手、腕关节受累是其与其他真菌性关节炎的不同之处。关节感染有扩散到软组织形成窦道的倾向，全身症状少见。

影像学改变多种多样，从邻近关节的骨质减少到常见的穿凿样骨病变。滑液通常呈炎症性改变。滑膜炎的总体特征是破坏性的血管翳形成；其显微镜下特征为：肉芽肿性病理学改变或少数非特异性炎症。在病变的组织中很难发现病原体，常通过关节液或感染组织的阳性培养结果进行诊断。室温孵育有助于菌丝 S 期的生长。血清学检查对孢子丝菌病的诊断没有意义。在一小部分病例中，孢子丝菌病播散可能导致一种潜在的致命性感染，其特征性表现是：低热、体重下降、贫血、溶骨病变、关节炎、皮肤病变、眼部和中枢神经系统受累。这种病例发生在免疫抑制的患者中，如血液系统恶性肿瘤或 HIV 感染患者。

1979 年报道的 44 例孢子丝菌病患者中，关节清创术与大剂量静脉注射两性霉素 B 的联合治疗的效果是最理想的（11 例治疗患者全部治愈），而单独使用两性霉素的疗效稍差（19 例治疗患者中 14 例治愈）。最近已有研究证实，伊曲康唑对大多数患者初始治疗是有效的。伊曲康唑治疗无效和多部位感染可以选择两性霉素 B。相反，氟康唑对骨关节孢子丝菌病的治疗效果不佳。对罹患 AIDS 的患者需长期使用伊曲康唑治疗。

六、曲霉菌病

曲霉菌无处不在，但是免疫功能正常的人很少感染。相反，对于免疫抑制的儿童和成人，曲霉菌侵袭性感染是一种致命的并发症。感染可以从肺部直接扩散到邻近的椎体、椎间盘和肋骨（多为儿童），或通过血液扩散。伴有相邻骨髓炎的单关节炎也有报道，膝关节受累最为常见。在感染的组织中可以发现病原体。已有研究证实，酶免疫分析法（EIA）检测半乳甘露聚糖可以作为侵袭性曲霉菌病的标志物，另外（1→3）-β-D-葡聚糖测定同样可以提示侵袭性真菌感染。采用外科清创术和抗真菌药物联合治疗的方案一直存在质疑。对于侵袭性曲霉菌病，伏立康唑优于两性霉素 B，是目前推荐的首选治疗。采用脂质体两性霉素 B、泊沙康唑、卡泊芬净和米卡芬净对上述治疗无效病例的补救治疗有效。目前尚未有研究证实联合治疗优于单药治疗。

七、组织胞质菌病

荚膜组织胞质菌是一种可以导致地方病的土壤寄生菌，流行地区为美国的中西和东南地区。组织胞质菌的骨关节感染少见，但有膝关节、腕关节和踝关节感染的报道。包括应用 TNF 拮抗剂后处于免疫抑制状态的成人和儿童易患播散性的组织胞质菌病，临床上可能与结节病、结核和反应性炎性疾病混渐。此病的诊断依赖于适当的真菌染色、培养方法、抗原检测和血清学抗体试验。有个案报道强调人工假体真菌性关节炎的发生率很低。更常见的组织胞质菌骨关节炎的表现是一种伴有急性肺部感染的高敏综合征，它的特征是自限性多关节炎、结节红斑和多形红斑。伊曲康唑联合脂质体两性霉素 B 是治疗严重感染的首选药物，而伊曲康唑用于治疗一般的组织胞质菌感染。

八、足放线菌病

足放线菌是存在于环境中的真菌，可存在于免疫功能正常和免疫功能抑制的宿主中。在皮肤接触后可以导致病灶的侵入性和播散性感染。芽生足放线菌常累及骨和软骨，导致化脓性关节炎和骨髓炎。外科治疗和抗真菌治疗很难消除感染，病原体对两性霉素 B 耐药。有病例报道，单用伏立康唑或伏立康唑联合特比萘芬能有效控制感染。

九、真菌感染的治疗

在过去的几十年里，抗真菌化学药物治疗已经得到了明显改进，最初是两性霉素 B 的引入，后来是包括氟胞嘧啶、酮康唑、氟康唑和伊曲康唑等口服抗真菌药物的发展。近期的进展包括：比两性霉素 B 毒性小的脂质体两性霉素 B 以及两性霉素 B 脂质体复合物。目前已经证实，广谱抗真菌药伏立康唑和泊沙康唑是广谱唑类抗真菌药，对曲霉菌病和毛霉菌病的治疗效果较好。现在有另一类可选择的新的抗真菌药——棘球白素类（卡泊芬净、米卡芬净和阿尼芬净）可以用来治疗曲霉菌病和假丝酵母菌感染。有些综述报道了详细的治疗指南。在正确选择药物和疗程方面，临床医生必须考虑到感染的病原体疾病的临床表现、患者的免疫状态、耐药情况、药物的不良反应、治疗的直接和间接费用。由于感染患者可能同时存在接受抗移植排斥治疗、免疫紊乱、恶性肿瘤或 AIDS 而免疫系统防御能力下降的情况，治疗变得更为复杂。

伊曲康唑是地方性真菌病（芽生菌病、组织胞质菌病和孢子丝菌病）的首选治疗。推荐的负荷剂量是 200mg，每日 3 次，连用 3 天，之后每日 200～400mg。伊曲康唑的吸收是不可预知的，需要测定血液中伊曲康唑的浓度以保证充分的药物疗效。伊曲康唑的吸收需要胃酸，所以给药的同时应避免使用质子泵抑制剂、H_2 受体拮抗剂等药物所致的胃内酸度下降。治疗疗程至少 6 个月，部分病例可能需要治疗 1 年。对于隐球菌病，氟康唑是推荐的氮二烯五环类抗真菌药物。脑膜受累和威胁生命的感染首选两性霉素 B。若需获得详细的治疗指南和药物不良反应，可参阅综述，美国传染病学会的指南以及特殊感染的主要参考文献。

十、抗风湿病治疗可继发真菌感染

许多与骨关节疾病相关的同种真菌感染可导致接受抗风湿治疗的患者感染，特别是接受生物制剂治疗的患者。真菌感染的动物模型提示，TNF 在宿主防御反应中起着重要的作用，这些病原体包括曲霉菌、假丝酵母菌（念珠菌）、隐球菌、球孢子菌和孢子丝菌。

在美国的西南部球孢子菌感染流行地区，已有接受 TNF 拮抗剂治疗后出现球孢子菌感染的病例报道。在一项已经发表的最大的报道中，13 例中有 12 例是发生于英夫利昔单抗治疗后，1 例发生于依那西普治疗后。这些病例中 2 例表现为新发感染而不是疾病复发。在同一个医疗中心，英夫利昔单抗治疗与其他抗风湿治疗相比，球孢子菌感染的相对危险度为 5.23。在所有病例中，球孢子菌感染无其他已知的危险因素，包括糖尿病、妊娠、HIV 感染。也有报道，球孢子菌感染发生于非流行病地区，推测可能与病原菌暴露有关。

在美国中部密西西比河谷区域球孢子菌感染流行地区，也有接受 TNF 拮抗剂治疗后发生播散性感染的报道，应用英夫利昔单抗后球孢子菌感染发生率高于其他生物制剂治疗。目前原因不明，可能的原因包括英夫利昔单抗独有的作用机制、接受该药治疗的患者较多、患者的选择、联合其他免疫抑制剂治疗，或者上述某几种因素的同时存在。在大多数病例中，发生于 TNF 拮抗剂治疗后的组织胞质菌病感染的患者，都曾接受过另外的免疫抑制剂治疗。患者的典型表现为：咳嗽、呼吸困难、发热、全身不适，可能会快速进展为严重疾病。92%弥散性组织胞质菌病患者的尿液中可检出组织胞质菌抗原，而且该检测有助于快速诊断。暴露于组织胞质菌可导致无症状潜伏性感染，然而，这就很难确定到底是继发于有症状性感染疾病复发还是有新发感染。TNF拮抗剂治疗后隐球菌肺部感染和播散性感染均有报道，也有曲霉菌、假丝酵母菌、足放线菌、孢子丝菌感染的报道。目前尚未有阿巴西普或利妥昔单抗治疗后真菌感染的报道，是否与这些药物风险较低有关，还是与接受这类药物治疗的患者较少有关，还需要进一步观察。

卡氏肺囊虫肺炎（PCP）是由一种最初分类为原虫的真菌（卡氏肺囊虫）感染引起。PCP是一种与HIV感染相同的机会性感染，有报道发生于一些接受抗风湿治疗后的患者，包括环磷酰胺及小剂量甲氨蝶呤，通常联合糖皮质激素治疗。有意思的是，日本报道PCP与小剂量甲氨蝶呤治疗有着特殊的关系，无症状肺包子虫病发生率在老年人中高达18.8%，该作者提出聚合酶链反应（PCR）检测可能鉴定治疗过程中高风险PCP携带者。包括利妥昔单抗及TNF拮抗剂的生物制剂的应用与PCP的发生有关，PCP表现为发热、干咳和喘息。接受免疫抑制剂治疗的患者临床表现比HIV感染的患者病情更严重。病原体可以在HIV患者痰中检出，但在风湿病患者中很少检出。PCR方法检测出卡氏肺囊虫DNA可以做出诊断。血清中升高的β-D-葡聚糖（一种常见的真菌细胞壁成分）也有助于诊断。一项21例的病例研究证实，接受英夫利昔单抗治疗的患者中，年龄较大、既往有肺部疾病史、大剂量糖皮质激素治疗，以及人血白蛋白和IgG偏低是患PCP的潜在危险因素。PCP胸部X线片表现为弥散性浸润影，CT扫描表现为磨玻璃影；胸部X线片表现很难与甲氨蝶呤性肺炎鉴别，治疗方案包括外源性辅助供氧，以及甲氧苄啶，磺胺甲噁唑（TMP/SMX）或喷他脒羟乙磺酸盐治疗。在HIV并发PCP的患者中，大剂量激素常常用于辅助治疗，而采用免疫抑制剂治疗的研究较少。

PCP感染也与接受非生物制剂的免疫抑制治疗有关，特别是应用环磷酰胺治疗系统性红斑狼疮、血管炎以及其他自身免疫性疾病时，也有发生PCP的风险，尽管风险较低。在最近的一项回顾性研究中，分析了76 156例接受环磷酰胺治疗的系统性红斑狼疮患者，发生PCP的风险为15.88例/10 000例患者，即0.158%。潜在危险因素包括大剂量糖皮质激素的应用、淋巴细胞数减少（特别是CD4淋巴细胞计数减少）、肾疾病以及高疾病活动度。肺部受累的血管炎患者PCP风险是增高的，这类患者以及系统性红斑狼疮肺部受累发生PCP的诊断均比较困难。遗憾的是，目前还没有关于自身免疫性疾病PCP预防的公开指南，也没有这种情况下明确的护理标准指导意见。最近关于血管炎的临床研究常把PCP的预防作为方案的一部分，建议用它来做护理的指南。近期针对美国风湿病学家的两项调查，发现常规处方预防性抗生素的比例分别仅是50.4%和69.5%。专业的风湿病医生以及刚毕业的医学生更偏向使用预防性治疗药物。TMP/SMX似乎比氨苯砜或雾化吸入喷他脒更有效，尽管它们能明显增加狼疮患者磺胺过敏的风险。除了肺囊虫，对于真菌感染的预防性治疗目前还没有统一的标准或建议。

鉴于接受生物制剂治疗有发生真菌感染的风险，慎重选择患者很重要。有真菌感染史以及明显有病原体接触史的患者，只有在可选择的治疗无效或不能耐受时，才考虑应用生物制剂。接受生物制剂治疗过程中尽可能地减少暴露于感染源［例如：避免暴露于被组织胞质菌污染的老旧建筑里（拆除、修建、清洁），以及鸡舍、鸟舍、木屋或洞穴（洞穴探险）］，还应避免暴露于球孢子菌流行区域的户外灰尘。迄今为止，还没有筛选潜在感染及预防性治疗的实践经验。暴露于球孢子菌的患者血清中IgG和IgM抗体滴度可能会升高，抗体滴度在最初暴露后的3~6个月是正常的，然而，这些检验不适合识别远期感染。迟发型超敏反应试验可能有助于较长时间的感染的诊断，但是这个试验在美国尚未普遍应用。此外，在这种情况下绝大多数球孢子菌感染表现为急性感染而不是疾病再发。胸部影像学表现为钙化性肉芽肿及先前的组织胞质菌感染，但这是非特异性表现。在日本，对接受甲氨蝶呤治疗的无症状卡氏肺囊虫携带者，建议TMP/SMX治疗至PCR试验正常，而且可以减少发生肺炎的风险，但这些还尚未在美国人群中研究。缺乏有效的筛选试验使得早期识别感染和制订治疗方案很困难。事实上，美国食品和药品管理局（FDA）要求在TNF拮抗剂的产品说明书上标注关于发生真菌感染风险的"黑匣子"，反映这类感染的延误诊断有潜在的致命性后果。

（吴　燕）

第十一章

妇产科疾病护理

第一节　妊娠期高血压

一、疾病概要

妊娠期高血压是妊娠期特有的疾病。发生率在我国为 9.4%。主要表现为高血压、蛋白尿等症状，重度患者伴有头痛、眼花，甚至抽搐、昏迷。本病严重威胁母婴健康，是引起孕产妇和围产儿死亡的主要原因。

1. 影响因素　如下所述。

（1）好发因素：①精神过度紧张；②年轻初产妇或高龄初产妇；③有慢性高血压、肾炎、糖尿病等病史的孕妇；④营养不良者；⑤体型较胖，体重指数 > 0.24 者；⑥子宫张力过高者，如双胎、羊水过多等；⑦家族中有高血压病史；⑧寒冷季节或气温变化大时。

（2）胎盘浅着床：胎盘浅着床可能是孕早期母体和胎盘间免疫耐受发生改变，导致子宫螺旋小动脉生理重铸过程障碍，胎盘灌注减少，滋养细胞缺血，致滋养细胞功能受损和浅着床。临床上本病易发生于腹壁较紧的初产妇、多胎妊娠、羊水过多等，可能与发生胎盘浅着床有关。

（3）免疫学说：认为胎儿胎盘是具有半抗原性移植体，正常妊娠的维持，有赖于胎儿母体间免疫平衡的建立和稳定。这种免疫平衡一旦失调，即可导致特殊的排斥或变态反应，引起血管内皮细胞病变，从而发生该病。

（4）其他：近几年来，还认为本病与血管内皮受损、遗传因素、营养缺乏、胰岛素抵抗等因素有关。

2. 病理　本病基本的病理生理变化是全身小动脉痉挛，全身各系统脏器血液灌注量减少，对母儿造成危害，甚至导致母儿死亡。由于小动脉痉挛，造成脉管狭窄，外周阻力增加，肾脏缺血，肾小球受损，通透性增加，体液和蛋白质渗漏，表现为血压升高、蛋白尿、水肿。全身各系统脏器因缺血、缺氧而受到不同程度的损害，胎盘供血不足，可致胎儿宫内生长发育迟缓（IUGR）。病情变化急剧时，可致胎死宫内，严重时胎盘小血管破裂，导致胎盘早剥；脑组织缺氧、水肿，严重时出血，出现头昏、头痛、恶心、呕吐，重者抽搐、昏迷，脑疝形成而致死亡；心肌缺血，可导致左心衰竭，继而发生肺水肿；肾脏受损，肾小球滤过率减少，出现尿少，导致水钠潴留，严重者出现肾衰竭；肝脏由于缺血，使血清谷丙转氨酶升高，出现黄疸表明病情严重，严重者肝实质缺血坏死、肝包膜下出血；血液系统可因血管壁渗透性增加，血液浓缩，红细胞比容增加，重症患者可致微血管病性溶血（又称 HELLP 综合征，主要表现溶血、肝脏酶升高及血小板减少）等。

3. 临床特点及处理原则　如下所述。

（1）临床特点：为高血压、水肿、蛋白尿，严重时出现头痛、眼花、胸闷、恶心、呕吐，甚至抽搐和昏迷。

（2）防治原则：解痉、降压、镇静、利尿、扩容，适时终止妊娠，预防并发症。

二、护理评估

1. 健康史　详细询问是否存在妊娠期高血压疾病的诱发因素，既往有无高血压、慢性肾病及糖尿病史；详细询问孕妇的自觉症状，胎儿生长情况等。

2. 身体状况　见表 11-1。

表 11-1　妊娠期高血压疾病分类

分类	临床表现
妊娠期高血压	血压≥140/90mmHg，妊娠期首次出现，并于产后12周恢复正常；尿蛋白（-）；患者可伴有上腹不适或血小板减少，产后方可确认
子痫前期轻度	血压≥140/90mmHg，孕20周后出现，尿蛋白≥300mg/24h 或（+）。可伴有上腹不知、头痛等症状
重度	血压≥160/110mmHg；尿蛋白≥2.0g/24h；持续性头痛或其他脑神经或视觉障碍；持续性上腹不适
子痫	子痫前期孕妇出现抽搐、昏迷，不能用其他原因解释
慢性高血压并发子痫前期	高血压孕妇妊娠20周以前无尿蛋白，若出现尿蛋白≥300mg/24h；高血压孕妇20周前突然尿蛋白增加，血压进一步升高或血小板<100×10^9/L
妊娠并发慢性高血压	血压≥140/90mmHg，孕前或孕20周以前或孕20周后首次诊断高血压并持续到产后12周后

（1）血压：血压的高低与病情有直接关系。测血压时，要注意与基础血压比较。初测血压升高者，应休息1h再次测量。

（2）水肿：妊娠期高血压病出现水肿，可分为4级，用"+"表示。"+"：水肿局限在踝部、小腿；"2+"：水肿延及大腿；"3+"：水肿延及腹部、外阴；"4+"：全身水肿或伴腹水。水肿不明显，但体重每周增加>0.5kg的隐性水肿应重视。妊娠期因增大的子宫压迫下腔静脉，使血液回流受阻，引起水肿，营养不良性低蛋白血症及贫血也可引起水肿，应注意鉴别。孕妇体重突然增加每周超过0.9kg，或每月增加超过2.7kg是子痫前期的信号。

（3）尿蛋白：取中段尿检验，凡24h尿液蛋白定量≥300mg者为异常。尿蛋白量的多少直接反映肾血管痉挛的程度以及肾小管上皮细胞因缺氧至功能受损的程度。

（4）抽搐与昏迷：子痫前期患者在高血压、水肿、蛋白尿的基础上出现头痛、眼花、胸闷、呕吐、上腹不适。在此基础上出现抽搐、昏迷为子痫。若发生在临产前称产前子痫；若发生在分娩期称产时子痫，临床多见；若发生在产后7天内，特别是产后24小时内称产后子痫。子痫抽搐进展迅速，前驱症状短暂，表现为抽搐、面部充血、口吐白沫、深昏迷；随之深部肌肉僵硬，很快发展成典型的全身高张阵挛惊厥，有节律的肌肉收缩和紧张，持续1~1.5分钟，其间患者无呼吸动作。此后抽搐停止，呼吸恢复，但患者仍昏迷，最后意识恢复，但困倦、易激惹、烦躁。护士应特别注意抽搐发作时间、持续时间、间隔时间、发作状态及频率、神志表现，有无舌咬伤、窒息、摔伤、骨折、吸入性肺炎等。

3. 辅助检查　如下所述。

（1）血液检查：检查血常规，血细胞比容，血浆黏度，电解质，二氧化碳结合力，出、凝血时间，凝血因子时间，血小板计数等。

（2）尿液检查：尿蛋白定量、定性检查，尿比重检查。

（3）肝、肾功能检查：谷丙转氨酶、血尿素氮、肌酐及尿酸等测定。

（4）眼底检查：正常动静脉管径比为2∶3。通过眼底检查若发现动静脉管径比为1∶2，甚至1∶4时，表示眼底小动脉痉挛，提示病情严重。严重时可致视网膜剥离，乃至失明。

（5）其他检查：胎盘功能、胎儿成熟度、B超、心电图、超声心动图等检查视病情需要而选择。

4. 心理-社会因素　孕妇得知血压升高后常表现出担心和焦虑，因怕胎儿受到损害而感到恐惧。此时家属会感到极为无助，求助医护人员以保证母子安全。也有孕妇及家属因对疾病缺乏认识，表现出淡漠、不重视，不按时产前检查，而使病情加重。

三、护理诊断及相关合作性问题

1. 焦虑 与担心胎儿安全有关。
2. 知识缺乏 与缺乏妊娠期高血压病的知识有关。
3. 体液过度 与水钠潴留、低蛋白血症有关。
4. 有受伤的危险 与发生子痫抽搐和昏迷有关。
5. 潜在并发症 急性肾衰竭、胎盘早剥、子痫、脑出血。

四、护理目标

（1）孕妇焦虑得到缓解。
（2）孕妇了解孕期保健的重要性，积极配合产前检查和治疗。
（3）孕妇的水肿被正确评估和处理。
（4）孕妇受伤因素被及时评估和控制。
（5）并发症得到及时评估和控制。

五、护理措施

1. 预防措施 如下所述。
（1）加强孕期健康教育：切实开展孕期卫生宣教，正确进行产前检查，使孕妇了解妊娠期高血压病对母儿的危害，做到自觉从早孕开始检查，发现异常，及时处理。
（2）正确指导孕妇的营养与休息：增加富含蛋白质、维生素、铁、钙和其他微量元素的食品，控制盐和脂肪的摄入。从妊娠 20 周起，每日补充钙剂 2g，可降低该病的发生。
（3）翻身实验预测妊娠期高血压病：孕妇左侧卧位测血压直到稳定后，翻身仰卧 5 分钟再测血压。若仰卧位舒张压较左侧卧位≥20mmHg 为阳性，提示孕妇有发生妊娠期高血压病的倾向。
2. 一般护理 如下所述。
（1）休息：轻度妊娠期高血压病孕妇在家休息，保证每天睡眠 6～8 小时，以左侧卧位为宜。重度患者住院治疗，保持病室安静。必要时用镇静药物保证充分休息。
（2）加强营养：指导孕妇增加蛋白质、维生素、铁、钙等食物，减少盐和脂肪的摄入。
（3）教会孕妇自我监测：监测自觉症状（头痛、头晕、恶心等），计胎动，指导家属学会听胎心。
（4）间断吸氧：可增加血氧含量，改善全身主要脏器和胎盘的氧供。
3. 病情监测 如下所述。
（1）监测生命体征：密切注意血压、脉搏、呼吸、体温。每小时测记血压、脉搏、呼吸 1 次，每 4h 测记体温一次。随时观察和询问孕妇有无头晕、头痛、目眩等症状的出现。
（2）监测子痫表现：观察记录抽搐发作次数、持续时间、频率、神志表现。
（3）监测分娩征兆：观察有无宫缩、阴道流血、宫口扩张、胎先露下降等情况，监测胎心变化。
4. 急救护理对子痫患者的护理措施 如下所述。
（1）专人护理：详细记录病情观察和检查结果、液体出入量、治疗经过，为制订治疗方案提供依据。
（2）避免刺激：病室保持安静，光线宜暗，保持空气流通，避免一切外来刺激（声音、光亮），护理操作相对集中，动作轻柔，防止诱发抽搐。
（3）做好必备物品的准备：气管插管、吸引设备、开口器或用纱布包裹的压舌板、有护栏的病床等。
（4）保持呼吸道通畅：患者昏迷或未完全清醒时应禁食、禁水，将头偏向一侧，防止呕吐物引起窒息或吸入性肺炎。及时用吸引器吸出呕吐物和呼吸道分泌物。
（5）防止受伤：在患者抽搐时及时将开口器或用纱布包裹的压舌板置于上下磨牙之间，防止舌咬伤。在孕妇的病床上加护栏，防止抽搐，昏迷时坠地摔伤。

5. 治疗配合　如下所述。

(1) 解痉药物：首选25%的硫酸镁。镁离子作用于神经肌肉连接点，抑制运动神经纤维的冲动，减少乙酰胆碱释放，从而使肌肉松弛，痉挛解除，能有效地预防和控制子痫发作；镁离子还具有中枢抑制，降低颅内压，改善氧代谢，调节细胞内离子代谢及钠泵运转，直接抑制子宫及血管平滑肌，解除血管痉挛，改善子宫胎盘血流等作用。适用于重度高血压和子痫患者。①用药方法：25%硫酸镁20mL加入10%葡萄糖20mL中缓慢静脉注射，5～10分钟推完；继之用25%硫酸镁60mL加于5%葡萄糖500mL内静滴，按每小时1～2g滴入；必要时临睡前再肌内注射5g，24小时总量25～30g。夜间停止静脉滴注，次日重复治疗，可连续给药3～5d；②注意事项：硫酸镁的治疗浓度与中毒剂量比较接近，正常孕妇血清镁离子浓度为0.75～1mmol/L，治疗有效血清镁离子浓度为1.07～3mmol/L，若高于3mmol/L即发生中毒症状，放治疗过程中应严密观察，以防过量中毒。要求膝反射必须存在；呼吸不得少于16次/分；24小时尿量不少于600mL，以免蓄积中毒。出现呼吸抑制、心律失常等中毒症状时，立即在3分钟内静脉推注10%葡萄糖酸钙10mL解毒。

(2) 镇静药：冬眠药物可广泛抑制神经系统，有助于解痉降压，控制子痫抽搐。常用冬眠合剂，哌替啶100mg、氯丙嗪50mg、异丙嗪50mg，加于10%葡萄糖液500mL中静脉滴注。或哌替啶50mg、氯丙嗪25mg、异丙嗪25mg，肌内注射。间隔12小时可重复使用。若估计6小时内分娩者禁用。由于氯丙嗪可使血压急剧下降，对母儿有一定的损害作用，现仅用于硫酸镁治疗效果不佳者。

(3) 降压药物：降压药物虽可使血压下降，但同时减少重要脏器血流量，特别是子宫胎盘的血流量，对胎儿有一定危害，故轻度高血压较少采用。经硫酸镁治疗血压仍≥160/110mmHg者，为防止脑血管意外、胎盘早剥等并发症，酌情选择不影响心输出量、肾脏及子宫胎盘血流量的降压药物。血压不宜降得过快过低，避免影响胎儿。常用肼屈嗪、硝苯地平、拉贝洛尔、甲基多巴等。

(4) 利尿药物：过去常规用利尿药，现在认为利尿药加重血容量减少和电解质紊乱，使病情恶化，故一般不主张利尿。以下几种情况可以酌情利尿：①并发心力衰竭、肺水肿；②全身水肿或伴有腹水；③严重贫血，血容量过多者。常用药物有呋塞米、甘露醇等。

(5) 扩容：一般不主张扩容。如果扩容，原则是解痉基础上扩容，扩容基础上利尿。对血容量减少、血液浓缩、黏稠度高，或有慢性弥散性血管内凝血改变者，扩容治疗可以改善微循环灌注，防治弥散性血管内凝血，降低围产儿死亡。指征：①尿比密（重）≥1.020；②红细胞压积＞0.35（35%）；③全血黏度＞3.6，血浆黏度＞1.6。禁忌证：心力衰竭和肺水肿。扩容剂一般用人血浆蛋白、血浆、全血等。扩容时应严密观察，防止心脏负荷过重而发生心力衰竭和肺水肿。

(6) 终止妊娠：该病是妊娠特有的疾病，一旦终止妊娠，病情迅速好转，故适时终止妊娠仍是根本的治疗措施。终止妊娠的指征：①子痫前期患者经积极系统治疗24～72小时后，病情控制不满意或病情恶化者；②子痫前期患者孕周已超过34周者；③子痫前期患者孕龄虽不足34周，胎盘功能减退，胎儿已成熟者；④子痫前期患者，孕龄不足34周，胎盘功能减退，胎儿尚未成熟者，可用地塞米松促进肺成熟后终止妊娠；⑤子痫控制后2小时可考虑终止妊娠。

终止妊娠的方式：①引产：适用于病情控制后，宫颈条件成熟者。先行人工破膜后加用缩宫素静脉滴注，严密观察产程进展，对产妇、胎儿密切监护，保持产妇安静，适当缩短第二产程。采取会阴切开、胎头吸引、低位产钳助产；②剖宫产：适用于有产科指征；宫颈条件不成熟，不能在短时间内结束分娩者；引产失败者；胎盘功能明显减退，或已有胎儿窘迫者。

(7) 防止产后子痫：产后10天内特别是产后24小时，仍有发生子痫的可能。应严密观察，及时防止。

6. 心理护理　向孕妇及家属说明本病的病理变化是可逆的，在产后多能恢复正常。耐心倾听孕妇的倾诉，了解其心理状态，并表示理解。嘱孕妇听轻音乐，与人交流，缓解紧张、焦虑情绪。解释采取治疗及护理的理由及目的，使其配合治疗。

7. 健康指导　如下所述。

（1）给予孕妇卫生宣教，定期进行产前检查，发现异常及时到医院就诊。

（2）使得产妇及家属认识妊娠高血压病的危害，如本次妊娠婴儿死亡，嘱血压正常后1~2年再妊娠，并在孕早期到高危门诊就诊检查。

（吴　燕）

第二节　前置胎盘

一、疾病概要

胎盘的正常附着处在子宫体部的后壁、前壁或侧壁。如果胎盘附着于子宫下段或覆盖在子宫颈内口处，位置低于胎儿的先露部，称为前置胎盘。前置胎盘是妊娠晚期出血的主要原因之一，为妊娠期的严重并发症，如处理不当，可危及母儿生命安全。其发生率为0.24%~1.57%，多见于经产妇，尤其是多产妇。

1. 病因　目前尚未明确，高龄产妇、多产妇、吸烟或吸毒妇女为高危人群。可能与以下因素有关。

（1）子宫内膜不健全：产褥感染、多产、上环、多次刮宫、剖宫产等，引起子宫内膜炎、子宫内膜缺损、血液供应不足，为了摄取足够营养，胎盘代偿性扩大面积，伸展到子宫下段。

（2）孕卵发育迟缓：孕卵在到达宫腔时滋养层尚未发育到能着床阶段，继续下移，植入子宫下段。

（3）胎盘面积过大：如多胎妊娠盘常伸展到子宫下段，形成前置胎盘。

2. 分类　以胎盘边缘与子宫颈口的关系，将前置胎盘分为3种类型（图11-1）。

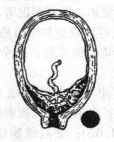 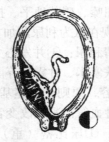 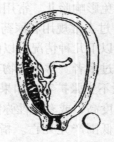

A.完全性前置胎盘　　　　B.部分性前置胎盘　　　　C.边缘性前置胎盘

图11-1　前置胎盘

（1）完全性前置胎盘：或称中央性前置胎盘，子宫颈内口全部为胎盘组织所覆盖。

（2）部分性前置胎盘：子宫颈内口部分为胎盘组织所覆盖。

（3）边缘性前置胎盘：胎盘附着于子宫下段，边缘接近但不超过子宫颈内口。

胎盘边缘与子宫颈内口的关系随着子宫颈管的消失和子宫颈口的逐渐扩大而改变，原则上以最后一次检查结果为诊断各型前置胎盘的标准，这样有利于制订治疗方案。

3. 临床特点及处理原则　如下所述。

（1）临床特点：为妊娠晚期或分娩时，突然发生无诱因无痛性反复阴道出血。

（2）防治原则：止血、补充血容量、预防感染，根据具体情况选择继续妊娠或终止妊娠。

二、护理评估

1. 健康史　了解孕妇的健康状况、孕产史、产次及分娩情况。了解有无剖宫产、人工流产、子宫内膜炎、吸烟、吸毒等病史。孕中期特别是孕28周后，是否出现无诱因、无痛性、反复阴道流血症状。

2. 身体状况　如下所述。

（1）出血特点：妊娠晚期或分娩时，突然发生无诱因无痛性反复阴道出血。出血原因是在妊娠晚期或临产后子宫下段逐渐伸展，位于宫颈内口的胎盘不能相应伸展，导致胎盘自附着处剥离，使血窦破裂而出血。阴道流血发生时间的早晚、反复次数、流血量与前置胎盘的类型有关。完全性前置胎盘初次出血时间往往较早，多于妊娠 28 周左右，出血次数频繁，量较多，有时一次大量出血就可使患者出现休克；边缘性前置胎盘初次出血发生较晚，多在妊娠 37~38 周或临产后，出血量也较少；部分性前置胎盘初次出血的时间和量介于上述两者之间。一般初次出血量不多，剥落处血液凝固后，出血可停止，偶尔也有第一次出血较多的病例。随着妊娠月份增加，子宫下段不断伸展，出血反复发作，出血量也越来越多。患者可出现贫血，贫血程度与失血量成正比。严重出血者可导致休克，胎儿可因缺氧发生宫内窘迫，甚至死亡。

（2）腹部检查：子宫大小与停经周数相符，常触及高浮的胎头，因胎先露下降和入盆受阻，可并发胎位异常。有时可在耻骨联合上方听到胎盘杂音。

3. 辅助检查　如下所述。

（1）超声检查：对胎盘的定位准确率高达 95% 以上。超声检查可清楚显示子宫壁、胎盘、胎先露部及宫颈的位置，并根据胎盘下缘与宫颈内口的关系确定前置胎盘的类型。

（2）产后检查胎盘及胎膜：胎盘娩出后应详细检查，前置部位的胎盘有黑紫色陈旧血块附着。胎膜距胎盘边缘小于 7cm，则为前置胎盘。

4. 心理－社会因素　孕妇及家属可因突然阴道流血担心母儿生命安全而感到焦虑和恐惧。

三、护理诊断及相关合作性问题

1. 组织灌注量不足　与无痛性阴道流血有关。
2. 恐惧　与阴道大量流血所致休克，危及母儿生命有关。
3. 有感染的危险　与失血、贫血产妇抵抗力降低，胎盘剥离面接近宫颈口细菌易于侵入有关。
4. 潜在并发症　胎儿窘迫。

四、护理目标

（1）生命体征维持正常，不出现休克症状。
（2）孕妇能叙述前置胎盘的相关知识，恐惧有所缓解。
（3）体温保持在正常范围。
（4）胎儿心率在正常范围，出现异常能及时发现和处理。

五、护理措施

1. 预防措施　如下所述。

（1）加强孕期保健指导：对妊娠期出血，不论量多少，均应及时就诊，做到及时诊断和处理。

（2）做好计划生育宣教：推广避孕措施，避免多次刮宫、多产等导致的子宫内膜受损或感染。

2. 急救护理　对阴道大量流血者，立即建立静脉通道，及时输血补液，取头低足高位，吸氧、保暖。立即做好剖宫产术前准备，无条件手术时迅速护送转院治疗。

3. 一般护理　如下所述。

（1）卧床休息，增加营养：指导孕妇卧床休息，以左侧卧位为宜，吸氧，每日 3 次，每次 1 小时，以提高胎儿的血氧供应。鼓励孕妇进食高蛋白易消化食品，以增加机体抵抗力。

（2）避免各种刺激，以减少出血的机会：医护人员在进行腹部检查时动作要轻柔，禁做阴道检查或肛门检查。

（3）保持外阴清洁：勤换月经垫，每日用 1‰ 的苯扎溴胺擦洗会阴 2 次，保持会阴清洁。

4. 病情监测　如下所述。

（1）监测生命体征：严密观察孕妇的脉搏、呼吸、体温和血压。发现异常及时记录并报告医生。

（2）监测阴道流血情况：严密观察阴道流血的时间、量，出现变化及时报告医生。

（3）监测胎儿情况：及时听取胎心，确定胎儿在宫内情况，出现异常及时报告医生。

5. 治疗配合　如下所述。

（1）对出血性休克的孕妇，遵医嘱采取抢救措施。迅速开通静脉通道，补充血容量。

（2）期待疗法：对孕周小于 37 周、胎儿体重低于 2 500g、阴道流血不多者，遵医嘱对孕妇采取观察治疗。具体护理如下：①定时测量生命体征，观察阴道流血量，指导孕妇保留用过的会阴垫以便评估出血量；②指导孕妇采取左侧卧位或前置胎盘的同侧卧位；③定时听取胎心音，分析判定胎儿在宫内的情况，必要时做胎儿电子监护；④预防感染：注意观察体温、血常规，出现异常及时报告医生，并遵医嘱用抗生素；⑤对症治疗：必要时遵医嘱给予宫缩抑制药、镇静药、止血药等；⑥选择最佳时机终止妊娠。

（3）终止妊娠：①终止妊娠的指征：对反复大量阴道流血甚至休克者无论胎儿成熟与否均应终止妊娠；胎龄达 36 周以上；胎儿成熟度检测提示胎儿肺成熟者；胎龄未达 36 周，出现胎儿窘迫征象者；②终止妊娠方法：剖宫产能迅速结束分娩，达到止血目的，使母儿相对安全，是目前处理前置胎盘的最好方法。护士应做好术前准备和术后护理工作。阴道分娩，适用于出血量不多的边缘性前置胎盘、枕先露、估计短时间内能经阴道分娩者。护士要做好接生和抢救新生儿的准备。胎儿娩出后，及时使用宫缩药，以预防产后出血。

6. 心理护理　鼓励孕妇及家属说出心里的焦虑、担心和恐惧，对其心理状态表示理解。采取多关心、多巡视、多解释、多陪伴的方式为孕妇提供心理支持。向孕妇和家属解释前置胎盘的相关知识，使孕妇和家属能理解和配合治疗，缓解心理压力，增加患者的信心和安全感。

7. 健康指导　如下所述。

（1）产褥期禁止盆浴、性交，保持清洁舒适，防止感染。

（2）对期待疗法有效的孕妇出院后，嘱多休息，避免剧烈活动和性生活。指导孕妇自我监测胎动、胎心，定期产前检查，若再次出现阴道流血、宫缩或胎儿出现异常，应及时到医院就诊。

（3）做好计划生育指导工作；指导产妇产后 42 天到医院检查。

（吴　燕）

第三节　胎盘早剥

一、疾病概要

妊娠 20 周后或分娩期，正常位置的胎盘在胎儿娩出前部分或全部与子宫壁剥离，称为胎盘早期剥离，简称胎盘早剥。胎盘早剥为妊娠晚期的一种严重并发症，往往病情急，进展快，如处理不及时，可威胁母儿生命。多见于经产妇，再次妊娠时易再发。

1. 影响因素　胎盘早剥的发生可能与以下几种因素有关。

（1）血管病变：从临床观察发现，胎盘早期剥离的孕妇中并发重度妊娠期高血压疾病、慢性高血压及慢性肾脏疾病，尤其已发生全身血管病变者居多。底蜕膜螺旋小动脉痉挛或硬化，可引起远端毛细血管缺血坏死以致破裂出血，血液流到底蜕膜层形成血肿，便引起胎盘与子宫壁剥离。

（2）宫腔压力骤降：羊水过多破膜后大量羊水突然流出，或双胎妊娠第一胎儿娩出过快，均可因宫腔压力骤降、宫腔体积突然缩小而引起胎盘早剥。

（3）外伤：腹部直接受到撞击，或用粗暴的外转胎位术纠正胎位时，亦可造成胎盘早剥。

（4）脐带因素：脐带过短、绕颈、绕肢体，胎儿下降时牵拉而致胎盘早剥。

2. 类型及病理　胎盘早剥的主要病理变化是底蜕膜层出血，形成血肿，使胎盘自附着处剥离。如剥离面小，血液很快凝固，临床可无症状。如果胎盘剥离面大，继续出血，则形成胎盘后血肿，使胎盘剥离部分不断扩大，出血逐渐增多，血液冲开胎盘边缘流出。按胎盘剥离时情况不同，分为三种类型（图 11 - 2）。

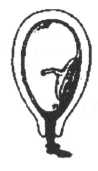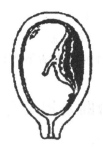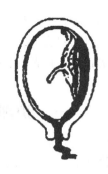

A.显性出血　　　　　B.隐性出血　　　　　C.混合性出血

图 11 - 2　胎盘早期剥离的类型

（1）显性剥离：又称显性出血，胎盘剥离后形成血肿，血液冲开胎盘边缘，沿胎膜与子宫壁之间经子宫颈管向外流出。

（2）隐性剥离：又称隐性出血。胎盘从中央剥离，形成胎盘后血肿，胎盘边缘仍附着于子宫壁上，或胎头固定于骨盆入口，使胎盘后血液不能外流。

（3）混合性剥离：又称混合性出血。由于血液不能外流，胎盘后积血增多，子宫底也随之升高。当内出血过多时，血液仍可冲开胎盘边缘，向宫颈口外流。

胎盘早剥发生内出血时，血液积聚于胎盘与子宫壁之间，压力逐渐增大而使之侵入子宫肌层，引起肌纤维分离，甚至断裂、变性。当血液侵入深达子宫浆膜层时，子宫表面出现紫色瘀斑，尤其在胎盘附着处特别显著，称为子宫胎盘卒中。更严重时，血液可从子宫壁层渗入阔韧带以及输卵管系膜等处，甚至可经输卵管流入腹腔。严重的胎盘早剥往往发生凝血功能障碍，主要是由于从剥离处的胎盘绒毛和蜕膜中释放出大量的组织凝血活酶，进入母体血循环，激活凝血系统而发生弥散性血管内凝血。胎盘早剥持续的时间长，促凝物质陆续不断地进入母体循环内，弥散性血管内凝血在不停地发展，病情即随之加剧。

3. 临床特点及处理原则　如下所述。

（1）胎盘早剥的临床特点：妊娠晚期突发的腹部持续性疼痛，伴有或不伴有阴道流血。

（2）治疗原则：积极纠正休克，及时终止妊娠，控制并发症。

二、护理评估

1. 健康史　了解有无慢性高血压、慢性肾脏疾病。了解孕产史和本次妊娠情况。详细了解本次患病过程中腹痛情况，有无阴道流血以及休克情况。了解有无外伤史等。

2. 身体状况　如下所述。

（1）轻型胎盘早剥：胎盘剥离面积小于1/3，多为显性出血，腹痛轻或不明显。子宫软，局部有轻压痛，子宫大小与妊娠月份相符，胎位清楚，胎心多正常。

（2）重型胎盘早剥：胎盘剥离面积超过胎盘总面积的1/3，表现为持续性腹痛、腰酸、腰痛。以内出血和混合性出血为主，阴道出血可有可无，贫血程度与外出血量不相符，常伴有恶心、呕吐及休克症状。检查子宫底升高，硬如板状，压痛明显，拒按，胎位不清。当胎盘剥离面积大于1/2时，胎儿多因缺氧死亡，胎心消失。严重时可发生子宫胎盘卒中、弥散性血管内凝血、产后出血、急性肾衰竭及羊水栓塞等。

3. 辅助检查　如下所述。

（1）实验室检查：血常规、血小板、出凝血时间及纤维蛋白原检查等，必要时做有关弥散性血管内凝血项目检查。

（2）B型超声检查：正常胎盘B型超声图像显示胎盘紧贴子宫壁。若胎盘早剥，B超显示胎盘与子宫壁之间有液性暗区或胎盘增厚。若胎盘后血肿增大，胎盘胎儿面可突向羊膜腔，甚至使子宫内的胎儿偏向对侧。显性剥离未形成胎盘后血肿时无上述表现。

4. 心理-社会因素　因剧烈腹痛、大量阴道流血，使孕妇感到自身和胎儿的生命受到威胁，表现出紧张、恐惧。因住院治疗改变了孕妇生活环境，生活不便和治疗费用增加等均给孕妇及家属带来一定的心理压力。

三、护理诊断及相关合作性问题

1. 恐惧　与担心自身与胎儿生命安全有关。
2. 知识缺乏　与对胎盘早剥的认识不足有关。
3. 有胎儿受伤的危险　与胎盘功能障碍和胎盘剥离面积有关。
4. 潜在并发症　失血性休克、弥散性血管内凝血、肾衰竭、子宫胎盘卒中等。

四、护理目标

（1）孕妇及家属了解胎盘早剥知识，恐惧感减轻。
（2）孕妇的出血得到有效控制。
（3）孕妇、胎儿安度妊娠期和分娩期。

五、护理措施

1. 预防措施　如下所述。
（1）加强孕期管理：加强产前检查，积极防治妊娠期高血压疾病、慢性肾炎等。
（2）避免外伤：妊娠晚期避免长时间仰卧与外伤。行外转胎位术纠正异常胎位时，要严格掌握指征，操作必须轻柔。
（3）防止宫内压力骤减：对羊水过多及双胎妊娠分娩者，要避免宫内压力骤减。人工破膜时，应选择在宫缩间歇期，破裂口宜小而靠上，放出羊水速度要缓慢，必要时用纱布包裹的手阻于阴道口，使羊水缓慢流出。行羊膜腔穿刺时，应避开胎盘。双胎分娩时，第一个胎儿娩出速度不可过快。

2. 急救护理　对重型胎盘早剥的孕妇应立即采用以下措施。
（1）迅速建立静脉通道，遵医嘱输血、输液，补充血容量，尽快恢复正常血压。
（2）立即面罩给氧，纠正缺氧状态。
（3）立即做好手术前准备。

3. 一般护理　如下所述。
（1）指导孕妇饮食与休息：指导孕妇进食高热量、高蛋白、高维生素、富含铁剂的食物。嘱孕妇绝对卧床休息，取左侧卧位，做好床边护理。
（2）保持外阴清洁：定期用1‰的苯扎溴铵清洁外阴，勤更换会阴垫，保持外阴清洁。

4. 病情监测　如下所述。
（1）监测孕妇生命体征，定时测量血压、脉搏、呼吸、尿量，并及时记录。
（2）严密监测子宫高度，孕妇腹痛情况，阴道流血的量、颜色、性状，判断外出血量与失血量是否相符。
（3）监测胎心音是否正常，胎位是否清楚，有无胎儿宫内窘迫情况。

5. 治疗措施　如下所述。
（1）协助分娩：在孕妇一般情况好、胎盘剥离面积小、外出血量不多、宫口已开全、胎心正常的情况下，护士做好接生和新生儿抢救准备。若胎盘剥离面积大，外出血量与贫血程度不符，胎儿出现宫内窘迫，或短时间不能经阴道分娩时，均应立即做好剖宫产准备。术后监测患者生命体征，注意观察阴道流血及腹壁手术切口出血情况，遵医嘱给予止血药物等。
（2）防止产后出血：胎盘娩出后及时使用宫缩剂，按摩子宫，减少产后出血的发生，必要时做好子宫切除的准备。

（3）遵医嘱使用抗生素预防感染。

6. 心理护理 如下所述。

（1）解除恐惧心理：评估恐惧程度，鼓励孕妇说出心理感受，对有关胎盘早剥知识给予解释，尽快解除心理障碍，积极配合治疗与护理。

（2）提供心理支持：对失去胎儿或新生儿的孕妇和家属提供心理支持。患者因病情严重可能失去胎儿、新生儿，也可能因出血处理无效行子宫切除手术，要将此患者安排在周围没有新生儿的房间，允许家属陪伴，以减轻患者心理压力。

7. 健康指导 如下所述。

（1）指导母乳喂养：新生儿存活者，正确指导产妇进行母乳喂养；如新生儿死亡，及时指导产妇采用退奶措施，可在分娩后 24 小时内尽早服用大剂量雌激素，水煎生麦芽当茶饮，紧束双乳，少进汤类食物。

（2）指导采取合理避孕措施。

（3）进行产褥期卫生知识宣教，要求产后 42 天到产科门诊复查。

（刘淑娥）

第四节 异常分娩

一、产力异常

分娩能否顺利进行的 4 个主要因素是产力、产道、胎儿及产妇的精神心理状态。这些因素在分娩过程中相互影响，其中任何 1 个或 1 个以上的因素发生异常，或这些因素之间不能相互适应而使分娩过程受阻，称为异常分娩，俗称难产（dystocia）。产力包括子宫收缩力、腹肌和膈肌收缩力以及肛提肌收缩力，其中以子宫收缩力为主，子宫收缩力贯穿于分娩全过程。在分娩过程中，子宫收缩的节律性、对称性及极性不正常或强度、频率有改变，称为子宫收缩力异常。子宫收缩力异常临床上分为子宫收缩乏力和子宫收缩过强两类。每类又分为协调性子宫收缩和不协调性子宫收缩。

（一）子宫收缩乏力

1. 病因 子宫收缩乏力的原因是综合性的，常见有以下因素。

（1）产道与胎儿因素：由于胎儿先露部下降受阻，不能紧贴子宫下段及子宫颈部，不能刺激子宫阴道神经丛引起有力的反射性子宫收缩，是导致继发性子宫收缩乏力的最常见原因。

（2）精神因素：多见于初产妇，尤其是 35 岁以上的高龄初产妇，恐惧心理及精神过度紧张，干扰了中枢神经系统的正常功能而影响子宫收缩。

（3）子宫因素：子宫肌纤维过度伸展（如双胎、羊水过多、三大胎儿等）使子宫肌纤维失去正常收缩能力；经产妇使子宫肌纤维变性、结缔组织增生影响子宫收缩；子宫肌瘤、子宫发育不良、子宫畸形（如双角子宫）等均能引起宫缩乏力。

（4）内分泌失调：临产后，产妇体内雌激素、催产素、前列腺素、乙酰胆碱等分泌不足，孕激素下降缓慢，子宫对乙酰胆碱的敏感性降低等，均可影响子宫肌兴奋阈，致使子宫收缩乏力。电解质（钾、钠、钙、镁）异常尤其子宫平滑肌细胞内钙离子浓度降低也影响子宫肌纤维收缩的能力。

（5）药物影响：临产后使用大剂量镇静药与镇痛药，如吗啡、哌替啶、氯丙嗪、硫酸镁、巴比妥等可使宫缩受到抑制。

（6）其他：营养不良、贫血和一些慢性疾病所致体质虚弱者，临产后进食与睡眠不足、过多的体力消耗、产妇过度疲劳、膀胱直肠充盈、前置胎盘影响先露下降等均可使宫缩乏力。

2. 临床表现 如下所述。

（1）协调性子宫收缩乏力：子宫收缩具有正常的节律性、对称性和极性，但收缩力弱，宫腔压力低，<15mmHg，持续时间短，间歇期长且不规律，宫缩 <2/10min。在收缩的高峰期，子宫体不隆起

和变硬，用手指压宫底部肌壁仍可出现凹陷，此种宫缩乏力多属继发性宫缩乏力，产程开始子宫收缩正常，于第一产程活跃期后期或第二产程时宫缩减弱，常见于中骨盆与骨盆出口平面狭窄，持续性枕横位或枕后位等头。此种宫缩乏力对胎儿影响不大。

（2）不协调性子宫收缩乏力：多见于初产妇，其特点为子宫收缩的极性倒置，宫缩的兴奋点不是起自两侧子宫角部，而是来自子宫下段的一处或多处冲动，子宫收缩波由下向上扩散，收缩波小而不规律，频率高，节律不协调。宫腔内压力达 20mmHg，宫缩时宫底部不强，而是中段或下段强，宫缩间歇期子宫壁不能完全松弛，这种宫缩不能使宫口如期扩张和先露部如期下降，属无效宫缩。此种宫缩乏力多属原发性宫缩乏力，故需与假临产鉴别。鉴别方法是给予强镇静药哌替啶 100mg 肌内注射。能使宫缩停止者为假临产，不能使宫缩停止者为原发性宫缩乏力。此种宫缩容易使产妇自觉宫缩强，持续腹痛，拒按，精神紧张，烦躁不安，体力消耗，产程延长或停滞，严重者出现脱水、电解质失常、肠胀气、尿潴留。由于胎儿–胎盘循环障碍，可出现胎儿宫内窘迫。

（3）产程曲线异常：产程进展的标志是宫口扩张和胎先露部下降。宫缩乏力导致产程曲线异常有 8 种。

1）潜伏期延长：从临产规律宫缩开始至宫口开大 3cm 为潜伏期。初产妇潜伏期正常约需 8h，最大时限 16h，超过 16h 为潜伏期延长。

2）活跃期延长：从宫口开大 3cm 开始至宫口开全为活跃期。初产妇活跃期正常约需 4h，最大时限 8h，超过 8h 为活跃期延长。

3）活跃期停滞：进入活跃期后，宫口不再扩张达 2h 以上。

4）第二产程延长：第二产程初产妇超过 2h，经产妇超过 1h 尚未分娩。

5）第二产程停滞：第二产程达 1h 胎头下降无进展。

6）胎头下降延缓：活跃期晚期至宫口扩张 9~10cm，胎头下降速度初产妇每小时 <1cm，经产妇每小时 <2cm。

7）胎头下降停滞：活跃期晚期胎头停留在原处不下降达 1h 以上。

8）滞产：总产程超过 24h。

3. 对母儿影响　如下所述。

（1）对产妇的影响

1）体力损耗：由于产程延长，产妇休息不好、进食少，重者引起脱水、酸中毒、低钾血症；产妇精神疲惫及体力消耗可出现肠胀气、尿潴留等，加重子宫收缩乏力。

2）产伤：由于第二产程延长，膀胱被压迫于胎先露部（特别是胎头）与耻骨联合之间，可导致组织缺血、水肿、坏死脱落以致形成膀胱阴道瘘或尿道阴道瘘。

3）产后出血：子宫收缩乏力影响胎盘剥离、娩出和子宫壁的血窦关闭，容易引起产后出血。

4）产后感染：产程进展慢、滞产、多次肛查或阴道检查、胎膜早破、产后出血等均增加产后感染的机会。

（2）对胎儿的影响：由于产程延长、子宫收缩不协调而致胎盘血液循环受阻，供氧不足；或因胎膜早破脐带受压或脐带脱垂易发生胎儿窘迫，新生儿窒息或死亡；因产程延长，导致手术干预机会增多，产伤增加，新生儿颅内出血发病率和病死率增加。

4. 治疗原则　如下所述。

一旦出现协调性宫缩乏力，首先应寻找原因，检查有无头盆不称与胎位异常，阴道检查了解宫颈扩张和先露部下降情况。若发现有头盆不称，估计不能经阴道分娩者，应及时行剖宫产术。若判断无头盆不称和胎位异常，估计能经阴道分娩者，应采取加强宫缩的措施。

（1）第一产程

1）一般处理：消除紧张恐惧心理，鼓励多进食，适当的休息与睡眠。不能进食者每日液体摄入量应不少于 2 500mL，可将维生素 C 1~2g 加入 5%~10% 的葡萄糖液 500~1 000mL 静脉滴注。对酸中毒者补充适量 5% 碳酸氢钠。低钾血症时应给予氯化钾缓慢静脉滴注。补充钙剂可提高子宫肌球蛋白及腺苷酶活性，增加间隙连接蛋白数量，增强子宫收缩。自然排尿困难者，先行诱导法，无效时及时导尿。破膜 12h 以上应给予抗生素预防感染。

2）加强子宫收缩：①人工破膜。宫颈扩张 3cm 或以上，无头盆不称，胎头已衔接者，可行人工破膜。破膜后先露下降紧贴子宫下段和宫颈内口，引起反射性宫缩，加速宫口扩张。现有学者主张胎头未衔接、无明显头盆不称者也可行人工破膜，认为破膜后可促进胎头下降入盆。破膜前必须检查有无脐带先露，破膜应在宫缩间歇、下次宫缩将开始时进行。破膜后术者手指应停留在阴道内，经过 1～2 次宫缩待胎头入盆后，术者再将手指取出。②缩宫素静脉滴注。适用于协调性宫缩乏力、宫口扩张 3cm、胎心良好、胎位正常、头盆相称者。先用 5% 葡萄糖液 500mL 静脉滴注，调节为 8～10 滴/分，然后加入缩宫素 2.5～5U，摇匀，每隔 15 分钟观察一次子宫收缩、胎心、血压和脉搏，并予记录。如子宫收缩不强，可逐渐加快滴速，一般不宜超过每分钟 40 滴，以子宫收缩达到持续 40～60 秒，间隔 2～4 分钟为好。评估宫缩强度的方法有 3 种：触诊子宫；电子监护；应用 Montevideo 单位（MU）表示，置羊水中压力导管测子宫收缩强度 mmHg×10 分钟宫缩次数，比如 10 分钟有 3 次宫缩，每次压力为 50mmHg，就等于 150MU。一般临产时子宫收缩强度为 80～120MU，活跃期宫缩强度为 200～250MU，应用缩宫素促进宫缩时必须达到 250～300MU 时，才能引起有效宫缩。若 10 分钟内宫缩超过 5 次、宫缩持续 1 分钟以上或听胎心率有变化，应立即停滴。外源性缩宫素在母体血中的半衰期为 1～6 分钟，故停药后能迅速好转，必要时加用镇静药。若发现血压升高，应减慢滴注速度。由于缩宫素有抗利尿作用，水的重吸收增加，可出现尿少，需警惕水中毒的发生。③地西泮静脉推注。地西泮能使宫颈平滑肌松弛，软化宫颈，促进宫口扩张，适用于宫口扩张缓慢及宫颈水肿时。常用剂量为 10mg，间隔 4～6 小时可重复使用，与缩宫素联合应用效果更佳。

（2）第二产程：出现子宫收缩乏力时，在无头盆不称的前提下，也应加强子宫收缩，给予缩宫素静脉滴注，促进产程进展。若胎头双顶径已通过坐骨棘平面，等待自然分娩，或行会阴后一侧切开以胎头吸引术或产钳术助产；若胎头仍未衔接或伴有胎儿窘迫征象，应行剖宫产术。

（3）第三产程：为预防产后出血，于胎儿前肩娩出时静脉推注麦角新碱 0.2mg 或静脉推注缩宫素 10U，并同时给予缩宫素 10～20U 静脉滴注，使宫缩增强，促使胎盘剥离与娩出及子宫血窦关闭。凡破膜时间超过 12 小时，总产程超过 24 小时，肛查或阴道助产操作多者，应用抗生素预防感染。

不协调性子宫收缩乏力的原则是恢复子宫收缩的生理极性和对称性，给予适当的镇静药哌替啶 100mg 或吗啡 10～15mg 肌内注射或地西泮 10mg 静脉推注，确保产妇充分休息，醒后不协调性宫缩多能恢复为协调性宫缩，产程得以顺利进展。如经上述处理无效，有胎儿窘迫或头盆不称，均应行剖宫产术。若不协调性子宫收缩已被控制，而子宫收缩力仍弱，可按协调性子宫收缩乏力处理，但在子宫收缩恢复其协调性之前，严禁应用缩宫素。

5. 护理措施　如下所述。

协调性子宫收缩乏力者做好以下护理：

（1）第一产程的护理

1）改善全身情况：①保证休息，关心和安慰产妇、消除精神紧张与恐惧心理。对产程时间长，产妇过度疲劳或烦躁不安者遵医嘱可给予镇静药，使其休息后体力、子宫收缩力得以恢复；②补充营养、水分、电解质，鼓励产妇多进易消化、高热量饮食，对入量不足者需补充液体；③保持膀胱和直肠的空虚状态。初产妇宫颈口开大不足 3cm、胎膜未破者，可给予温肥皂水灌肠，以促进肠蠕动，排除粪便与积气，刺激子宫收缩。自然排尿有困难者可先行诱导法，无效时应予导尿，因排空膀胱能增宽产道。经上述处理后，子宫收缩力可加强。

2）加强子宫收缩：如经上述护理措施后仍子宫收缩乏力，且能排除头盆不称、胎位异常和骨盆狭窄，无胎儿窘迫，产妇无剖宫产史，则按医嘱加强子宫收缩。在用缩宫素静脉滴注时，必须专人监护，随时调节剂量、浓度和滴速，以免发生子宫破裂或胎儿窘迫。

3）剖宫产术的准备：如经上述处理产程仍无进展，或出现胎儿宫内窘迫，产妇体力衰竭等，立即行剖宫产的术前准备。

（2）第二产程的护理：应做好阴道助产和抢救新生儿的准备，密切观察胎心、宫缩与胎先露下降情况。

（3）第三产程的护理：与医师继续合作，预防产后出血及感染。密切观察子宫收缩、阴道出血情况及生命体征的各项指标。注意产后及时保暖及饮用一些高热量饮品，利于产妇体力恢复。

不协调性宫缩乏力者医护人员要关心患者，指导产妇宫缩时做深呼吸、腹部按摩及放松技巧，减轻疼痛。陪伴不协调性宫缩乏力的产妇，稳定其情绪。多数产妇均能恢复为协调性宫缩。若宫缩仍不协调或伴胎儿窘迫、头盆不称等，应及时通知医师，并做好剖宫产术和抢救新生儿的准备。

（二）子宫收缩过强

1. 病因　如下所述。

（1）急产几乎都发生于经产妇，其主要原因是软产道阻力小。

（2）缩宫素应用不当，如引产时剂量过大、误注子宫收缩药或个体对缩宫素过于敏感，分娩发生梗阻或胎盘早剥血液浸润肌层，均可导致强直性子宫收缩。

（3）产妇的精神过度紧张、产程延长、极度疲劳、胎膜早破及粗暴地、多次宫腔内操作等，均可引起子宫壁某部肌肉呈痉挛性不协调性宫缩过强。

2. 临床表现　子宫收缩过强有两种类型，临床表现也各异。

（1）协调性子宫收缩过强：子宫收缩的节律性、对称性和极性均正常，仅子宫收缩力过强（宫腔压力大于 50mmHg）、过频（10 分钟内有 5 次或以上的宫缩且持续达 60 秒或更长），若产道无阻力，宫颈口在短时间内迅速开全，分娩在短时间内结束，宫口扩张速度 >5cm/h（初产妇）或 10cm/h（经产妇），总产程 <3h 结束分娩，称为急产。经产妇多见。急产产妇往往有痛苦面容，大声叫喊。若伴头盆不称、胎位异常或瘢痕子宫，有可能出现病理缩复环或发生子宫破裂。

（2）不协调性子宫收缩过强：有两种表现。

1）强直性子宫收缩：通常不是子宫肌组织功能异常，几乎均由外界因素异常造成，例如临产后由于不适当地应用缩宫素，或对缩宫素敏感，以及胎盘早剥血液浸润子宫肌层等，使子宫强力收缩，宫缩间歇期短或无间歇，均可引起宫颈口以上部分的子宫肌层出现强直性痉挛性收缩。产妇烦躁不安、持续腹痛、拒按。胎方位触诊不清，胎心音听不清。有时可在脐下或平脐处见一环状凹陷，即病理性缩复环。肉眼血尿等先兆子宫破裂的征象。

2）子宫痉挛性狭窄环：子宫壁某部肌肉呈痉挛性不协调性子宫收缩所形成的环状狭窄，持续不放松，称子宫痉挛性狭窄环。狭窄环发生在宫颈、宫体的任何部位，多在子宫上下段交界处，也可在胎体某一狭窄部，以胎颈、胎腰处多见。产妇出现持续性腹痛、烦躁、宫颈扩张缓慢、胎先露下降停滞、胎心律不规则。此环特点是不随宫缩上升，阴道检查可触及狭窄环。

3. 对母儿的影响　如下所述。

（1）对母体的影响：子宫收缩过强、过频，产程过快，可致初产妇宫颈、阴道以及会阴撕裂伤，若有梗阻则可发生子宫破裂危及母体生命，接产时来不及消毒可致产褥感染。产后子宫肌纤维缩复不良易发生胎盘滞留或产后出血。子宫痉挛性狭窄环虽不是病理性缩复环，但因产程延长，产妇极度痛苦、疲劳无力也容易致产妇衰竭，手术产机会增多。

（2）对胎儿的影响：宫缩过强、过频影响子宫胎盘的血液循环，胎儿在子宫内缺氧，易发生胎儿窘迫、新生儿窒息，甚至胎死宫内。胎儿娩出过快，胎头在产道内受到的压力突然解除可致新生儿颅内出血。如果来不及消毒即分娩，新生儿易发生感染。若坠地可致骨折、外伤等。

4. 治疗原则　如下所述。

（1）凡有急产史的产妇，在预产期前 1~2 周不宜外出，宜提前住院待产。

（2）产兆开始即应做好接生及抢救新生儿窒息的准备。胎儿娩出时嘱产妇勿向下屏气。产后仔细检查宫颈、阴道、外阴，如有撕裂应及时缝合，并给予抗生素预防感染。

（3）如发生早产，新生儿应肌内注射维生素 K_1 10mg 预防颅内出血，并尽早肌内注射破伤风抗毒素 1 500U 和抗生素预防感染。

（4）强直性子宫收缩，应及时给予宫缩抑制药，如25%硫酸镁20mL加入5%葡萄糖20mL缓慢静脉推注，或肾上腺素1mg加入5%葡萄糖250mL内静脉滴注。如属梗阻性原因，应立即行剖宫产术。

（5）子宫痉挛性狭窄环，首先寻找原因，及时给予纠正。停止一切刺激，如禁止阴道内操作、停用缩宫素等。如无胎儿窘迫征象，可给予镇静药，如哌替啶100mg或吗啡10mg肌内注射，一般可消除异常宫缩。当子宫收缩恢复正常时，可行阴道助产或等待自然分娩。如经上述处理不能缓解，宫口未开全，胎先露部高，或伴有胎儿窘迫征象，均应行剖宫产术。

5. 护理措施　如下所述。

（1）预防宫缩过强对母儿的损伤：密切观察孕妇状况，嘱其勿远离病房，一旦发生产兆，卧床休息，最好左侧卧位；需排大小便时，先查宫口大小及胎先露的下降情况，以防分娩在厕所内造成意外伤害；有产兆后提供缓解疼痛、减轻焦虑的支持性措施；鼓励产妇做深呼吸，提供背部按摩，嘱其不要向下屏气，以减慢分娩过程；与产妇交谈分散其注意力，向其说明产程进展及胎儿状况，以减轻产妇的焦虑与紧张。

（2）密切观察宫缩与产程进展：常规监测宫缩、胎心及母体生命体征变化；观察产程进展，发现异常及时通知医师；对急产者，提早做好接生及抢救新生儿准备。

（3）分娩期及新生儿的处理：分娩时尽可能做会阴侧切术，以防会阴撕裂，如有撕裂伤，应及时发现并予缝合。新生儿按医嘱给维生素 K_1 肌内注射，预防颅内出血。

（4）做好产后护理：除观察宫体复旧、会阴伤口、阴道出血、生命体征等情况外，应向产妇进行健康教育及出院指导。新生儿如出现意外，需协助产妇及家属顺利度过哀伤期，并提供出院后的避孕指导。

二、产道异常

产道异常包括骨产道（骨盆腔）异常及软产道（子宫下段、宫颈、阴道、外阴）异常，产道异常可使胎儿娩出受阻，临床上以骨产道异常多见。

（一）骨产道异常

骨盆径线过短或形态异常，致使骨盆腔小于胎先露可通过的限度，阻碍胎先露下降，影响产程顺利进展，称狭窄骨盆。狭窄骨盆可以为一个径线过短或多个径线过短，也可以一个平面狭窄或多个平面狭窄，当一个径线狭窄时，要观察同一平面其他径线的大小，再结合整个骨盆腔大小与形态进行综合分析，做出正确判断。狭窄骨盆的分类如下。

1. 骨盆入口平面狭窄　分3级：Ⅰ级为临界性狭窄，骶耻外径18cm，入口前后径10cm，绝大多数可经阴道自然分娩；Ⅱ级为相对性狭窄，骶耻外径16.5～17.5cm，入口前后径8.5～9.5cm，须经试产后才能决定是否可以经阴道分娩；Ⅲ级为绝对性狭窄，骶耻外径≤16.0cm，入口前后径≤8cm，必须以剖宫产结束分娩。扁平骨盆常见有两种类型。

（1）单纯扁平骨盆（simple flat pelvis）：骨盆入口呈横扁圆形，骶岬向前下突出，使骨盆入口前后径缩短而横径正常。

（2）佝偻病性扁平骨盆：骨盆入口呈横的肾形，骶岬向前突，骨盆入口前后径短。骶骨变直向后翘。尾骨呈钩状突向骨盆出口平面。

2. 中骨盆及骨盆出口平面狭窄　分3级：Ⅰ级为临界性狭窄，坐骨棘间径10cm，坐骨结节间径7.5cm；Ⅱ级为相对性狭窄，坐骨棘间径8.5～9.5cm，坐骨结节间径6.0～7.0cm；Ⅲ级为绝对性狭窄，坐骨棘间径≤8.0cm，坐骨结节间径≤5.5cm。我国妇女常见以下两种类型。

（1）漏斗骨盆（funnel shaped pelvis）：骨盆入口平面各径线正常，两侧骨盆壁向内倾斜，状似漏斗。其特点是中骨盆及出口平面明显狭窄，坐骨棘间径＜10cm，坐骨结节间径＜8cm，耻骨弓角度＜90°。坐骨结节间径与出口后矢状径之和＜15cm，常见于男型骨盆。

（2）横径狭窄骨盆（transversely contractedpelvis）：与类人猿型骨盆类似。骨盆入口、中骨盆及骨盆出口的横径均缩短，前后径稍长，坐骨切迹宽。测量骶耻外径值正常，但髂棘间径及髂嵴间径均缩短。临产后先露入盆不困难，但胎头下降至中骨盆和出口平面时，常不能顺利转为枕前位，形成持续性枕横位或枕后位，产程进入活跃晚期及第二产程后进展缓慢，甚至停滞。

3. 骨盆3个平面狭窄　骨盆外型属女性骨盆，但骨盆每个平面的径线均小于正常值2cm或更多，称均小骨盆（generally contracted pelvis）。多见于身材矮小、体形匀称的妇女。

4. 畸形骨盆　骨盆失去正常形态称畸形骨盆。仅介绍下列两种。

（1）骨软化症骨盆（osteomalacic pelvis）：现已罕见。系因缺钙、磷、维生素D以及紫外线照射不足，使成年人期骨质矿化障碍，被类骨组织代替，骨质脱钙、疏松、软化。由于受躯干重力及两股骨向内上方挤压，使骶岬突向前，耻骨联合向前突出，骨盆入口平面呈凹三角形，粗隆间径及坐骨结节间径明显缩短，严重者阴道不能容纳2指。一般不能经阴道分娩。

（2）偏斜骨盆（obliquely contracted pelvis）：系一侧髂翼与髋骨发育不良所致骶髂关节固定，以及下肢和髋关节疾病，引起骨盆一侧斜径缩短的偏斜骨盆。

（二）软产道异常

软产道包括子宫下段、宫颈、阴道及外阴。软产道异常所致的难产少见，容易被忽视。应在妊娠早期了解软产道有无异常。

1. 外阴异常　如下所述。

（1）会阴坚韧：多见于初产妇，尤其35岁以上高龄初产妇更多见。由于组织坚韧，缺乏弹性，会阴伸展性差，使阴道口狭窄，在第二产程常出现胎先露部下降受阻，且可于胎头娩出时造成会阴严重裂伤。分娩时，应预防性会阴后一侧切开。

（2）外阴水肿：妊娠期高血压疾病、重度贫血、心脏病及慢性肾炎孕妇在全身水肿的同时，可有重度外阴水肿，分娩时妨碍胎先露部下降，造成组织损伤、感染和愈合不良等。在临产前，可局部应用50%硫酸镁液湿敷；临产后，仍有严重水肿者，可在严格消毒下进行多点针刺皮肤放液。分娩时，可做会阴后一侧切开。若瘢痕过大，扩张困难者，应行剖宫产术。

2. 阴道异常　如下所述。

（1）阴道横膈：横膈较坚韧，多位于阴道上、中段。在横膈中央或稍偏一侧常有一小孔，易被误认为宫颈外口。若仔细检查，在小孔上方可触及逐渐开大的宫口边缘，而该小孔的直径并不变大。阴道横膈影响胎先露部下降，当横膈被撑薄，此时可在直视下自小孔处将膈做X形切开。带分娩结束再切除剩余的膈，用可吸收线间断或连续锁边缝合残端。若横膈高而坚厚，阻碍胎先露部下降，则需行剖宫产术结束分娩。

（2）阴道纵隔：阴道纵隔若伴有双子宫、双宫颈，位于一侧子宫内的胎儿下降，通过该侧阴道分娩时，纵隔被推向对侧，分娩多无阻碍。当阴道纵隔发生于单宫颈时，有时纵隔位于胎先露部的前方，胎先露部继续下降，若隔膜较薄可因先露扩张和压迫自行断裂，隔膜过厚可影响胎儿娩出。阴道瘢痕性狭窄轻者因妊娠后组织变软，不影响分娩。若瘢痕广泛、部位高者可影响先露下降。此外阴道尖锐湿疣于妊娠期生长迅速，患者于分娩时容易发生阴道裂伤、血肿及感染。

（3）阴道囊肿和肿瘤：阴道壁囊肿较大时，阻碍胎先露部下降，此时可行囊肿穿刺抽出其内容物，待产后再选择时机进行处理。阴道内肿瘤阻碍胎先露部下降而又不能经阴道切除者，均应行剖宫产术，原有病变待产后再行处理。

3. 宫颈异常　如下所述。

（1）宫颈外口黏合：多在分娩受阻时发现。当宫颈管已消失而宫口却不扩张，仍为一很小的孔，通常用手指稍加压力分离黏合的小孔，宫口即可在短时间内开全。但有时为使宫口开大，需行宫颈切开术。

（2）宫颈水肿：多见于扁平骨盆、持续性枕后位或滞产，宫口未开全过早使用腹压，致使宫颈前唇长时间被压于胎头与耻骨联合之间，血液回流受阻引起水肿，影响宫颈扩张。轻者可抬高产妇臀部，减轻胎头对宫颈的压力，也可于宫颈两侧各注入0.5%利多卡因5～10mL或地西泮10mg静脉推注，待宫口近开全，用手将水肿的宫颈前唇上推，使其逐渐越过胎头，即可经阴道分娩；若经上述处理无明显效果，宫口不继续扩张，可行剖宫产术。

（3）宫颈坚韧：常见于高龄初产妇，宫颈缺乏弹性或精神过度紧张使宫颈挛缩，宫颈不易扩张。此时可静脉推注地西泮10mg。也可于宫颈两侧各注入0.5%利多卡因5～10mL，若不见缓解，应行剖宫产术。

（4）宫颈瘢痕：宫颈锥形切除术后、宫颈裂伤修补术后感染、宫颈深部电烙术后等所致的宫颈瘢痕，虽于妊娠后软化，若宫缩很强，窗口仍不扩张，不宜久等，应行剖宫产术。

（5）宫颈癌：此时宫颈硬而脆，缺乏伸展性，临产后影响宫口扩张，若经阴道分娩，有发生大出血、裂伤、感染及癌扩散等危险，故不应经阴道分娩，应行剖宫产术，术后放疗。若为早期浸润癌，可先行剖宫产术，随即行广泛性子宫切除术及盆腔淋巴结清扫术。

（6）宫颈肌瘤：生长在子宫下段及宫颈部位的较大肌瘤，占据盆腔或阻塞于骨盆入口时，影响胎先露部进入骨盆入口，应行剖宫产术。若肌瘤在骨盆入口以上而胎头已入盆，肌瘤不阻塞产道则可经阴道分娩，肌瘤待产后再行处理。

（7）子宫下段异常：随着剖宫产率的增加，剖宫产术后并发症也随之升高，子宫下段切口感染，瘢痕较大，血管闭塞，血供障碍，子宫下段组织硬韧，遇到梗阻性难产可发生子宫下段破裂。分娩时要严密观察有无病理缩复环出现及血尿等，有异常及时处理。

（三）诊断检查

1. 病史　询问孕妇有无佝偻病、脊髓灰质炎、脊柱和髋关节结核以及外伤史。若为经产妇，应了解有无难产史及新生儿有无产伤等。

2. 一般检查　观察产妇的体型、步态有无跛足，有无脊柱及髋关节畸形，米氏菱形窝是否对称，有无尖腹及悬垂腹等体征。身高＜145cm者，应警惕均小骨盆。

3. 腹部检查　如下所述。

（1）腹部形态：注意观察腹型，尺测耻上子宫长度及腹围，B型超声观察胎先露与骨盆的关系，还须测量胎头双顶径、胸径、腹径、股骨长度，预测胎儿体重，判断能否顺利通过骨产道。

（2）胎位异常：骨盆入口狭窄往往因头盆不称，胎头不易入盆导致胎位异常，如臀先露、肩先露。中骨盆狭窄影响已入盆的胎头内旋转，导致持续性枕横位、枕后位。

（3）估计头盆关系：正常情况下，部分初孕妇在预产期前2周，经产妇于临产后，胎头应入盆；若已临产，胎头仍未入盆，则应充分估计头盆关系。检查头盆是否相称的具体方法：孕妇排空膀胱，仰卧，两腿伸直。检查者将手放在耻骨联合上方，将浮动的胎头向骨盆腔方向推压。若胎头低于耻骨联合平面，表示胎头可以入盆，头盆相称，称为跨耻征阴性；若胎头与耻骨联合在同一平面，表示可疑头盆不称，称为跨耻征可疑阳性；若胎头高于耻骨联合平面，表示头盆明显不称，称为跨耻征阳性。对出现跨耻征阳性的孕妇，应让其取两腿屈曲半卧位，再次检查胎头跨耻征，若转为阴性，提示为骨盆倾斜度异常，而不是头盆不称。

4. 骨盆测量　如下所述。

（1）骨盆外测量：骨盆外测量的结果，可以间接反映出真骨盆的大小。骨盆外测量各径线＜正常值2cm或以上为均小骨盆；骶耻外径＜18cm为扁平骨盆。坐骨结节间径＜8cm，耻骨弓角度＜90°，为漏斗型骨盆。骨盆两侧斜径（以一侧髂前上棘至对侧髂后上棘间的距离）及同侧直径（从髂前上棘至同侧髂后上棘间的距离），两者相差＞1cm为偏斜骨盆。

（2）骨盆内测量：骨盆外侧量发现异常，应进行骨盆内测量。对角径＜11.5cm，骶岬突出为骨盆入口平面狭窄，属扁平骨盆。中骨盆平面狭窄及骨盆出口平面狭窄往往同时存在。应测量骶骨前面弯度、坐骨棘间径、坐骨切迹宽度（即骶棘韧带宽度）。若坐骨棘间径＜10cm，坐骨切迹宽度＜2横指，为中骨盆平面狭窄。若坐骨结节间径＜8cm，应测量出口后矢状径及检查骶尾关节活动度，估计骨盆出口平面的狭窄程度。若坐骨结节间径与出口后矢状径之和＜15cm，为骨盆出口平面狭窄。

5. B型超声检查　观察胎先露与骨盆的关系，测量胎头双顶径、胸径、腹径、股骨长度，预测胎儿体重，判断能否顺利通过骨产道。

（四）对母儿的影响

1. 对母体的影响　若为骨盆入口平面狭窄，影响胎先露部衔接，容易发生胎位异常，引起继发性子宫收缩乏力，导致产程延长或停滞。若中骨盆平面狭窄，影响胎头内旋转，容易发生持续性枕横位或枕后位。胎头长时间嵌顿于产道内，压迫软组织引起局部缺血、水肿、坏死、脱落，于产后形成生殖道瘘；胎膜早破及手术助产增加感染机会。严重梗阻性难产若不及时处理，可导致先兆子宫破裂，甚至子宫破裂，危及产妇生命。

2. 对胎儿的影响　头盆不相称容易发生胎膜早破、脐带脱垂，导致胎儿窘迫，甚至胎儿死亡；产程延长，胎头受压，缺血缺氧容易发生颅内出血；产道狭窄，手术助产机会增多，易发生新生儿产伤及感染。

（五）治疗原则

1. 骨产道异常　明确狭窄骨盆的类别和程度，了解胎位、胎儿大小、胎心、宫缩强弱、宫颈扩张程度、破膜与否，结合年龄、产次、既往分娩史，综合判断，选择合理的分娩方式。

（1）轻度头盆不称：在严密监护下可以试产，试产过程一般不用镇静、镇痛药，少肛查，禁灌肠。密切观察胎儿情况及产程进展。勤听胎心音，破膜后立即听胎心音，观察羊水性状，必要时行阴道检查，了解产程进展，有无脐带脱垂。若胎头未衔接，胎位异常已破膜的产妇应抬高床尾。试产 2 ~ 4 小时，胎头仍未入盆，并伴胎儿窘迫者，则应停止试产，及时行剖宫产术结束分娩。

（2）中骨盆狭窄：主要影响胎头俯屈，使内旋转受阻，易发生持续性枕横位或枕后位。若宫口已开全，胎头双顶径达坐骨棘水平或更低，可用胎头吸引、产钳等阴道助产术，并做好抢救新生儿的准备；若胎头未达坐骨棘水平，或出现胎儿窘迫征象，虚行剖宫产术结束分娩。

（3）骨盆出口狭窄：出口平面是产道最低部位，应在临产前对胎儿大小、头盆关系作充分估计，决定分娩方式，出口平面狭窄者不宜试产。若出口横径与后矢状径之和 >15cm，多数可经阴道分娩；两者之和为 13 ~ 15cm 者，多数需阴道助产；两径之和 <13cm，足月胎儿不易经阴道分娩，应行剖宫产术结束分娩。

（4）胎儿娩出：胎儿娩出后，及时注射宫缩药，使用抗生素预防产后出血和感染。

2. 软产道异常　对软产道异常应根据局部组织的病变程度及对阴道分娩的影响，选择局部手术治疗处理，或行剖宫产术结束分娩。

（六）护理措施

1. 产程处理过程的护理　如下所述。

（1）有明显头盆不称、不能从阴道分娩者，按医嘱做好剖宫产术的术前准备与护理。

（2）对轻度头盆不称的试产者其护理要点如下

1）专人守护，保证良好的产力。关心产妇饮食、营养、水分、休息。必要时按医嘱补充水、电解质、维生素 C。

2）密切观察胎心、羊水变换及产程进展情况，发现异常及时通知医师并做好剖宫产的术前准备。

3）注意子宫破裂的先兆，用手放在孕妇腹部或用胎儿电子监护仪监测子宫收缩及胎心率变化，发现异常时，立即停止试产，及时通知医师及早处理，预防子宫破裂。

（3）中骨盆或骨盆出口狭窄者，护士必须配合医师做好阴道助产的术前准备或按医嘱做好剖宫产的术前准备。

2. 心理护理　向产妇及家属讲清楚阴道分娩的可能性及优点，增强其自信心；认真解答产妇及家属的疑问，使其了解目前产程进展的状况；向产妇及家属讲明产道异常对母儿的影响，解除对未知的焦虑，建立对医护人员的信任感，以取得良好的合作。

3. 预防产后出血和感染　按医嘱使用宫缩药、抗生素。保持外阴清洁，每天冲（擦）洗会阴 2 次，使用消毒会阴垫。胎先露长时间压迫阴道或出现血尿时，应及时留置导尿管 8 ~ 12 天，必须保证导尿管通畅，定期更换，防止感染。

4. 新生儿护理 胎头在产道压迫时间过长或经手术助产的新生儿，应按产伤处理，严密观察颅内出血或其他损伤的症状。

三、胎位异常

胎位异常（abnormal fetal position）包括胎头位置异常、臀先露及肩先露，是造成难产的常见因素。

（一）持续性枕后位、枕横位

在分娩过程中，胎头以枕后位或枕横位衔接。在下降过程中，胎头枕部因强有力宫缩绝大多数能向前转 135°或 90°，转成枕前位自然分娩。仅有 5%～10%胎头枕骨持续不能转向前方，直至分娩后期仍位于母体骨盆后方或侧方，致使分娩发生困难者，称持续性枕后位。国外报道发病率为 5%左右。

1. 病因 如下所述。

（1）骨盆异常：常发生于男型骨盆或类人猿型骨盆。这两类骨盆的特点是骨盆入口平面前半部较狭窄，不适合胎头枕部衔接，后半部较宽，胎头容易以枕后位或枕横位衔接。这类骨盆常伴有中骨盆平面及骨盆出口平面狭窄，影响胎头在中骨盆平面向前旋转，为适应骨盆形态而成为持续性枕后位或持续性枕横位。由于扁平骨盆前后径短小，均小骨盆各径线均小，而骨盆入口横径最长，胎头常以枕横位入盆，由于骨盆偏小，胎头旋转困难，胎头便持续在枕横位。

（2）胎头俯屈不良：若以枕后位衔接，胎儿脊柱与母体脊柱接近，不利于胎头俯屈，胎头前囟成为胎头下降的最低部位，而最低点又常转向骨盆前方，当前囟转至前方或侧方时，胎头枕部转至后方或侧方，形成持续性枕后位或持续性枕横位。

（3）子宫收缩乏力：影响胎头下降、俯屈及内旋转，容易造成持续性枕后位或枕横位。

（4）头盆不称：头盆不称使内旋转受阻，而呈持续性枕后位或枕横位。

（5）其他：前壁胎盘、膀胱充盈、子宫下段宫颈肌瘤均可影响胎头内旋转，形成持续性枕横位或枕后位。

2. 诊断 如下所述。

（1）临床表现：临产后胎头衔接较晚及俯屈不良，由于枕后位的胎先露部不易紧贴子宫下段及宫颈内口，常导致协调性宫缩乏力及宫口扩张缓慢。因枕骨持续位于骨盆后方压迫直肠，产妇自觉肛门坠胀及排便感，致使宫口尚未开全时过早使用腹压，容易导致宫颈前唇水肿和产妇疲劳，影响产程进展。持续性枕后位常致活跃期晚期及第二产程延长。若在阴道口虽已见到胎发，历经多次宫缩时屏气却不见胎头继续顺利下降时，可能是持续性枕后位。

（2）腹部检查：在宫底部触及胎臀，胎背偏向母体后方或侧方，在对侧明显触及胎儿肢体。若胎头已衔接，有时可在胎儿肢体侧耻骨联合上方扪到胎儿颏部。胎心在脐下一侧偏外方听得最响亮，枕后位时因胎背伸直，前胸贴近母体腹壁，胎心在胎儿肢体侧的胎胸部位也能听到。

（3）肛门检查或阴道检查：若为枕后位，感到盆腔后部空虚，查明胎头矢状缝位于骨盆斜径上。前囟在骨盆右前方，后囟（枕部）在骨盆左后方则为枕左后位，反之为枕右后位。查明胎头矢状缝位于骨盆横径上，后囟在骨盆左侧方，则为枕左横位，反之为枕右横位。当出现胎头水肿、颅骨重叠、囟门触不清时，需行阴道检查，借助胎儿耳郭及耳屏位置及方向判定胎位，若耳郭朝向骨盆后方，诊断为枕后位；若耳郭朝向骨盆侧方，诊断为枕横位。

（4）B 型超声检查：根据胎头颜面及枕部位置，能准确探清胎头位置以明确诊断。

3. 分娩机制 胎头多以枕横位或枕后位衔接，在分娩过程中，若不能转成枕前位时，其分娩机制如下。

（1）枕左（右）后位：胎头枕部到达中骨盆向后行 45°内旋转，使矢状缝与骨盆前后径一致。胎儿枕部朝向骶骨呈正枕后位。其分娩方式如下。

1）胎头俯属较好：胎头继续下降，前囟先露抵达耻骨联合下时，以前囟为支点，胎头继续俯屈使顶部及枕部自会阴前缘娩出。继之胎头仰伸，相继由耻骨联合下娩出额、鼻、口、颏。此种分娩方式为枕后位经阴道助娩最常见的方式。

2）胎头俯屈不良：当鼻根出现在耻骨联合下缘时，以鼻根为支点，胎头先俯屈，从会阴前缘娩出前囟、顶部及枕部，然后胎头仰伸，便鼻、口、额部相继由耻骨联合下娩出。因胎头以较大的枕额周径旋转，胎儿娩出更加困难，多需手术助产。

（2）枕横位：部分枕横位于下降过程中无内旋转动作，或枕后位的胎头枕部仅向前旋转45°。成为持续性枕横位。持续性枕横位虽能经阴道分娩，但多数需用手或行胎头吸引术将胎头转成枕前位娩出。

4. 对母儿影响　如下所述。

（1）对产妇的影响：胎位异常导致继发性宫缩乏力，使产程延长，常需手术助产，容易发生软产道损伤，增加产后出血及感染机会。若胎头长时间压迫软产道，可发生缺血坏死脱落，形成生殖道瘘。

（2）对胎儿的影响：第二产程延长和手术助产机会增多，常出现胎儿窘迫和新生儿窒息，使围生儿病死率增高。

5. 治疗　持续性枕后位、枕横位在骨盆无异常、胎儿不大时，可以试产。试产时应严密观察产程，注意胎头下降、宫口扩张程度、宫缩强弱及胎心有无改变。

（1）第一产程

1）潜伏期：需保证产妇充分营养与休息。若有情绪紧张，睡眠不好可给予哌替啶或地西泮。让产妇朝向胎背的对侧方向侧卧，以利胎头枕部转向前方。若宫缩欠佳，应尽早静脉滴注缩宫素。

2）活跃期：宫口开大3~4cm产程停滞，除外头盆不称可行人工破膜，若产力欠佳，静脉滴注缩宫素。若宫口开大每小时1cm以上，伴胎先露部下降，多能经阴道分娩。在顺产过程中，出现胎儿窘迫征象，应行剖宫产术结束分娩。若经过上述处理效果不佳，每小时宫口开大<1cm或无进展时，则应剖宫产结束分娩。宫口开全之前，嘱产妇不要过早屏气用力，以免引起宫颈前唇水肿，影响产程进展。

（2）第二产程：若第二产程进展缓慢，初产妇已近2小时，经产妇已近1小时，应行阴道检查。当胎头双顶径已达坐骨棘平面或更低时，可先行徒手将胎头枕部转向前方，使矢状缝与骨盆出口前后径一致，或自然分娩，或阴道助产（低位产钳术或胎头吸引术）。若转成枕前位有困难时，也可向后转成正枕后位，再以产钳助产。若以枕后位娩出时，需做较大的会阴后-斜切开，以免造成会阴裂伤。若胎头位置较高，疑有头盆不称，需行剖宫产术，中位产钳禁止使用。

（3）第三产程：因产程延长，容易发生产后宫缩乏力，胎盘娩出后应立即静脉注射或肌内注射子宫收缩药，以防发生产后出血。有软产道裂伤者，应及时修补。新生儿应重点监护。凡行手术助产及有软产道裂伤者，产后应给予抗生素预防感染。

（二）胎头高直位

胎头以不屈不仰姿势衔接于骨盆入口，其矢状缝与骨盆入口前后径相一致，称胎头高直位。发病率国内文献报道为1.08%，国外资料报道为0.6%~1.6%。胎头枕骨向前靠近耻骨联合者称胎头高直前位，又称枕耻位；胎头枕骨向后靠近骶岬者称胎头高直后位，又称枕骶位。胎头高直位对母儿危害较大，应妥善处理。

1. 病因　胎头高直位的病因尚不清楚，可能与下述因素有关。

（1）头盆不称，骨盆入口平面狭窄，胎头大，腹壁松弛，胎膜早破，均可使胎头矢状缝有可能被固定在骨盆前后径上，形成胎头高直位。

（2）腹壁松弛及腹直肌分离，胎背易朝母体前方，胎头高浮，当宫缩时易形成胎头高直位。

（3）胎膜突然破裂，羊水迅速流出，宫缩时胎头矢状缝易固定于骨盆入口前后径上，形成胎头高直位。

2. 诊断　如下所述。

（1）临床表现：由于临产后胎头不俯屈，进入骨盆入口的胎头径线增大，胎头迟迟不衔接，使胎头不下降或下降缓慢，宫口扩张也缓慢，致使产程延长，常感耻骨联合部位疼痛。

（2）腹部检查：胎头高直前位时，胎背靠近腹前壁，不易触及胎儿肢体，胎心位置稍高在近腹中线听得最清楚。胎头高直后位时，胎儿肢体靠近腹前壁，有时在耻骨联合上方可清楚触及胎儿下颏。

（3）阴道检查：因胎头位置高，肛查不易查清，此时应做阴道检查。发现胎头矢状缝与骨盆入口前后径一致，后囟在耻骨联合后，前囟在骶骨前，为胎头高直前位，反之为胎头高直后位。

（4）B 型超声检查：可探清胎头双顶径与骨盆入口横径一致，胎头矢状缝与骨盆入口前后径一致。

3. 分娩机制　胎头高直前位临产后，胎头极度俯屈，以胎头枕骨在耻骨联合后方为支点，使胎头顶部、额部及颏部沿骶岬下滑入盆衔接、下降，双顶径达坐骨棘平面以下时，以枕前位经阴道分娩。若胎头高直前位胎头无法入盆，需行剖宫产术结束分娩。高直后位临产后，胎背与母体腰骶部贴近，妨碍胎头俯屈及下降，使胎头处于高浮状态迟迟不能入盆，即使入盆下降至盆底也难以向前旋转 180°，故以枕前位娩出的可能性极小。

4. 治疗　胎头高直前位时，若骨盆正常、胎儿不大、产力强，应给予充分试产机会，加强宫缩促使胎头俯屈，胎头转为枕前位可经阴道分娩或阴道助产，若试产失败再行剖宫产术结束分娩。胎头高直后位因很难经阴道分娩，一经确诊应行剖宫产术。

（三）面先露

胎头以面部为先露时称为面先露，多于临产后发现。面先露以颏骨为指示点，有颏左前、颏左横、颏左后、颏右前、颏右横、颏右后 6 种胎位，以颏左前及颏右后位较多见。我国 15 所医院统计发病率为 0.80‰ ~ 2.70‰，国外资料为 0.17‰ ~ 0.2‰。经产妇多于初产妇。

1. 病因　如下所述。

（1）骨盆狭窄：有可能阻碍胎头俯屈的因素均可能导致面先露。胎头衔接受阻，阻碍胎头俯屈，导致胎头极度仰伸。

（2）头盆不称：临产后胎头衔接受阻，造成胎头极度仰伸。

（3）腹壁松弛：经产妇悬垂腹时胎背向前反曲，胎儿颈椎及胸椎仰伸形成面先露。

（4）脐带异常：脐带过短或脐带绕颈，使胎头俯屈困难。

（5）畸形：无脑儿因无顶骨，可自然形成面先露。先天性甲状腺肿，胎头俯屈困难，也可导致面先露。

2. 诊断　如下所述。

（1）腹部检查：因胎头极度仰伸，入盆受阻，胎体伸直，宫底位置较高。颏前位时，在孕妇腹前壁容易扪及胎儿肢体，胎心由胸部传出，故在胎儿肢体侧的下腹部听得清楚。颏后位时，于耻骨联合上方可触及胎儿枕骨隆突与胎背之间有明显凹沟，胎心较遥远而弱。

（2）肛门检查及阴道检查：可触到高低不平、软硬不均的颜面部，若宫口开大时可触及胎儿口、鼻、颧骨及眼眶，并依据颏部所在位置确定其胎位。

（3）B 型超声检查：可以明确面先露并能探清胎位。

3. 分娩机制　面先露分娩机制包括：仰伸、下降、内旋转及外旋转。颏前位时，胎头以仰伸姿势衔接、下降，胎儿面部达骨盆底时，胎头极度仰伸，颏部为最低点，故转向前方，胎头继续下降并极度仰伸，颏部因位置最低而转向前方，当颏部自耻骨弓下娩出后，极度仰伸的胎颈前面处于产道小弯（耻骨联合），胎头俯屈时，胎头后部能够适应产道大弯，使口、鼻、眼、额、前囟及枕部自会阴前缘相继娩出，但产程明显延长。颏后位时，胎儿面部达骨盆底后，多数能经内旋转 135°后以颏前位娩出。少数因内旋转受阻，成为持续性颏后位，胎颈已极度伸展，不能适应产道大弯，故足月活胎不能经阴道自然娩出，须行剖宫产结束分娩。

4. 对母儿影响　如下所述。

（1）对产妇的影响：颏前位时，因胎儿颜面部不能紧贴子宫下段及宫颈内口，常引起宫缩乏力，致使产程延长；颜面部骨质不能变形，容易发生会阴裂伤。颏后位时，导致梗阻性难产，若不及时处理，造成子宫破裂，危及产妇生命。

（2）对胎儿的影响：胎儿面部受压变形，颜面皮肤发绀、肿胀，尤以口唇为著，影响吸吮，严重时可发生会厌水肿影响吞咽。新生儿于生后保持仰伸姿势达数日之久，需加强护理。

5. 治疗　颏前位时，若无头盆不称，产力良好，有可能自然分娩；若出现继发性宫缩乏力，第二产程延长，可用产钳助娩，但会阴后一斜切开要足够大。若有头盆不称或出现胎儿窘迫征象，应行剖宫产术。持续性额后位时，难以经阴道分娩，应行剖宫产术结束分娩。若胎儿畸形，无论额前位或额后位，均应在宫口开全后行穿颅术结束分娩。

（四）臀先露

臀先露是最常见的异常胎位，占妊娠足月分娩总数的3%～4%。多见于经产妇。因胎头比胎臀大，分娩时后出胎头无明显变形，往往娩出困难，加之脐带脱垂较多见，使围生儿死亡率增高，是枕先露的3～8倍。臀先露以骶骨为指示点，有骶左前、骶左横、骶左后、骶右前、骶右横、骶右后6种胎位。

1. **病因**　妊娠30周以前，臀先露较多见，妊娠30周以后多能自然转成头先露。临产后持续为臀先露的原因尚不十分明确，可能的因素有以下几种。

（1）胎儿在宫腔内活动范围过大：羊水过多、经产妇腹壁松弛以及早产儿羊水相对偏多，胎儿易在宫腔内自由活动形成臀先露。

（2）胎儿在宫腔内活动范围受限：子宫畸形（如单角子宫、双角子宫等）、胎儿畸形（如无脑儿、脑积水等）、双胎妊娠及羊水过少等，容易发生臀先露。胎盘附着在宫底宫角部易发生臀先露，占73%，而头先露仅占5%。

（3）胎头衔接受阻：狭窄骨盆、前置胎盘、肿瘤阻塞骨盆腔及巨大胎儿等，也易发生臀先露。

2. **临床分类**　根据胎儿两下肢所取的姿势分为以下3类。

（1）单臀先露或腿直臀先露：胎儿双髋关节屈曲，双膝关节直伸，以臀部为先露。最多见。

（2）完全臀先露或混合臀先露：胎儿双髋关节及双膝关节均屈曲，有如盘膝坐，以臀部和双足为先露。较多见。

（3）不完全臀先露：以一足或双足、一膝或双膝，或一足一膝为先露。膝先露是暂时的，产程开始后转为足先露。较少见。

3. **诊断**　如下所述。

（1）临床表现：孕妇常感肋下有圆而硬的胎头。由于胎臀不能紧贴子宫下段及宫颈内口，常导致宫缩乏力，宫口扩张缓慢，致使产程延长。

（2）腹部检查：子宫呈纵椭圆形，胎体纵轴与母体纵轴一致。在宫底部可触到圆而硬、按压时有浮球感的胎头；若未衔接，在耻骨联合上方触到不规则、软而宽的胎臀，胎心在脐左（或右）上方听得最清楚。衔接后，胎臀位于耻骨联合之下，胎心听诊以脐下最明显。

（3）肛门检查及阴道检查：肛门检查时，触及软而不规则的胎臀或触到胎足、胎膝。若胎臀位置高，肛查不能确定时，需行阴道检查。阴道检查时，了解宫口扩张程度及有无脐带脱垂。若胎膜已破，能直接触到胎臀、外生殖器及肛门，此时应注意与颜面相鉴别。若为胎臀，可触及肛门与两坐骨结节连在一条直线上，手指放入肛门内有环状括约肌收缩感，取出手指可见有胎粪。若为颜面，口与两颧骨突出点呈三角形，手指放入口内可触及牙龈和弓状的下颌骨。若触及胎足时，应与胎手相鉴别。

（4）B型超声检查：能准确探清臀先露类型以及胎儿大小、胎头姿势等。

4. **分娩机制**　以骶右前位为例加以阐述。

（1）胎臀娩出：临产后，胎臀以粗隆间径衔接于骨盆入口右斜径，骶骨位于右前方。胎臀逐渐下降，前髋下降稍快故位置较低，抵达骨盆底遇到阻力后，前髋向母体右侧行45°内旋转，使前髋位于耻骨联合后方，此时粗隆间径与母体骨盆出口前后径一致。胎臀继续下降，胎体稍侧屈以适应产道弯曲度，后髋先从会阴前缘娩出，随即胎体稍伸直，使前髋从耻骨弓下娩出。继之双腿双足娩出。当胎臀及两下肢娩出后，胎体行外旋转，使胎背转向前方或右前方。

（2）胎肩娩出：当胎体行外旋转的同时，胎儿双肩径衔接于骨盆入口右斜径或横径，并沿此径线逐渐下降，当双肩达骨盆底时，前肩向右旋转45°。转至耻骨弓下，使双肩径与骨盆出口前后径一致，同时胎体侧屈使后肩及后上肢从会阴前缘娩出，继之前肩及前上肢从耻骨弓下娩出。

（3）胎头娩出：当胎肩通过会阴时，胎头矢状缝衔接于骨盆入口左斜径或横径，并沿此径线逐渐下降，同时胎头俯屈。当枕骨达骨盆底时，胎头向母体左前方旋转45°，使枕骨朝向耻骨联合。胎头继续下降，当枕骨下凹到达耻骨弓下时，以此处为支点，胎头继续俯屈，使颏、面及额部相继自会阴前缘娩出，随后枕部自耻骨弓下娩出。

5. 对母儿影响 如下所述。

（1）对产妇的影响：胎臀形状不规则，不能紧贴子宫下段及宫颈内口，容易发生胎膜早破或继发性宫缩乏力，使产后出血与产褥感染的机会增多，若宫口未开全而强行牵拉，容易造成宫颈撕裂甚至延及子宫下段。

（2）对胎儿及新生儿的影响：胎臀高低不平，对前羊膜囊压力不均匀，常致胎膜早破，发生脐带脱垂是头先露的 10 倍，脐带受压可致胎儿窘迫甚至死亡；胎膜早破，使早产儿及低体重儿增多。后出胎头牵出困难，常发生新生儿窒息、臂丛神经损伤及颅内出血，颅内出血的发病率是头先露的 10 倍。臀先露导致围生儿的发病率与死亡率均增高。

6. 治疗 如下所述。

（1）妊娠期：于妊娠 30 周前，臀先露多能自行转为头先露。若妊娠 30 周后仍为臀先露应予矫正。常用的矫正方法有以下几种。

1）让孕妇排空膀胱，松解裤带，做胸膝卧位姿势，每日 2 次，每次 15 分钟，连做 1 周后复查。这种姿势可使胎臀退出盆腔，借助胎儿重心改变，使胎头与胎背所形成的弧形顺着宫底弧面滑动而完成胎位矫正。

2）激光照射或艾灸至阴穴，近年多用激光照射两侧至阴穴，也可用艾条灸，每日 1 次，每次 15 ~ 20 分钟，5 次为 1 个疗程。

3）应用上述矫正方法无效者，于妊娠 32 ~ 34 周时，可行外转胎位术，因有发生胎盘早剥、脐带缠绕等严重并发症的可能，应用时要慎重，术前半小时口服沙丁胺醇 4.8mg。行外转胎位术时，最好在 B 型超声监测下进行。孕妇平卧，两下肢屈曲稍外展，露出腹壁。查清胎位，听胎心率。操作步骤包括松动胎先露部、转胎。动作应轻柔，间断进行。若术中或术后发现胎动频繁而剧烈或胎心率异常，应停止转动并退回原胎位观察半小时。

（2）分娩期：应根据产妇年龄、胎产次、骨盆类型、胎儿大小、胎儿是否存活、臀先露类型以及有无合并症，于临产初期作出正确判断，决定分娩方式。

1）择期剖宫产的指征：狭窄骨盆、软产道异常、胎儿体重 >3 500g、胎儿窘迫、高龄初产、有难产史、不完全臀先露等，均应行剖宫产术结束分娩。

2）决定经阴道分娩的处理

第一产程：产妇应侧卧，不宜站立走动。少做肛查，不灌肠，尽量避免胎膜破裂。一旦破膜，应立即听胎心。若胎心变慢或变快，应行肛查，必要时行阴道检查，了解有无脐带脱垂。若有脐带脱垂，胎心尚好，宫口未开全，为抢救胎儿，需立即行剖宫产术。若无脐带脱垂，可严密观察胎心及产程进展。若出现协调性宫缩乏力，应设法加强宫缩。当宫口开大 4 ~ 5cm 时，胎足即可经宫口脱出至阴道。为了使宫颈和阴道充分扩张，消毒外阴之后，使用"堵"外阴方法。当宫缩时，用无菌巾以手掌堵住阴道口，让胎臀下降，避免胎足先下降，待宫口及阴道充分扩张后才让胎臀娩出。此法有利于后出胎头的顺利娩出。在"堵"的过程中，应每隔 10 ~ 15 分钟听胎心 1 次，并注意宫口是否开全。宫口已开全再堵易引起胎儿窘迫或子宫破裂。宫口近开全时，要做好接产和抢救新生儿窒息的准备。

第二产程：接产前，应导尿排空膀胱。初产妇应做会阴后一斜切开术。有 3 种分娩方式：①自然分娩：胎儿自然娩出，不做任何牵拉。极少见，仅见于经产妇、胎儿小、宫缩强、骨盆腔宽大者；②臀助产术：当胎臀自然娩出至脐部后，胎肩及后出胎头由接产者协助娩出。脐部娩出后，一般应在 2 ~ 3 分钟娩出胎头，最长不能超过 8 分钟。后出胎头娩出有主张用单叶产钳，效果佳；③臀牵引术：胎儿全部由接产者牵拉娩出，此种手术对胎儿损伤大，一般情况下应禁止使用。

第三产程：产程延长易并发子宫收缩乏力性出血。胎盘娩出后，应肌内注射缩宫素或麦角新碱，防止产后出血。行手术操作及有软产道损伤者，应及时检查并缝合，给予抗生素预防感染。

（五）肩先露

胎体纵轴与母体纵轴相垂直为横产式。胎体横卧于骨盆入口之上，先露部为肩，称肩先露，占妊娠足月分娩总数的 0.25%，是对母儿最不利的胎位。除死胎及早产儿胎体可折叠娩出外，足月活胎不可能经阴道娩出。若不及时处理，容易造成子宫破裂，威胁母儿生命。根据胎头在母体左或右侧和胎儿肩胛朝向母体前或后方，有肩左前、肩左后、肩右前、肩右后 4 种胎位。发生原因与臀先露类同。

1. 诊断　如下所述。

（1）临床表现：胎先露部胎肩不能紧贴子宫下段及宫颈内口，缺乏直接刺激，容易发生宫缩乏力。胎肩对宫颈压力不均，容易发生胎膜早破。破膜后羊水迅速外流，胎儿上肢或脐带容易脱出，导致胎儿窘迫甚至死亡。随着宫缩不断加强、胎肩及胸廓一部分被挤入盆腔内，胎体折叠弯曲，胎颈被拉长，上肢脱出于阴道口外，胎头和胎臀仍被阻于骨盆入口上方，形成忽略性肩先露。子宫收缩继续增强，子宫上段越来越厚，子宫下段被动扩张越来越薄，由于子宫上下段肌壁厚薄相差悬殊，形成环状凹陷，并随宫缩逐渐升高，甚至可以高达脐上，形成病理缩复环，是子宫破裂的先兆，若不及时处理，将发生子宫破裂。

（2）腹部检查：子宫呈横椭圆形，子宫长度低于妊娠周数，子宫横径宽。宫底部及耻骨联合上方较空虚，在母体腹部一侧触到胎头，另侧触到胎臀。肩前位时，胎背朝向母体腹壁，触之宽大平坦；肩后位时，胎儿肢体朝向母体腹壁，触及不规则的小肢体。胎心在脐周两侧最清楚。根据腹部检查多能确定胎位。

（3）肛门检查或阴道检查：胎膜未破者，因胎先露部浮动于骨盆入口上方，肛查不易触及胎先露部。若胎膜已破、宫口已扩张者，阴道检查可触到肩胛骨或肩峰、肋骨及腋窝。腋窝尖端指向胎儿头端，据此可决定胎头在母体左或右侧。肩胛骨朝向母体前或后方，可决定肩前位或肩后位。例如胎头在母体右侧，肩胛骨朝向后方，则为肩右后位。胎手若已脱出于阴道口外，可用握手法鉴别是胎儿左手或右手，因检查者只能与胎儿同侧的手相握。例如，肩右前位时左手脱出，检查者用左手与胎儿左手相握，余类推。

（4）B 超能准确探清肩先露，并能确定具体胎位。

2. 治疗　如下所述。

（1）妊娠期：妊娠后期发现肩先露应及时矫正。可采用胸膝卧位、激光照射（或艾灸）至阴穴。上述矫正方法无效，应试行外转胎位术转成头先露，并包扎腹部以固定胎头。若行外转胎位术失败，应提前住院决定分娩方式。

（2）分娩期：根据胎产次、胎儿大小、胎儿是否存活、宫口扩张程度、胎膜是否破裂、有无并发症等，决定分娩方式。

1）足月活胎，伴有产科指征（如狭窄骨盆、前置胎盘、有难产史等），应于临产前行择期剖宫产术结束分娩。

2）初产妇、足月活胎，临产后应行剖宫产术。

3）经产妇、足月活胎，也可行剖宫产。若宫口开大 5cm 以上，破膜不久，羊水未流尽，可在乙醚深麻醉下行内转胎位术，转成臀先露，待宫口开全助产娩出。若双胎妊娠第二胎儿为臀先露，可行内转胎位术。

4）出现先兆子宫破裂或子宫破裂征象，无论胎儿死活，均应立即行剖宫产术。术中若发现宫腔感染严重，应将子宫一并切除。

5）胎儿已死，无先兆子宫破裂征象，若宫口近开全，在全身麻醉下行断头术或碎胎术。术后应常规检查子宫下段、宫颈及阴道有无裂伤。若有裂伤应及时缝合。注意产后出血，给予抗生素预防感染。

（六）复合先露

胎先露部伴有肢体同时进入骨盆入口，称复合先露。临床以一手或一前臂沿胎头脱出最常见，多发生于早产者，发病率为 0.08%～0.166%。

1. 病因　胎先露部不能完全充填骨盆入口或在胎先露部周围有空隙均可发生。以经产妇腹壁松弛者、临产后胎头高浮、骨盆狭窄、胎膜早破、早产、双胎妊娠及羊水过多等为常见原因。

2. 临床经过及对母儿影响　仅胎手露于胎头旁，或胎足露于胎臀旁者，多能顺利经阴道分娩。只有在破膜后，上臂完全脱出则能阻碍分娩。下肢和胎头同时入盆，直伸的下肢也能阻碍胎头下降，若不及时处理可致梗阻性难产，威胁母儿生命。胎儿可因脐带脱垂死亡，也可因产程延长、缺氧造成胎儿窘迫，甚至死亡等。

3. 诊断　当产程进展缓慢时，行阴道检查发现胎先露部旁有肢体即可明确诊断。常见胎头与胎手同时入盆。诊断时应注意和臀先露及肩先露相鉴别。

4. 治疗　发现复合先露，首先应查清有无头盆不称。若无头盆不称，让产妇向脱出肢体的对侧侧卧，肢体常可自然缩回。脱出肢体与胎头已入盆，待宫口近开全或开全后上推肢体，将其回纳，然后经腹部下压胎头，便胎头下降，以产钳助娩。若头盆不称明显或伴有胎儿窘迫征象，应尽早行剖宫产术。

（七）胎位异常的护理措施

胎位异常应加强分娩期的监测与护理，减少母儿并发症。

（1）有明显头盆不称，胎位异常或确诊为巨大胎儿的产妇，按医嘱做好剖宫产术的术前准备。

（2）选择阴道分娩的产妇应做好如下护理

1）鼓励待产妇进食，保持产妇良好的营养状况，必要时给予补液，维持电解质平衡；指导产妇合理用力，避免体力消耗。枕后位者，嘱产妇不要过早屏气用力，以防宫颈水肿及疲乏。

2）防止胎膜早破：产妇在待产过程中应少活动，尽量少做肛查，禁灌肠。一旦胎膜早破，立即观察胎心，抬高床尾，如胎心有改变，及时报告医师，并立即行肛查或阴道检查，及早发现脐带脱垂情况。

3）协助医师做好阴道助产及新生儿抢救的物品准备，必要时为缩短第二产程可行阴道助产。新生儿出生后应仔细检查有无受伤。第三产程应仔细检查胎盘，胎膜的完整性及母体产道的损伤情况。按医嘱及时应用宫缩药与抗生素，预防产后出血与感染。

（3）心理护理：针对产妇及家属的疑问、焦虑与恐惧，护士在执行医嘱及护理照顾时，应给予充分的解释。将评估产妇及胎儿状况及时告诉产妇及家属。提供使产妇在分娩过程中有舒适感的措施，如松弛身心、抚摸腹部等持续的关照。鼓励产妇更好地与医护人员配合，以增强其对分娩的自信心，安全度过分娩期。

（刘淑娥）

第五节　胎膜早破

一、疾病概述

胎膜早破（premature rupture of membrane，PROM）是指在临产前胎膜破裂。胎膜早破是分娩期常见的并发症，占分娩总数的 2.7% ~17%，是引起早产、脐带脱垂及母儿感染的常见原因之一。

胎膜早破时孕妇多突感较多液体从阴道流出，而无腹痛等其他产兆。对母儿的影响主要是生殖道上行性感染、早产、脐带脱垂、胎儿窘迫及新生儿吸入性肺炎等。治疗要点是预防感染和脐带脱垂等并发症，是否需要终止妊娠取决于胎龄以及是否存在宫内感染、胎儿窘迫等临床征象。

二、护理评估

（一）健康史

导致胎膜早破的病因很多，目前认为主要与生殖道病原微生物上行感染、羊膜腔压力增高、胎膜受力不均、营养缺乏及宫颈内口松弛等有关。

评估时要着重了解妊娠期诱发胎膜早破的病史，如是否有创伤史、妊娠后期性交史、妊娠期羊水过多、多胎妊娠及下生殖道感染的病史等。确定胎膜破裂的时间及妊娠周数、是否存在感染等征象。

（二）身体状况

1. 症状　孕妇突感有较多液体从阴道流出，不能控制，可混有胎脂及胎粪，时断时续。当咳嗽、打喷嚏、负重等腹压增加的动作时液体流量可增多。

2. 体征　行肛诊检查，触不到前羊膜囊，上推胎先露见阴道流液量增多，有时见流出液中有胎脂或胎粪，羊膜腔感染时则有臭味，且母儿心率增快，子宫有压痛。阴道窥器检查见阴道后穹窿有羊水积聚或有羊水自宫口流出，即可确诊胎膜早破。

3. 辅助检查　如下所述。

（1）阴道液 pH 检测：正常阴道液呈弱酸性，pH 为 4.5～5.5，羊水的 pH 为 7.0～7.5。尽早用 pH 试纸检查，若阴道液 pH≥6.5，视为阳性，提示胎膜早破可能性大，准确率可达 90%。若阴道液被血液、尿液、宫颈黏液、精液或细菌污染，可产生假阳性。

（2）阴道液涂片检查：阴道液涂片干燥后，若在显微镜下见到羊齿植物叶状结晶提示为羊水。

（3）羊膜镜检查：可直视胎先露部，看不到前羊膜囊，即可确诊胎膜早破。

（4）胎儿纤维结合蛋白（fetal fibronectin，fFN）测定：fFN 是胎膜分泌的细胞外基质蛋白。当宫颈及阴道分泌物内 fFN 含量 >0.05mg/L 时，胎膜抗张能力下降，易发生胎膜破裂。

（5）羊膜腔感染检测：①羊水细菌培养；②羊水涂片革兰染色检查细菌；③羊水白介素 6 测定，IL-6≥7.9ng/mL，提示羊膜腔感染；④血 C-反应蛋白 >8mg/L，提示羊膜腔感染。

（6）B 型超声检查：羊水量减少可以协助诊断。

评估时重点判断阴道流液量多少，阴道流液量过多会导致宫内羊水过少，胎儿脐带受压出现胎儿宫内窘迫；胎膜破裂的时间长短；是否继发感染征象；胎儿宫内有无窘迫。

（三）心理－社会因素

大多数孕妇担心羊水流尽致早产、宫内感染而危及胎儿生命。也有少数孕妇认为只有羊水流出，没有其他产兆出现而不太重视，耽误了治疗。

三、护理诊断/合作性问题

（1）有感染的危险：与胎膜破裂后，下生殖道内病原体上行感染有关。

（2）有受伤的危险（胎儿）：与脐带脱垂和早产儿肺不成熟有关。

（3）焦虑：与未知的妊娠结局有关。

四、护理目标

（1）孕妇无腹痛、发热等感染表现。

（2）不发生脐带脱垂和早产，胎儿平安出生。

（3）孕妇能充分认识到胎膜早破的预后，积极配合治疗和护理。

五、护理措施

（一）一般护理

（1）胎膜已破，胎先露未衔接者应绝对卧床休息，采取左侧卧位，抬高臀部 10cm 以上，防止脐带脱垂。

（2）胎膜破裂后注意预防感染，保持外阴清洁，每日擦洗会阴部 2 次，避免不必要的肛诊及阴道检查。使用吸水性好的消毒会阴垫，勤换会阴垫。

（3）勤听胎心音，了解胎儿宫内情况。

（二）心理护理

注意观察孕妇的情绪变化，加强心理护理，稳定情绪。

（三）病情观察

（1）密切监测胎心变化，若发现胎心异常，有脐带脱垂可能，应立即抬高患者臀部，报告医生进行阴道检查，配合医生进行脐带脱垂抢救。

（2）密切观察感染征象，监测孕妇生命体征，观察羊水性状、颜色、量及气味，及时追踪血常规结果，如果出现母儿心动过速，母体体温升高、羊水有臭味及白细胞升高等提示绒毛膜羊膜炎的发生，应及时报告医生。

（3）严密观察有无腹部阵痛等产兆的发生。

（四）治疗配合

（1）期待治疗：适用于胎膜早破发生在妊娠 28～35 周，且不伴感染、胎儿宫内情况良好、羊水过少的患者。遵医嘱给予预防感染、抑制宫缩、促进胎肺成熟、纠正羊水过少护理。一旦发生绒毛膜羊膜炎，易引起新生儿吸入性肺炎，严重者发生败血症、颅内感染等危及新生儿生命，应及时终止妊娠。

（2）胎膜破裂超过 12 小时者应遵医嘱预防性使用抗生素。

（3）若妊娠≥35 周者，可适时终止妊娠。

（五）特殊护理

1. 预防脐带脱垂的护理　胎膜早破胎先露未衔接的住院待产妇应绝对卧床，采取左侧卧位，注意抬高臀部（10cm 以上）防止脐带脱垂造成胎儿窘迫。护理时注意进行胎儿监护了解胎心变化，如有异常立即报告医生，协助医生进行阴查或床边 B 超检查确定有无脐带先露，如有脐带先露或脐带脱垂，应尽快结束分娩。

2. 预防感染的护理　胎膜具有防止病原体感染宫腔的作用，胎膜破裂后嘱孕妇保持外阴清洁，每日擦洗会阴部 2 次，放置吸水性好的消毒会阴垫于外阴，勤换会阴垫，保持清洁干燥，防止病原体上行感染。注意观察孕妇有无体温升高、羊水有臭味、胎心过快等感染征象。胎膜破裂 12h 未分娩者，遵医嘱使用抗生素预防感染。

六、护理评价

（1）母儿生命安全，未发生感染。

（2）无胎儿窘迫与脐带脱垂等并发症，胎儿平安出生。

（3）孕妇无焦虑，积极参与护理，对胎膜早破的处理感到满意。

七、健康教育

（1）重视孕期保健，注意营养平衡，适量补充维生素 C、钙、锌、铜等微量元素；积极预防和治疗生殖道感染、咳嗽和便秘；妊娠晚期禁止性生活，避免负重和腹部受外力撞击导致胎膜早破；多胎妊娠及羊水过多者妊娠晚期注意减少活动，多休息，避免胎膜早破。

（2）保胎期间指导孕妇自测胎动，出现胎动过频、胎动减少或消失均应及时报告医师。

（3）宫颈内口松弛者应注意卧床休息，遵医嘱于妊娠 14～16 周行宫颈内口环扎术。

（4）指导头盆不称、先露高浮的孕妇在预产期前 2 周住院待产，指导孕妇及家属一旦发生胎膜破裂应立即平卧、抬高臀部，尽快送往医院。

（刘淑娥）

第六节　羊水栓塞

一、疾病概要

羊水栓塞（amniotic fluid embolism，AFE）是指在分娩过程中羊水突然进入母体血液循环引起急性肺栓塞、过敏性休克、弥散性血管内凝血、肾功能衰竭等一系列病理改变的严重分娩并发症。发病率为 4/10 万～6/10 万。羊水栓塞发病急，病情凶险，是造成产妇死亡的重要原因之一，发生在足月分娩者死亡率可高达 60% 以上。也可发生在中期妊娠引产或钳刮术中，但情况较缓和，极少造成产妇死亡。

导致羊水栓塞的 3 个基本条件：羊膜腔内压力过高、胎膜破裂和宫颈或子宫血窦开放。羊水进入母血的途径：裂伤的子宫内膜静脉、胎盘附着处开放的子宫血管或子宫壁异常开放的血窦。常见诱因包括子宫收缩过强、急产、胎膜早破、前置胎盘、胎盘早剥、子宫颈裂伤、子宫破裂及剖宫产术等。

病理生理特点：①肺动脉高压：羊水中有形成分形成小栓子，经母体肺动脉进入肺循环，直接造成肺小血管的机械性阻塞，引起肺动脉高压。羊水内含有大量激活凝血系统的物质，能使肺血管反射性痉挛，加重肺动脉高压。肺动脉高压可引起急性右心衰竭，继而呼吸循环功能衰竭；②过敏性休克：羊水内的抗原成分引起 I 型变态反应，导致过敏性休克，多在羊水栓塞后立即出现血压骤降甚至消失。休克后出现心肺功能衰竭表现；③弥散性血管内凝血：由于羊水中含多种促凝物质，妊娠期母血又呈高凝状态，当羊水进入母血时，产生大量微血栓，发生 DIC，随后血液进入纤溶亢进状态，血液不凝，发生严重的产后出血；④急性肾衰：由于休克及 DIC，肾脏急性缺血导致肾功能衰竭。

在分娩过程中，尤其是破膜不久，或胎儿娩出后的短时间内，患者突然出现寒战、呛咳、气促及烦躁不安等症状时，可能发生羊水栓塞，应立即采取急救措施，迅速抗过敏，纠正呼吸循环衰竭，改善低氧血症、抗休克、防止 DIC 和肾衰竭发生等。产科处理原则：应待病情好转后，尽快结束分娩。发生在第一产程者，可行剖宫产结束分娩；在第二产程者，可根据情况经阴道手术助产。同时应用足量抗生素预防感染。

二、护理评估

（一）健康史

了解有无羊水栓塞的各种诱因，如胎膜早破或人工破膜；前置胎盘或胎盘早剥；宫缩过强或强直性宫缩；中期妊娠引产或钳刮术，羊膜腔穿刺术等病史。

（二）身体状况

羊水栓塞起病急骤，来势凶险，多发生于分娩过程中，尤其是胎儿娩出后的短时间内。临床表现分为 3 个阶段。

（1）休克期：主要发生于产程中或分娩前后一段时间内，尤其是刚破膜不久，产妇突然出现寒战、呛咳、气急、烦躁不安、恶心、呕吐等先兆症状，继而出现呼吸困难、发绀、昏迷、脉搏细数、血压急骤下降，肺部可闻及湿啰音，短时间内进入休克状态，约 1/3 患者可在数分钟内死亡，少数出现右心衰竭症状。病情严重者，产妇仅在惊叫一声或打一个呵欠后，血压迅速下降，于数分钟内死亡。

（2）出血期：经历休克期幸存者便进入凝血功能障碍阶段，表现为难以控制的大量阴道流血、切口渗血、全身皮肤黏膜出血、血尿及消化道大出血。产妇可死于出血性休克。

（3）肾功能衰竭期：患者出现少尿（或无尿）和尿毒症表现，主要由休克时间长、肾脏微血管栓塞缺血引起肾组织损害所致。可伴有其他脏器缺血缺氧的并发症，如昏迷、消化道出血等，最后导致患者死亡。

上述 3 个阶段的临床表现通常按顺序出现，有时也可不完全出现，或出现的症状不典型。分娩期常以肺动脉高压、心功能衰竭和中枢神经系统严重损害为主要表现，而产后则以出血和凝血功能障碍为主要特征。

评估时注意判断患者处于羊水栓塞的哪个阶段，脏器功能受损情况，要如何配合医生抢救。

（三）辅助检查

（1）X 线摄片：可见肺部双侧弥漫性点状、片状浸润影，沿肺门周围分布，伴轻度肺不张及心脏扩大。

（2）心电图：提示右心房、右心室扩大。

（3）实验室检查：下腔静脉取血可查出羊水中的有形成分。DIC 各项血液检查指标呈阳性。

（四）心理 - 社会因素

本病起病急促、病情凶险，产妇感到痛苦和恐惧。家属毫无心理准备，担心产妇和胎儿的安危，更感焦虑与恐惧，如抢救无效也可能对医护人员产生抱怨和不满。

三、护理诊断

（1）气体交换受损与肺动脉高压、肺水肿有关。

（2）组织灌注量不足与过敏性休克、弥散性血管内凝血及失血有关。

（3）恐惧与病情危及产妇和胎儿生命有关。

四、护理目标

（1）产妇胸闷、呼吸困难症状得到改善。

（2）产妇休克得到纠正，并维持基本的生理功能。

（3）产妇及家属的恐惧感减轻。

五、护理措施

1. 一般护理　维持呼吸功能，积极配合医生救治。

2. 心理护理　如患者神志清醒，应给予鼓励，增强其信心，使其相信病情会得到控制。对家属的恐惧、愤怒情绪表示理解和安慰，必要时允许家属陪伴患者，向家属介绍患者病情的严重性，以取得配合，待患者病情稳定后共同制订康复计划，针对其具体情况提供出院指导。

3. 病情观察　如下所述。

（1）监测产程进展，胎膜破裂后注意观察产妇有无烦躁不安、寒战、气急等羊水栓塞的先兆症状。

（2）患者羊水栓塞后观察出血量和全身皮肤、黏膜有无出血倾向。

（3）严密监测患者的生命体征、尿量，定时测量并记录。

4. 治疗配合　立即遵医嘱用药，配合医师进行急救；尽快做好剖宫产术或阴道助产术及新生儿窒息抢救的准备。

5. 特殊护理　一旦出现羊水栓塞的临床表现，应立即配合医生给予紧急处理。

（1）吸氧：取半卧位，保持呼吸道通畅，加压给氧，必要时行气管插管或气管切开，保证供氧。减轻肺水肿，改善脑缺氧。

（2）抗过敏：在改善缺氧的同时，迅速抗过敏。遵医嘱给予大剂量肾上腺糖皮质激素，可改善及稳定溶酶体，保护细胞以对抗过敏反应。首选氢化可的松，100～200mg 加于5%～10% 葡萄糖注射液50～100mL 快速静脉滴注，再用 300～800mg 加于 5% 葡萄糖注射液 250～500mL 静脉滴注，日量可达500～1 000mg；或地塞米松 20mg 加于 25% 葡萄糖注射液静脉推注后，再加 20mg 于 5%～10% 葡萄糖注射液静脉滴注。

（3）解除肺动脉高压：解痉药物能改善肺血流灌注，缓解肺动脉高压，是预防右心衰竭及所致呼吸循环衰竭的有效措施。①盐酸罂粟碱：能解除支气管平滑肌及血管平滑肌痉挛，扩张肺血管、脑血管及冠状动脉。30～90mg 加于 25% 葡萄糖注射液 20mL 中缓慢静脉推注，与阿托品合用扩张肺小动脉效果更佳；②阿托品：能阻断迷走神经反射所致的肺血管和支气管痉挛。心率慢时应用 1mg 加于 10%～25% 葡萄糖注射液 10mL，每 15～30 分钟静脉注射 1 次，直至患者面色潮红，微循环改善；③氨茶碱：可松弛支气管平滑肌，解除肺血管痉挛。250mg 加于 25% 葡萄糖注射液 10～20mL 缓慢推注，必要时可重复；④酚妥拉明：可解除肺血管痉挛，降低肺动脉阻力，改善肺动脉高压，同时具抗休克作用。5～10mg 加于 10% 葡萄糖注射液 100mL 静脉滴注，以 0.3mg/min 滴速为佳。

（4）纠正心力衰竭：毛花苷 C 0.2～0.4mg 加入 10% 葡萄糖液 20mL 中静脉推注，可重复应用，必要时 4～6h 可重复 1 次。

（5）抗休克，纠正酸中毒：①补充血容量：尽快输新鲜血和血浆补充血容量，扩容可用低分子右旋糖酐，补足血容量后血压仍不回升者，可用多巴胺 20～40mg 加于 10% 葡萄糖溶液 250mL 静脉滴注，以 20 滴/min 开始，以后酌情调节滴速；②5% 碳酸氢钠溶液 250mL 静脉滴注，早期应用能较快纠正代谢失调。

（6）防治 DIC：应用肝素、抗纤溶药物及补充凝血因子，积极防治 DIC。羊水栓塞发生 10min 内，DIC 高凝阶段应用肝素效果佳；在 DIC 纤溶亢进期，可给予抗纤溶药物、补充凝血因子防止大出血。

（7）防治急性肾衰竭：留置导尿管，注意观察尿量。血容量补足后仍然少尿或无尿，须及时应用利尿剂，防治肾衰竭。

六、护理评价

（1）实施处理方案后，患者胸闷、呼吸困难症状改善。

（2）产妇血压、尿量正常，母子平安。

（3）产妇及家属恐惧感减轻。

七、健康教育

（1）加强产前检查，及早发现羊水栓塞诱因并注意预防，若发现前置胎盘、胎盘早剥等积极治疗。

（2）加强产褥期保健，定期复诊。

（刘淑娥）

第七节 流　产

一、概述

妊娠不足 28 周、胎儿体重不足 1 000g 而终止者，称为流产。流产发生在 12 周以前者称为早期流产；发生在 12 周至不足 28 周者称为晚期流产。流产又分为自然流产与人工流产，本节内容仅限于自然流产。自然流产的发生率占全部妊娠的 10%～15%，多数为早期流产。

1. 影响因素　如下所述。

（1）胚胎（或胎儿）因素

1）胚胎发育异常：遗传基因缺陷为早期流产的最常见原因，染色体异常所致的流产占 50%～60%。

2）胎盘异常：由于滋养层发育不全，胎盘绒毛变性，或胎盘附着位置过低等，可使胎儿胎盘循环障碍，导致流产。

（2）母体因素

1）急性传染病，可因病原体或毒素经胎盘侵入，造成胎儿死亡，或因高热、中毒引起宫缩导致流产。

2）严重贫血或心力衰竭，致胎儿缺氧死亡。

3）内分泌失调，如黄体功能不全，致蜕膜发育不良，影响孕卵发育。

4）子宫发育不良、子宫肌瘤或畸形，也可妨碍胚胎发育；或因子宫颈内口松弛，不能承受增大的胎儿胎囊压力，致晚期流产。

5）强烈的精神刺激、外伤或性交也可引起流产。

（3）外界因素：可导致流产的有毒物质有镉、铅、有机汞、有机磷及放射性物质等。这些有毒物质可能是直接作用于胎儿体细胞，也可能通过胎盘影响胎儿，造成流产。

（4）免疫因素：妊娠后由于母儿双方免疫不适应而导致母体排斥胎儿，以致发生流产。现已发现的有关免疫因素有父方的组织相容性抗原、胎儿抗原、母体细胞免疫调节失衡、孕期中母体封闭抗体不足、母体抗父方淋巴细胞的细胞毒抗体不足等。

（5）母儿血型不合：母儿血型不合者常引起晚期流产，如 ABO 血型及 Rh 血型不合者。

2. 病理　流产发生时，常常是胚胎或胎儿先死亡，然后底蜕膜出血；或先是胎盘后出血，形成胎盘后血肿，继而促进子宫收缩，排出胚胎或胎儿。在妊娠的最初8周，发育中的胎盘与子宫蜕膜连接不紧密，流产时妊娠物易从子宫壁剥离排出，出血不多；妊娠8~12周时，胎盘与子宫蜕膜紧密连接，流产时妊娠物往往不能完全从子宫壁剥离排出，影响子宫收缩，出血较多；妊娠12周以后，由于胎盘已完全形成，流产时常常是先出现腹痛，然后排出胎儿、胎盘，出血较少。

3. 临床表现及处理措施 如下所述。

（1）临床表现：流产的临床表现主要是阴道流血和下腹疼痛。又根据临床表现不同分为先兆流产、难免流产、不完全流产、完全流产、稽留流产、习惯性流产六种类型。

（2）处理原则：先兆流产需保胎观察，其他类型流产均应在确诊后尽快清除宫腔内容物，排空子宫，防止出血和感染。

二、护理评估

1. 健康史 询问末次月经时间、早孕反应情况。了解阴道流血的色、量及有无臭味，有无妊娠物排出等；此外，还应了解有无全身性疾病、生殖器官疾病，有无接触有害物质，既往有无流产史等。

2. 身体状况 如下所述。

（1）症状：阴道流血和腹痛是主要症状。观察阴道流血量及持续时间，有无腹痛，腹痛的部位、性质及程度。

（2）体征：测量体温、脉搏、呼吸及血压，评估有无贫血及休克体征。妇科检查阴道内有无妊娠物排出或堵于子宫颈口，有无血液从子宫颈流出，子宫颈是否扩张，子宫大小是否与妊娠月份相符，有无压痛等。

3. 辅助检查 常用的是妊娠实验、HCG测定、B型超声检查。如为稽留流产应做出凝血时间、凝血因子时间、血纤维蛋白原含量、血小板计数等凝血功能检查，排除DIC。

4. 心理–社会因素 孕妇对阴道流血往往十分紧张，对胎儿的安危十分担忧，可表现为恐惧、伤心、忧郁和烦躁不安等。

三、护理目标

（1）患者能叙述流产的相关知识，焦虑有所缓解。

（2）患者体温正常。

（3）及时发现休克患者，并使其得到及时抢救和护理。

四、护理措施

（一）预防措施

（1）消除流产诱发因素。

（2）预防感染，保持会阴清洁，每日两次会阴擦洗，每次大小便后及时清洗会阴。必要时给予抗生素预防感染。

（二）急救护理

（1）大量阴道流血时，应立即测量血压、脉搏，正确估计出血量。立即建立静脉通道，做交叉配血，做好输血、输液的准备工作。

（2）需急诊手术时，及时做好术前准备。术中密切观察患者生命体征，术后注意观察子宫收缩情况及阴道流血量。子宫内清出物应送病理检查。

（三）一般护理

建议合理饮食，加强营养，增强抵抗力，防止发生贫血。告知先兆流产者绝对卧床休息，加强日常生活护理。

（四）病情监测

观察患者生命体征、阴道流血量、腹痛情况及有无阴道排出物等。如出现体温升高或白细胞总数异常，及时报告医生。

（五）配合治疗

（1）先兆流产：绝对卧床休息，禁止性生活，必要时可适当使用对胎儿影响小的镇静药。黄体功能不全者可给予黄体酮 10～20mg，每日 1 次或隔日肌内注射 1 次。经过两周治疗，若症状不见缓解或加重者，表明胚胎发育异常，应终止妊娠。

（2）难免流产：一旦确诊，应尽早使胚胎及胎盘组织完全排出，并预防出血和感染。妊娠小于 12 周，用刮宫术；妊娠大于 12 周，可用缩宫素静脉滴注引产。护士应做好手术准备，协助医生完成手术，并遵医嘱用药。

（3）不完全流产：一经确诊，应及时行刮宫术或钳刮术，清除宫内残留组织。出血多伴有休克者应同时输血、输液纠正休克，并给予抗生素预防感染。

（4）完全流产：症状消失，B 型超声检查宫腔内无残留组织，一般不需特殊处理。

（5）稽留流产：因死亡胚胎组织机化，与子宫壁粘连紧密，刮宫困难。也因时间过长，可能发生凝血机制障碍，导致 DIC，造成严重出血。处理前做凝血功能相关检查，并做好输血准备。若凝血功能正常，口服炔雌酚 1mg 每日 2 次，或口服己烯雌酚 5mg，每日 3 次，连用 5 天，以提高子宫肌对缩宫素的敏感性。做好手术准备，协助医生完成手术，注意监测患者生命体征，防止子宫穿孔和出血。若凝血功能障碍，应尽早使用肝素、纤维蛋白原及输新鲜血液等，待凝血功能好转后，再行刮宫术或引产术。

（6）习惯性流产：孕前查找原因，对症处理。对原因不明的，在有妊娠征兆时，就要强调休息，禁止性生活，补充维生素，也可给予黄体酮治疗，直至妊娠 10 周或超过以往发生流产的月份。

（7）流产并发感染：治疗原则是积极控制感染，尽快清除宫内残留物。出血不多时，应先控制感染，再行清宫术。阴道流血多时，在静脉滴注抗生素下，用卵圆钳将宫内残留物夹出，使出血减少，不可刮宫，以免感染扩散，待感染控制后再彻底刮宫。

（六）心理护理

护士应理解患者因失去胎儿而出现伤感、悲观的情绪，帮助患者及家属接受现实，顺利度过悲伤期。护士还应向患者及家属解释流产的相关知识，与其共同讨论此次流产的原因，帮助他们为再次妊娠做好准备。

（七）健康指导

（1）加强卫生宣传，使孕妇和家属对流产有正确的认识。

（2）早期妊娠应避免性生活，勿做重体力劳动，防止发生流产。

（3）对习惯性流产的妇女要求下次妊娠确诊后卧床休息，禁止性生活，加强营养，补充维生素，治疗时间应超过以往发生流产的妊娠月份。

（余惠芳）

第八节　早　产

一、概述

妊娠满 28 周至不满 37 周间分娩者称早产。此时娩出的新生儿称早产儿。早产儿体重低于 2 500g，器官发育尚不成熟，抵抗力低下，生存能力差，患病率和死亡率高。因此，积极防治早产，是降低围产儿死亡率的重要环节。

1. 影响因素　如下所述。

（1）胎儿、胎盘因素：胎儿发育畸形、双胎、羊水过多、母儿血型不合、前置胎盘、胎盘早期剥离、胎膜早破等因素均可引起早产。

（2）孕妇因素：妊娠并发症（心脏病、肝炎、严重贫血、妊娠期高血压疾病、妊娠肝内胆汁淤积症等）、生殖器官疾病（子宫肌瘤、子宫畸形、子宫颈内口松弛等）及其他因素（过度劳累、外伤、性生活、严重的精神创伤等）均可导致早产。

2. 临床特点及处理原则　如下所述。

（1）临床特点：早产的临床表现与足月产相似。

（2）治疗原则：如胎膜未破、胎儿存活、无胎儿宫内窘迫，应抑制宫缩，尽可能维持妊娠，延长胎龄；如早产已不可避免，应尽力提高早产儿的存活率。

二、护理评估

1. 健康史　询问孕妇年龄及生育史。注意有无早产、流产史。详细了解是否存在引起早产的原因。

2. 身体状况　如下所述。

（1）先兆早产：表现为不规律子宫收缩，伴有少量阴道流血或血性分泌物。

（2）早产临产：出现规律宫缩（20分≥4次），伴宫颈管缩短≥75%，宫颈扩张2cm以上。其经过与足月产相似。

3. 辅助检查　B超检查确定胎儿大小，了解胎盘成熟度及羊水情况。胎心监护仪监测宫缩、胎心、胎盘血供情况。

4. 心理-社会因素　出现早产时，孕妇及家属均无思想准备，不知妊娠能否继续，担心胎儿的存活从而产生恐惧、焦虑等情绪反应。

三、护理目标

（1）患者能叙述早产的相关知识，焦虑有所缓解。

（2）早产儿生命体征平稳。

四、护理措施

（一）预防措施

（1）加强孕期保健：正确指导孕妇加强营养，保证休息，以左侧卧位为好，以改善胎盘血供。保持心身健康，避免感染和外伤，妊娠晚期节制性生活。

（2）积极治疗妊娠并发症：宫颈内口松弛者应于妊娠14～16周行宫颈内口环扎术。

（二）一般护理

嘱孕妇卧床休息，取左侧卧位，给氧。尽量减少刺激，禁止性生活，勿刺激乳头和腹部，慎做肛查及阴道检查，以免诱发宫缩。做好床边护理。

（三）配合治疗

（1）抑制宫缩：治疗先兆早产应有效抑制宫缩。①β_2-肾上腺素能兴奋药。此类药物作用于子宫滑肌的受体，使子宫肌肉松弛，抑制子宫收缩而延长妊娠期。此药主要不良反应为孕妇心率加快，心肌耗氧增加，血糖升高等。患有糖尿病，并发心脏病、重度高血压等孕妇慎用或不用。临床常用药物有利托君、沙丁胺醇等；②硫酸镁。镁离子直接作用于子宫平滑肌细胞，拮抗钙离子对子宫收缩的活性，能抑制子宫收缩；③前列腺素合成酶抑制剂。有抑制宫缩的作用。常用药物有吲哚美辛及阿司匹林等。但此类药物有使胎儿动脉导管过早关闭而导致胎儿血液循环障碍的作用，因此，临床已较少用，必要时仅能短期（不超过1周）服用。

（2）提高早产儿存活率：①给孕妇吸氧，严密观察宫缩及胎心变化。一旦胎心变化，立即报告医生，并做好新生儿窒息的抢救准备；②促进胎儿肺成熟。可在分娩前给予孕妇地塞米松5mg，肌内注射，每日3次，连用3天。紧急时，经羊膜腔注入地塞米松10mg，以促进肺表面活性物质的形成和释放，促进胎儿肺成熟；③预防新生儿颅内出血。产前给予孕妇肌内注射维生素 K_1 10mg，每日 1 次，连用 3 天；分娩时行会阴切开术，防止新生儿颅内出血的发生；④加强早产儿的护理。

（四）心理护理

了解孕妇及家属的情绪反应及原因，向其解释早产的有关知识及早产儿的护理内容，为孕妇及家属提供心理支持，使焦虑缓解，能积极配合治疗和护理。

（五）健康指导

（1）加强孕期保健指导，避免过度劳累，保证休息，取左侧卧位为宜，增加营养。积极治疗妊娠并发症。

（2）对孕妇及家属进行有关早产知识的宣教，如出现先兆早产症状应及时就诊。向孕妇及家属传授早产儿的喂养及护理知识。

（3）指导避孕措施：无子女者，半年后方可再孕。

（余惠芳）

第九节　子宫肌瘤

子宫肌瘤是女性生殖系统最常见的良性肿瘤。主要由子宫平滑肌组织增生而形成，其间有少量纤维结缔组织。多见于 30～50 岁的妇女。子宫肌瘤的确切病因尚不清楚，研究显示 25%～50% 子宫肌瘤存在细胞遗传学上的异常。另外，根据子宫肌瘤好发于生育年龄，青春期前少见，绝经后肌瘤停止生长，甚至萎缩或消失，提示其发生、生长可能与雌激素、孕激素和局部生长因子有关。

一、肌瘤变性

肌瘤失去其原有的典型结构称为肌瘤变性，常见的变性有以下几种。

1. 玻璃样变　最常见。肌瘤剖面漩涡状结构消失，被均匀透明样物质取代，呈苍白色。镜下可见病变区域与未变性区边界明显，为均匀粉红色无结构区，肌细胞消失。

2. 囊性变　常继发于玻璃样变，组织坏死、液化后形成多个囊腔或融合成一个大囊腔，内含清澈无色液体或胶冻状物质。镜下可见囊腔壁由玻璃样变肌瘤组织构成，内壁无上皮。

3. 红色变　为一种特殊类型坏死，原因不清，多见于妊娠期或产褥期。肌瘤体积变化迅速，血管破裂，出血弥散于组织内。肌瘤剖面呈暗红色，质软，腥臭，漩涡状结构消失。镜下见假包膜内大静脉和瘤体内小静脉血栓，有溶血，肌细胞减少，可有较多脂肪颗粒沉积。

4. 肉瘤变　少见。多见于高龄妇女，因症状不明显，易被忽视。肉瘤变后切面灰黄，质软，边界不清。镜下见平滑肌细胞增生、异型性、排列紊乱。

5. 钙化　多见于蒂部狭小、供血不足的浆膜肌瘤和绝经后妇女的肌瘤。镜下见钙化区为层状沉积，呈圆形或无规则形，苏木素染色可见深蓝色颗粒浸润。

二、分类

按肌瘤所在部位分为宫体肌瘤及宫颈肌瘤，前者多见。根据肌瘤与子宫肌壁的关系分三类。

1. 肌壁间肌瘤　占 60%～70%。肌瘤位于子宫肌壁内，周围被正常的子宫肌层包绕，为最常见的类型。

2. 浆膜下肌瘤　约占子宫肌瘤的 20%。肌瘤向子宫浆膜面生长，突起于子宫表面，表面由浆膜层覆盖。当瘤体继续增长，在肌瘤基底部形成一蒂与子宫相连时，称为带蒂浆膜下肌瘤，营养由蒂部血管供给，因供血不足，肌瘤易变性坏死。发生蒂部扭转断裂时，肌瘤可脱落于腹腔或盆腔，形成游离性肌瘤。若肌瘤生长在子宫体侧壁，并突入阔韧带内，称阔韧带内肌瘤。

3. 黏膜下肌瘤　占子宫肌瘤的 10%～15%。肌瘤向子宫黏膜面生长，突出于宫腔，表面由子宫黏膜覆盖，易形成蒂，黏膜下肌瘤的子宫外形无明显变化，但可使宫腔增大变形，常引起子宫收缩，肌瘤可堵塞于子宫颈口或突出于阴道内。

肌瘤常为多发性，各种类型的肌瘤发生在同一子宫上称为多发性子宫肌瘤。

三、临床表现

（一）生理方面

1. 症状　多无明显症状，仅在妇科检查时发现。症状与肌瘤部位、生长速度及肌瘤有无变性相关，而与肌瘤大小、数目多少关系不大。

（1）月经改变：浆膜下肌瘤和肌壁间小肌瘤很少引起月经的改变。大的肌壁间肌瘤使宫腔和子宫内膜面积增大、子宫收缩受到影响或子宫内膜增生过长等致使月经量增多、经期延长、周期缩短及不规则阴道流血等。黏膜下肌瘤常有月经量过多，随肌瘤渐大，经期延长。若肌瘤发生坏死、溃疡、感染时，可有持续性或不规则阴道流血或者脓血样排液。

（2）白带增多：肌壁间肌瘤使宫腔面积增大，内膜腺体分泌增多，伴有盆腔充血导致白带增多；如黏膜下肌瘤脱出于阴道，其表面易感染、坏死，排出大量脓血样及腐肉样组织，伴臭味。

（3）腹部肿块：患者常诉腹部胀大，下腹正中扪及块状物，尤其清晨膀胱充盈时更易扪及。

（4）腰酸、下腹坠胀及腹痛：常为腰酸或下腹坠胀，经期加重。当肌瘤发生蒂扭转时，患者可出现急性疼痛。肌瘤红色变时，腹痛剧烈，伴发热。

（5）压迫症状：肌瘤压迫膀胱时可出现尿频、尿潴留等；压迫输尿管，形成肾盂积水；压迫直肠可出现里急后重、排便困难等。

（6）不孕或流产：肌瘤压迫输卵管使之扭曲，或肌瘤使宫腔变形、子宫内膜充血妨碍受精、孕卵着床，胚胎供血不足，造成不孕或流产。

（7）继发性贫血：长期月经过多导致不同程度的贫血，严重者出现面色苍白、气短、心慌等症状。

2. 体征　与肌瘤的大小、数目、位置及有无变性有关。较大肌瘤可在下腹部扪及质硬、不规则、结节状突起。妇科检查时子宫呈不规则或均匀性长大，表面呈结节状，质硬。浆膜下肌瘤子宫表面有球状物，与子宫以蒂相连，可活动。黏膜下肌瘤者子宫多为均匀性增大，宫口扩张时，在子宫颈口或阴道内可见红色、表面光滑的包块，若伴有感染，表面有渗出物覆盖，或形成溃疡，排液有臭味。

3. 辅助检查　常用 B 超，也可用腹腔镜、宫腔镜协助诊断。

（二）心理－社会方面

多数患者无明显症状，仅在妇科检查时发现，因不知道肿瘤的性质，导致恐惧或无助；有月经改变的患者，长期月经量增多，可使身体虚弱，不能胜任正常家庭和社会角色；经期延长，使正常的性生活受到影响，患者出现烦躁。有周围器官压迫症状者，可出现排尿、排便困难，而使患者焦虑不安。

四、处理原则

根据患者的年龄、症状、生育要求及肌瘤的部位、大小、数目等情况选择适当的治疗方案。

（一）保守治疗

1. 随访观察　适用于肌瘤小、无症状或症状较轻者，特别是近绝经期的妇女，因性激素水平下降，肌瘤可自然萎缩。应每 3~6 个月随访 1 次，若肌瘤增大明显，症状加重，需考虑进一步治疗。

2. 药物治疗　适用于肌瘤小于 2 个月妊娠子宫、症状不明显，近绝经期或全身情况不能耐受手术者。一般采用：①雄激素：可对抗雌激素，使子宫内膜萎缩，增强子宫平滑肌收缩，减少出血，并使近绝经期患者提前绝经。常用丙酸睾酮；②促性腺激素释放激素类似物：可抑制垂体、卵巢功能，降低雌激素水平，使肌瘤缩小或消失。此类药物不宜长期使用，以免引起雌激素缺乏导致骨质疏松；③抗孕激素药物：与孕激素竞争受体，拮抗孕激素作用，常用米非司酮。

（二）手术治疗

适用于肌瘤超过 2 个月妊娠子宫，症状明显导致继发贫血、肌瘤生长过快，保守治疗失败的患者。手术途径可经腹或经阴道。手术方式有肌瘤切除术、全子宫切除术、次全子宫切除术。对 35 岁以下未生育、需保留子宫者，一般采取肌瘤切除术；对肌瘤较大，症状明显，药物治疗无效、不需要保留生育功能或疑恶变者应行子宫次全切除或子宫全切除。

五、护理评估

（一）病史

了解患者年龄，评估既往月经史、生育史，是否有不孕、流产史；询问有无长期使用雌激素类药物。同时，还应了解患者是否接受过治疗，治疗的方法及所用药物的名称、剂量、用法及用药后的反应等。

（二）身体评估

1. 症状　详细了解目前月经的量、经期及周期，并与既往月经史相比较。观察有无头晕、虚弱、面及眼睑苍白等贫血症状；了解阴道分泌物的量、性质、颜色；了解大小便情况；评估有无腰酸、下腹部坠胀、腹痛等。

2. 体征　是否可扪及腹部块状物，评估其大小和质地；妇科检查时，应观察阴道是否通畅，有无肿物堵塞；子宫大小、质地；了解诊断性刮宫时所探宫腔的深度、方向、有无变形及黏膜下肌瘤等。了解 B 超检查所示结果中肌瘤的大小、个数及部位等。

（三）心理 - 社会方面

评估患者对疾病诊断的反应。评估月经改变、出现相邻器官压迫症状对患者造成的心理影响。评估夫妻双方对疾病的反应如何，是否影响夫妻生活。评估患者在家庭中的角色功能是否因疾病而改变。

六、护理诊断

（1）营养失调：与月经改变，长期出血有关。
（2）知识缺乏：缺乏子宫肌瘤疾病的发生、发展、治疗及护理知识。
（3）焦虑：与月经异常，影响正常生活有关。

七、护理目标

（1）患者贫血得到纠正，营养状况改善。
（2）患者获得有关子宫肌瘤及其健康保健知识。
（3）患者焦虑程度减轻或消失。

八、护理措施

1. 提供疾病知识，增强治疗信心　建立良好的护患关系，在评估患者及家属对子宫肌瘤的认知情况下，讲解疾病的有关知识，让患者和家属确信子宫肌瘤为良性肿瘤。对症状重，需手术者，应让患者及家属了解手术的必要性，纠正切除子宫后会影响性生活、失去女性特征的错误认识，让患者及家属共同参与治疗护理，增强治疗康复的信心。

2. 病情观察，对症护理　对月经改变，出血多的患者，在观察患者面色、生命体征的同时，评估并记录出血量，遵医嘱止血，对贫血严重者应按医嘱给予输血。黏膜下肌瘤脱出者，应注意观察阴道分泌物的量、性质、颜色。每日外阴冲洗 1 ~ 2 次，并为经阴道行肌瘤摘除做好术前准备。浆膜下肌瘤者应注意观察患者有无腹痛，腹痛部位、程度及性质，若出现剧烈腹痛，应考虑肌瘤蒂扭转，并立即通知医生，做好急诊手术准备。

3. 做好术后护理和出院指导　经阴道行黏膜下肌瘤摘除术的患者按阴道手术患者护理，若蒂部留置止血钳，通常于 24～48 小时取出。子宫全切或肌瘤切除的患者，术后除按妇科腹部手术患者的术后护理以外，要特别注意观察阴道有无出血，出血的量及性质。一般手术患者出院 1 个月后到门诊复查，了解患者术后康复的情况，并给予术后性生活、自我保健等健康指导。

4. 提供随访观察，强调定期复查　让采取随访观察的患者明确随访的时间和目的，切不可自觉无症状、无不适就忽视定期检查。对应用药物治疗的患者，应讲解药物的名称、服药的剂量和方法、服药过程中可能出现的不良反应以及不能擅自停药或用药过多等注意事项。

九、护理评价

（1）患者无疲倦感，面色红润。
（2）患者能叙述子宫肌瘤保守治疗的注意事项或术后自我护理措施。
（3）患者能说出所患疾病的症状、治疗方法及预后，心情平稳。

（余惠芳）

第十节　子宫颈癌

子宫颈癌是最常见的妇科恶性肿瘤之一，在女性恶性肿瘤中其发病率仅次于乳腺癌。该病的发生率有明显的地域差异，我国主要集中在中部地区，山区多于平原。近四十年来，普遍开展的宫颈脱落细胞学筛查使宫颈癌及癌前病变被早期发现、早期诊断和早期治疗，从而大大降低了宫颈癌的发病率和死亡率。

一、病因

子宫颈癌的病因尚未完全清楚，可能与下列因素相关。

1. 初次性生活时间及性伴侣数目　初次性交在 16 岁以前者，下生殖道发育未成熟，对致癌因素较敏感，其发病风险是 20 岁以上者的 2 倍；性伴侣越多，妇女患宫颈癌的危险性越大。

2. 性卫生及分娩次数　性卫生不良及阴道分娩次数过多使宫颈癌发病危险性增加。

3. 病毒感染　近年发现通过性交途径感染某些病毒，如单纯疱疹病毒 Ⅱ 型、人乳头瘤病毒、人巨细胞病毒与宫颈癌的发病有关。

4. 其他　妇女与患有阴茎癌、前列腺癌或其前妻曾患宫颈癌的高危男子有性接触，则易患宫颈癌。另外，经济状况低下、种族和地理环境也与宫颈癌的发病有关。

二、转移途径

直接蔓延和淋巴转移为主，血行转移极少见。

1. 直接蔓延　最常见。癌组织直接侵犯邻近组织和器官，向下蔓延至阴道，向上累及子宫，向两侧扩散至主韧带及阴道旁组织，向前、后蔓延可侵犯膀胱、直肠、盆壁等。

2. 淋巴转移　癌组织侵入淋巴管后，随淋巴液向子宫旁、宫颈旁或输尿管旁、腹股沟、腹主动脉旁淋巴结蔓延。晚期可出现锁骨旁淋巴结转移。

3. 血行转移　常发生于晚期，癌组织破坏小静脉后经体循环转移。一般转移至肺、肾或脊柱等。

三、临床分期

采用国际妇产科联盟（FIGO 2000 年）的宫颈癌临床分期，大体分为五期。

0 期：原位癌（浸润前癌）。

Ⅰ 期：癌灶局限在宫颈。

Ⅱ 期：癌灶超出宫颈，阴道浸润未达下 1/3，宫旁浸润未达盆壁。

Ⅲ 期：癌灶扩散至盆壁和（或）累及阴道下 1/3，致肾盂积水或肾无功能。

Ⅳ期：癌灶播散超出真骨盆，或癌浸润膀胱黏膜及直肠黏膜。

四、临床表现

（一）生理方面

1. 症状　早期无明显症状。患者一旦出现症状，主要表现为以下几个方面。

（1）阴道流血：由癌灶浸润间质内血管所致，出血量根据病灶大小，受累间质内血管的情况而定。年轻患者常表现为性生活后或妇科检查后的阴道流血，也可表现为经期延长，周期缩短，经量增多等。年老患者常主诉绝经后不规则阴道出血。一般外生型出血早，量多；浸润型出血晚，量少。

（2）阴道排液：常出现在流血后。多为白色或血性，稀薄如水样，有腥臭；晚期因癌组织坏死、破溃，继发感染则呈大量脓性或米汤样恶臭白带。

（3）晚期症状：根据病灶侵犯范围，可出现不同的继发症状。癌肿侵犯邻近器官神经及淋巴时，可出现尿频、尿急、尿痛、尿血、便秘、便血、疼痛、下肢肿胀等症状。压迫输尿管，可导致输尿管梗阻引起肾盂积水，严重致尿毒症。长期患病出现消瘦、贫血等恶病质。

2. 体征　早期局部可无明显变化，宫颈光滑或呈一般宫颈炎表现。随着疾病的进展，不同类型的子宫颈癌表现出特异性的局部体征。外生型可见宫颈息肉状或乳头状突起的赘生物外向生长，可向阴道突出形成菜花状赘生物，表面不规则，继发感染时见灰白色渗出物，触之易出血。内生型可见子宫颈肥大、质硬，宫颈管如桶状；晚期由于癌组织坏死、脱落，形成凹陷性溃疡，有恶臭。妇科检查可扪及两侧盆腔组织增厚，结节状，有时癌组织浸润达盆壁，形成冰冻盆腔。

3. 辅助检查　如下所述。

（1）宫颈刮片细胞学检查：普遍用于早期筛检宫颈癌。

（2）碘试验：将碘溶液涂子宫颈和阴道壁，观察其着色情况，正常宫颈阴道部可呈棕色或深褐色。

（3）阴道镜检查：凡宫颈刮片细胞学检查巴氏Ⅲ级或以上的疑似者都应进行阴道镜检查，观察宫颈表面有无异型上皮或早期癌变，以协助定位，确定活检部位。

（4）宫颈及颈管活体组织检查：子宫颈癌及癌前病变的确诊方法。

（5）氮激光肿瘤固有荧光诊断法：荧光素与肿瘤具有亲和作用，比较病灶组织与正常组织的激光颜色则可判断肿瘤性质，紫色或紫红色提示有病变。

（二）心理-社会方面

宫颈癌早期无明显症状，随着病程进展，恶臭的阴道排液使患者难以忍受，癌肿穿破邻近器官形成瘘管给患者带来巨大的心理应激。当诊断明确时，患者一般会经历否认、愤怒、妥协、忧郁、接受的心理反应阶段。另外，宫颈癌患者手术切除范围大、留置尿管时间长，使患者长期不能正常地生活、工作，不能胜任原有的各种角色，导致患者出现自我形象紊乱及角色功能缺陷。

五、处理原则

以手术治疗为主，配合放疗和化疗。

1. 手术治疗　适用于Ⅰ期和Ⅱ期无手术禁忌证患者。根据病情选择不同手术方式，一般行子宫根治术加盆腔淋巴结清扫术。年轻患者可保留卵巢及阴道。

2. 放射治疗　适用于各期患者，主要是年老、严重并发症，或Ⅲ、Ⅳ期以上不能手术的患者。包括腔内及体外照射两种。腔内照射用于控制局部病灶，体外照射用于治疗盆腔淋巴结及宫旁组织等处的病灶。腔内照射多用后装治疗机，放射源为 ^{137} 铯（ ^{137} Cs）等，体外照射多用直线加速器、 ^{60} 钴（ ^{60} Co）等。早期以腔内放射为主，体外照射为辅。晚期则以体外照射为主，腔内放疗为辅。

3. 手术加放射综合治疗　适用于癌灶较大，先行放疗局限病灶后再行手术；或手术后证实有淋巴或宫旁组织转移者，放疗作为手术的补充治疗。

4. 化疗　主要用于晚期或复发转移的患者。

六、护理评估

（一）病史

应仔细了解患者的婚姻史、性生活史、慢性宫颈炎的病史、高危男性接触史等；重点关注年轻患者有无接触性出血及月经情况，对年老患者注意询问绝经后的阴道不规则流血情况。

（二）身体评估

1. 症状　应详细了解患者阴道流血的时间、量、质、色等，有无妇科检查或性交后的接触性出血；阴道排液的性状、气味，有无脱落组织。有无邻近器官受累的症状，有无疼痛、疼痛的部位、性质、持续时间等。全身有无贫血、消瘦、乏力等恶病质表现。

2. 体征　了解宫颈有无糜烂或赘生物，是否触之出血，是否有宫颈肥大、质硬、宫颈管外形呈桶状等。

（三）心理－社会评估

认真评估个体心理－社会问题的表现、性质及严重程度，分析具体原因。

七、护理诊断

（1）恐惧：与子宫颈癌的确诊及可能的不良预后有关。
（2）营养失调：与阴道流血、癌症消耗有关。
（3）排尿异常：与子宫颈癌根治术后影响膀胱功能有关。
（4）自我形象紊乱：与疾病及术后长期留置尿管有关。

八、护理目标

（1）患者接受诊断，配合各种检查、治疗。
（2）患者营养状况改善。
（3）患者排尿功能恢复良好。
（4）患者能正确面对疾病，接受现实。

九、护理措施

1. 提供预防保健知识　宣传宫颈癌发病的高危因素以及早发现、早诊断、早治疗的重要性。一般妇女应每 1～2 年普查 1 次。已婚妇女，尤其是围绝经期及绝经后的妇女若有异常阴道流血或接触性出血应及时就诊。

2. 增强治疗信心　在评估患者身心状况基础上，了解不同患者所处不同时期的心理特点，与患者共同讨论问题，寻找引起不良心理反应的原因，告知患者宫颈癌相应的诊疗过程，可能出现的不适及有效应对措施。与患者家属沟通，获取其支持与配合。同时教会患者用积极的应对方法缓解心理应激，如向家属、朋友倾诉内心感受，寻求别人的支持和帮助等。

3. 术前准备　术前 3d 需每日行阴道冲洗两次。菜花型癌患者应行阴道低压冲洗，冲洗时动作应轻柔，以免损伤子宫颈脆性癌组织引起大出血。肠道按清洁灌肠准备。另外，术前教会患者进行肛门、阴道肌肉的缩紧与舒张练习，掌握锻炼盆底肌肉的方法。

4. 协助膀胱功能恢复　子宫颈癌根治术涉及范围广，有可能损伤支配膀胱的神经组织，使膀胱功能恢复缓慢。所以尿管一般保留 7～14 天，甚至 21 天。期间应进行康复锻炼。

（1）盆底肌肉的锻炼：术后第 2 天鼓励患者开始按术前所练习的锻炼盆底肌肉的方法进行锻炼。

（2）膀胱肌肉的锻炼：在拔尿管的前三日开始夹尿管，每 2 小时开放 1 次，以锻炼膀胱肌肉，促使排尿功能恢复。

（3）导残余尿：拔尿管后，嘱患者 1～2 小时排尿 1 次。若不能自解小便，则应及时处理，甚至重安尿管。排尿后导残余尿，若残余尿连续3次少于100mL，说明膀胱功能恢复，不需再留置尿管；若残余尿超过100mL，及时给患者再置尿管，保留3~5天后，再行拔管导残余尿，直至残余尿量少于100mL。

5. 术后观察　除按一般术后观察外，应注意观察双侧腹股沟有无淋巴囊肿。若扪及质软的包块，应及时报告医生，予局部热敷及相应治疗。保持腹腔及阴道引流管通畅，注意观察引流液的量、质、色，一般术后48~72小时后拔除引流管。

6. 饮食与营养　根据患者的身体状况、饮食习惯等，鼓励进食高能量、高维生素及营养素全面的食物。必要时与营养师联系，制定合理食谱，满足患者的需要。

7. 出院指导　护士应鼓励患者、家属参与制订切实可行的院外康复计划，说明认真随访的重要性。出院第1年内，患者一般每个月随访1次，连续3次后改每3个月1次；第2年则3个月1次；第3~5年，每6个月1次。期间出现症状的患者应及时到医院检查。另外，对出院时未拔除尿管的少数患者，应教会患者保留尿管的护理，例如多饮水、清洁外阴、勿将尿袋高于膀胱口，避免尿液倒流等；继续进行盆底、膀胱功能锻炼，遵医嘱到医院拔尿管，导残余尿。鼓励患者康复后逐步增加活动强度，适当参加社交活动，逐步恢复正常工作等。

8. 放疗及化疗　按放疗、化疗患者护理。

十、护理评价

（1）患者心情平和，以积极态度配合诊治全过程。

（2）患者合理膳食，维持体重，使其不继续下降。

（3）患者无尿路感染症状，拔管后能恢复排尿功能。

（4）患者正常与人交往，树立正确自我形象。

（余惠芳）

第十二章

骨科护理

第一节　骨科患者的一般护理

一、骨科患者入院后的护理

（一）体位的安置要求

1. 功能位　正确安置患者体位，保持各关节于功能位，使固定关节发挥最大效能，有利于患者功能的恢复。人体各大关节的功能位如下。

（1）肩关节：前屈 30°，外展 45°，外旋 15°。

（2）肘关节：屈曲 90°。

（3）腕关节：背屈 20°～30°。

（4）髋关节：前屈 15°～20°，外展 10°～20°，外旋 5°～10°。

（5）膝关节：屈曲 ±5°或伸直 180°。

（6）踝关节：屈曲 5°～10°。

2. 卧位

（1）平卧位：①垫枕不要过高，要顺沿到肩部，防止头前屈、下颌前翘及胸部凹陷；②足部盖被物等不宜过重，足底应用垫枕支撑，保持踝关节背屈 90°。

（2）侧卧位：①用垫枕垫平头部与肩部之间的空隙；②靠床侧的膝屈曲度要比另一侧稍小，用垫枕垫于上侧大腿下，以防髋内收。

（3）半坐位：①臀部尽量向后靠，使上身重量落在坐骨与股骨上，并在腰背部垫一软枕，以保持脊柱正常的生理曲线；②腘窝处垫软枕，足底顶沙袋，防止膝过伸及足下垂；又可增大支撑面防止身体下滑。

（4）俯卧位：①自肋缘至骨盆处垫一薄软枕，以放松脊柱肌肉；②小腿下垫软枕，使踝部抬高，维持踝关节功能位。

（二）搬动患者的力学要求与方法

骨科患者入院后应及时给予妥善安置，在搬动患者时要掌握搬动的原则及力学要求，运用正确的搬动方法。

1. 搬动的原则

（1）骨折患者先固定，再搬动，避免因搬动加重骨折的程度。肢体肿胀者，搬动时可剪开衣袖或裤管。

（2）疑有脊柱骨折者，搬动时应保持头颈与躯干成一直线，切忌背、抱等动作，防止脊柱扭曲。

（3）颈椎骨折、脱位者，应在颈部两侧放置沙袋制动，搬动时需专人固定头部，以防脊髓损伤。

2. 搬动的力学要求

（1）防止病损部位产生剪切应力或旋转应力，以免加重原有病理损害及疼痛。

（2）保持平衡稳定及舒适，避免患者其他部位受损。

（3）护理人员应力求省力，减轻疲劳，防止发生自身损伤（如腰部损伤）。

3. 搬动的方法

（1）了解患者的体重，确定身体各部段的重心位置，合理分配力量和选择着力点。身体各部段的重量大概为：头、颈和躯干占体重的58%，双上肢占10%，双下肢占32%。

（2）了解损伤部位和病情，采取相应的保护措施。如：颈椎损伤患者应专人保护头颈部平直，胸腰椎损伤患者应至少3人平行搬运，四肢骨折及多发骨折患者应局部妥善固定，同时应尽量保护患肢，以减少搬运时疼痛和加重损伤。

（3）搬动者应适当加大双脚支撑面，双臂尽量靠向身体两侧以减小阻力臂；两人以上搬动时要同时用力，动作应平稳、轻柔、到位，保证患者安全舒适。

（三）入院后的护理评估

认真观察病情变化，及时准确收集各项护理资料，发现异常及时通知医生。

1. 全身情况

（1）观察生命体征：及时准确测量体温、脉搏、呼吸、血压。

（2）卧床患者：检查受压部位皮肤情况，必要时填写压疮评估表。

（3）骨病患者：卧床减少活动，防止病理性骨折发生。

2. 局部情况

（1）观察患肢血液循环，检查肢体远端皮肤颜色、温度及动脉搏动情况。

（2）观察局部疼痛情况。

（3）观察伤口有无出血、感染等情况。

（四）骨科患者肢体畸形的预防与护理措施

1. 足下垂畸形　足下垂畸形也称垂足畸形，即足前部向跖侧屈。这种畸形的出现导致下地走路疼痛与困难。

（1）原因：①长期卧床时，未重视踝关节的活动，足底无支撑，使踝关节长期处于跖屈状态；②患肢行皮牵引治疗时压迫肢体所致；③患者瘦弱，皮下脂肪少，强迫体位时，腓骨颈处极易受压，损伤腓总神经。

（2）预防与护理：①加强宣教，患肢保持外展中立位，避免外旋压迫腓骨颈处；②每2~3小时按摩一次腓骨小头处；③指导患者踝泵锻炼，每次20~30下，每天2~3次；④加强腓骨颈处的保护，可在膝关节下垫软枕，暴露腓骨颈处；⑤长期卧床或截瘫患者使用专用支具，如防垂足板。

2. 膝关节屈曲畸形　腘绳肌是一组很容易发生挛缩的肌肉。如持续在腘窝部垫枕屈曲膝关节，此关节很快会发生挛缩。预防的方法是每天数次把枕垫拿开，进行膝关节屈伸活动，以增强肱四头肌肌力。

3. 屈髋畸形

（1）原因：长期卧床患者，因床面太软、臀部凹陷，使髋部处于屈曲位，如不注意矫正卧位和进行伸髋锻炼，则可能产生屈髋畸形。

（2）预防：长期卧床患者应使用硬板床，禁用软床；如病情允许，应加强髋周肌群的锻炼，每日进行髋关节活动。

4. 肩内收畸形

（1）原因：①卧床患者肩臂部用得少，活动得少，可发生某种程度的失用性萎缩；②当患者仰卧时，常常习惯于把两臂靠着躯干，两手放于腹部，导致肩部内收；③胸大肌等腋部内收肌组，也很容易发生挛缩，导致内收畸形。

（2）预防：①将卧床患者的两臂离开躯干放置，以防内收；用枕垫起全臂，不使其后伸；②在病情允许下，鼓励患者自己梳头，扣背后的纽扣；③指导患者拉住床头栏杆向床头方向移动身体，以使膀臂外旋、外展。

二、骨科患者的术前护理

对骨科患者术前护理的重点是全面地进行评估，发现并消除威胁手术安全性的因素，细致地做好各项准备及健康指导工作，使患者能良好地耐受手术。

（一）骨科手术的分类

骨科手术包括四肢、躯干骨、关节、肌肉、肌腱以及脊髓、周围神经和血管的各种手术，还包括部分整形手术，涉及整个运动系统，手术的性质根据时限要求分为三大类。

1. 急症手术　病情急迫，需在短时间内实施手术，以挽救生命和肢体。如断肢（指）再植、开放性骨折清创缝合等。

2. 限期手术　由于病情关系手术时间虽然不能拖延过久，但可以在限定时间内选择。如闭合复位内固定术、恶性肿瘤根治术等。术前准备和护理工作应该在较短时间内较全面地完成，提高患者全身和局部素质。

3. 择期手术　手术时间的迟缓不影响手术效果。如各种畸形矫正术、良性肿瘤切除等，术前准备时间宽裕，能保证患者有良好的身体素质和较强的手术耐受力。

（二）手术前的护理评估

1. 健康史　①病史：了解疾病的性质，尤其对骨科疾病或损伤发生、发展的过程，需详细询问病因、症状、治疗经过及病情的发展，询问受伤时间、地点、暴力的性质、方向、着力点等因素，评估损伤的部位、严重程度以及是否发生合并伤等；②手术史：了解既往是否接受过手术治疗以及手术名称、部位、时间、术后恢复情况；③用药史及过敏史：询问药物的名称、剂量、时间以及有无药物、食物、花粉、气体等过敏史；④个人史：询问有无吸烟史及饮酒史。

2. 身体状况　①年龄：青壮年对手术耐受力较好。婴幼儿及老年人对手术的耐受力较差，易出现并发症；②营养状况：营养不良会降低机体抵抗力，影响伤口愈合；肥胖者易引起伤口感染及延迟愈合；③体液、电解质平衡状况：评估患者有无脱水、电解质代谢紊乱及酸碱平衡失调；④体温：评估有无发热或体温不升；⑤重要器官功能评估：心、肺、肝、肾、脑等重要脏器功能状况。

3. 心理－社会状况　术前最常见的心理反应是焦虑和恐惧，其发生原因多与对手术缺乏了解，担心手术效果，害怕手术后疼痛和发生术后并发症有关。尤其是截肢、截瘫患者易存在抑郁、悲观、绝望的消极情绪。故在术前应评估患者的心理活动、心理特征、压力源及其应对方式。还需要了解患者的经济承受能力、家庭及社会对患者的支持程度。

（三）术前辅助检查

1. 实验室检查　包括血、尿常规；出、凝血时间；肝肾功能；血电解质、血糖、血型、交叉配血试验等，是必须进行的检查项目。某些骨病及骨肿瘤进行血沉、血钙、血磷、碱性磷酸酶及本－周蛋白的化验检查。血液类风湿因子及抗"O"检查对于风湿关节炎、类风湿骨关节疾病的诊断有意义。

2. X线检查　X线检查是骨科最常用的辅助检查方法，可以了解有无骨折、脱位及损伤的部位、形状及程度；通过局部骨组织在X线片上的表现如破坏、增生及骨膜反应等，可以为骨病的诊断提供参考依据。手术前还应常规进行肺部X线检查，以观察肺脏的健康状况，评估对手术的耐受能力。

3. CT、MRI检查　CT及MRI可获得人体组织的三维结构，图像清晰。这两种检查方法已被广泛应用于骨科疾病的检查。

4. 心电图检查　术前应常规进行心电图检查，进一步了解患者的心脏功能及对手术的耐受能力，以确保患者术中及术后的安全。

（四）术前常规准备

（1）协助医生及帮助患者完成术前各种检查。检查前需要做碘过敏试验的要提前做好试验，需要禁食禁水的检查项目，要提前给患者交代清楚。

（2）对于术前需要进行自体血备血，术中回输的患者，协助血库做好术前患者血液的采集和留存。

（3）根据医嘱进行交叉配血和药物过敏试验。

（4）患者手术前 12 小时禁食禁水，防止患者在麻醉过程中发生呕吐，误吸而引起吸入性肺炎、窒息或意外。

（5）术前一晚为缓解患者的紧张情绪，根据患者情况给予镇静剂，保证患者的休息。

（6）术日早晨测量血压、脉搏、体温。如出现异常及时通知医生及时进行处理，必要时停止手术。女患者月经来潮后不能手术。

（7）遵医嘱准时给予术前药物肌内注射。

（8）全身麻醉患者术前给予清洁灌肠，防止术中因麻醉导致肛门括约肌松弛，大便排出，污染术区。

（五）护理诊断

1. 焦虑、恐惧　与对手术不了解、担心预后不佳、害怕术后并发症有关。

2. 营养失调：低于机体需要量　与消耗性疾病、禁食或进食不足有关。

3. 体液不足　与失水过多、摄入过少有关。

4. 知识缺乏　缺乏手术前后的配合知识。

（六）护理措施

1. 补充营养，维持体液、电解质平衡　手术前需改善机体营养状况，使之能承受手术创伤带来的损害。因此，应增加营养，给予高蛋白、高热量、高维生素食物。患者若有贫血或低蛋白血症，应少量多次输血或清蛋白、血浆等血制品，使患者身体处于正氮平衡、体重增加的状态。若有体液、电解质平衡紊乱，手术前应予以纠正，方能保证手术的安全性。

2. 皮肤准备　术前备皮的目的是在不损伤皮肤完整性的前提下减少皮肤细菌数量，降低手术后伤口感染概率。

（1）备皮范围：骨科手术的切口由于术中临时延伸、术中复位徒手牵引、术中体位变动等，要求皮肤准备范围较大。①颈部手术（前路）：上至颌下缘，下至乳头水平线，左右过腋中线；②颈部手术（后路）：理发，头肩至肩胛下缘，左右过腋中线；③胸椎手术（后路）：第 7 颈椎至第 12 肋缘，左右过腋中线；④胸椎手术（侧后方）：上至锁骨及肩上，下至肋缘下，前后胸都超过正中线 20cm；⑤腰椎手术（前路）：乳头下方至大腿上 1/3，左右过腋中线，包括剃阴毛；⑥腰椎手术（后路）：肩胛下角至臀沟，左右过腋中线；⑦上肢前臂手术：上臂下 1/3 至手部，剪指甲，如果是臂丛麻醉则包括剃去腋毛；⑧上肢手术：肩关节至前臂中段，如果是臂丛麻醉则包括剃去腋毛；⑨手指手术：肘关节至手指，剪指甲，如果是臂丛麻醉则包括剃去腋毛；⑩下肢髋部手术：肋缘至膝关节，前后过正中线，剃阴毛；⑪膝部手术：患侧腹股沟至踝关节；⑫小腿手术：大腿中段至足部；⑬足部手术：膝关节至足趾。

（2）备皮的注意事项：①一般手术备皮在手术前一日进行，关节置换患者备皮在手术当日晨进行。备皮后用碘酒、乙醇消毒手术部位，并进行消毒包扎；②备皮前了解手术的部位、切口位置、患者的基本情况；③备皮时尽量减少对患者躯体的暴露，最好在换药室进行备皮，如果患者行动不便在床边进行时，注意保护患者隐私，注意保暖；④有牵引和石膏患者，在清洁皮肤后进行备皮，然后重新包石膏或维持牵引；⑤有伤口的患者备皮后给予重新换药，并包扎伤口；⑥备皮后嘱患者沐浴，更换衣服；⑦备皮时不能将患者皮肤划伤，否则容易导致患者术后伤口感染。

3. 手术前指导　①指导患者练习床上排便：躯干或下肢骨科手术后，患者往往不能下床活动，并且因手术和麻醉的影响，易发生尿潴留和便秘。因此，骨科患者手术前 3 日应练习床上排尿排便的动作；②指导患者练习深呼吸、咳嗽：深呼吸有助于肺泡扩张、促进气体交换、预防肺部并发症。因此，要教会患者深呼吸、有效呼吸、咳痰方法，并指导患者手术前需戒烟2周以上；③指导患者翻身及床上活动：功能锻炼可促进肿胀消退，防止关节粘连及肌肉萎缩，对手术后功能的恢复大有帮助，因此应使患者预先熟悉手术后的功能锻炼方法如抬腿练习、腰背肌练习等，有利于手术后早日进行功能锻炼。由于手术后患者需长时间卧床或固定，因而要指导患者学会向两侧翻身、双手支撑床面抬臀等方法。

4. 应用抗生素 预防手术后感染对于骨科手术来说，极为重要。如果伤口感染，所植入的内固定物将成为非常棘手的问题。如果予以取出将影响固定，不予取出则感染延续不止，难以治愈。因此，对于年老体弱的患者或预计手术时间长、损伤大的手术，可在术前3~7日内，应用适量的抗生素，以预防手术后感染的发生。

5. 胃肠道准备 除局部麻醉外，手术前禁食8小时，禁水4~6小时。

6. 其他准备 ①备血与输血：较大骨科手术及不宜应用止血带部位的手术，出血较多，手术前应做好血型检验、交叉配备试验等输血准备。如患者贫血或血容量不足，术前应给予输血，以改善全身状况。②保证充足的睡眠：手术前晚酌情给予镇静催眠药。③并发特殊疾病，如高血压、心脏病、糖尿病及肾病等，应遵医嘱做好疾病的治疗及控制等特殊准备工作。

7. 手术日晨护理 ①测量体温、脉搏、呼吸、血压，如有体温升高，及时汇报给医生。②检查手术前准备是否完成，如皮肤准备、禁食、禁水、更换清洁衣裤。嘱患者取下首饰、义齿、眼镜、发夹、手表等。③遵医嘱进行导尿，并留置导尿管。④手术前30分钟按医嘱给予术前用药。⑤准备术中用物，如特殊药物、X线片、CT片或MRI片、绷带、石膏、支架等，送患者至手术室。⑥根据手术大小及麻醉方式准备麻醉床及用物，包括输液架、吸引器、氧疗装置、引流袋或负压引流器、各种监护设备等。截肢手术床边应备止血带，气性坏疽手术准备隔离病房及用物。

（七）术前健康教育

手术是治疗骨科疾病的主要手段之一。护士在术前针对患者的病情和手术情况对患者进行健康教育，指导患者做好手术前的心理准备和生理准备；正确指导患者掌握功能锻炼的方法，进行有效的康复指导和卫生宣传教育，使患者和家属积极配合治疗，取得满意的疗效。术前健康教育包括以下内容。

（1）讲明手术的必要性和手术治疗的目的，可能取得的效果，手术的危险性，有可能发生的并发症和预防处理措施，协助患者完成各种检查。

（2）督促患者开始练习在床上大小便，防止术后尿潴留。

（3）进行手术中和手术后适应性锻炼，例如对颈椎前路手术的患者进行气管推移训练，目的是使颈部组织在手术中的适应性增强，使手术过程中患者的血压、心率、呼吸及吞咽变化程度减少，从而降低手术的风险。让患者了解咳嗽、咳痰的重要性和方法，吸烟的患者应在术前2周戒烟，以减少术后肺部感染的发生。

（4）督促患者做好个人卫生，洗澡、理发、更换病号服，剪指（趾）甲等。

三、骨科患者的术中护理

手术对患者来说是一种创伤，可引起一系列身体损害，甚至发生严重的并发症而危及患者生命。手术进行期间，护理工作的重点是积极配合手术医生，严密监测生命体征，及早发现并抢救呼吸、心脏骤停，以保护患者免受意外伤害。

（一）常用体位

手术部位通常分为颈部、躯干（胸腰椎）及上、下肢等部分。根据手术要求摆放体位，充分暴露术野，便于操作。但应注意：摆放体位时首先要保证患者的舒适与安全，尤其俯卧位时保证患者呼吸顺畅，使其放松紧张的心情主动配合；保证患者肢体支托可靠不应有悬空，也不可强行牵拉或压迫肢体，以免造成肌肉、神经损伤。摆放体位常用物品为各种规格的海绵垫、沙袋、约束带、特殊支架等。

1. 仰卧位 适用于四肢手术。①物品准备：支臂架1~2个，约束带2条，海绵膝垫1个；②固定方法：将患者仰位平卧，手臂外展放在支臂架上，用约束带固定；腘窝处放一海绵垫，以免双下肢伸直时间过长引起神经损伤，用约束带固定。

2. 俯卧位　适用于腰部、背部、颈椎后路、下肢、腘窝囊肿切除术，脊柱后路的畸形矫正及椎体骨折内固定手术、骶尾部等手术。①物品准备：大枕头 2 个、软膝垫 1 个、皮垫 1 个、海绵垫 1 个、侧臂板 1 个、约束带 1 个；脊柱手术可准备一个能调节高度的专用俯卧位支架；②固定方法：将患者俯卧，胸部、髋部各垫一个大枕头，将腹部空出，以利于呼吸；膝下垫一个软垫，踝部垫一个皮垫，使踝关节自然弯曲下垂，防止足背过伸；小腿上放一个海绵垫，用约束带固定；头部偏向一侧或支撑于头架上，双上肢固定于侧臂板上；男性患者防止阴茎、阴囊受压；如脊柱手术，手术部位渗血较多，安置体位最好用俯卧位支架，在双肩及髂前上棘支点处各垫一软垫，并在双膝下方及足部分别垫一软垫；注意保护双眼不受压。

3. 侧卧位　适用于髋臼骨折并发髋关节后脱位、人工髋关节置换术、股骨头无菌性坏死、股骨颈和股骨干骨折或股骨粗隆间骨折切开复位内固定、股骨上端截骨术等。①物品准备：腋垫 1 个、方垫 2 个、长筒海绵垫 2 个、肩托 2 个、双层托手板 1 个、约束带 2 ~ 3 条；②固定方法：侧卧 90°，患侧向上；腋下垫一腋垫，用背托固定胸背部，或胸、背部各垫一长筒海绵垫，用约束带固定；将双上肢固定于托手架上；头下垫一软枕，两腿之间垫一大软垫，用约束带将大软垫和位于下方的下肢一起固定。

4. 侧俯卧位（45°）　适用于胸腰段椎体肿瘤、植骨术、人工椎体置换术、腰椎段结核病灶清除术。①物品准备：腋垫 1 个、大软枕 1 个、方垫 2 个、长筒海绵垫 2 个、背托 2 个、双层托手板 1 个、约束带 2 ~ 3 条；②固定方法：术侧向上，身体半俯卧 45°；腋下垫一个腋垫，用背托固定胸腹部，或胸部和背部各垫一长筒海绵垫，用长约束带于背部固定，将双上肢固定于托手架上；头下垫一软枕，两膝之间垫一大软垫，位于下方的下肢伸直，位于上方的下肢屈曲 90°自然放松，用约束带将髋关节处垫软垫加以固定。

5. 膝下垂位　适用于膝部手术，如半月板切除术、膝关节镜手术等。

（二）消毒范围

1. 颈椎手术　上至枕骨结节，下至尾骨；左右分别至身体两侧腋中线。
2. 胸腰椎手术　上至肩峰，下至尾骨；左右分别至身体两侧腋中线。
3. 肩部手术　患侧上至颈部，下至肋缘，前后过中线；臂部至腕关节。
4. 肘部手术　上至上臂中段，下至腕关节。
5. 手部手术　前臂过肘关节。
6. 髋部及大腿手术　上至肋缘，下至踝关节。
7. 膝部手术　大腿中上段至踝关节。
8. 小腿手术　膝关节上端至足部。
9. 足部手术　膝关节至足部。

（三）铺置无菌单

1. 铺无菌单的注意事项　①护士传递治疗巾或中单时，手持两端，向内翻转遮住双手，医生接单时手持中间，可避免接触护士的手；②打开无菌中单时，无菌单不可接触腰以下的无菌衣；③铺置大的无菌单，在铺展开时，要手握单角向内翻转遮住手背，以免双手被污染；④已铺置的无菌单巾不可随意移动，只能由切口内向切口外移动，如铺置不准确时，不能向切口内移动；⑤手术野四周及托盘上的无菌单为 4 ~ 6 层，手术野以外为 2 层以上。无菌单下垂床沿 35cm 以上。

2. 上肢手术无菌单的铺置　①患肢下横铺对折中单 1 个，中单全展铺 1 个；②一块四折治疗巾围绕手术部位上方，裹住上臂及气囊止血带，用一把布巾钳固定，手术部位以下的前臂和手，用折合中单或治疗巾 2 块包裹，无菌绷带包扎固定；③手术部位铺一大孔巾，手从孔巾中钻出。

3. 下肢手术单的铺置　①患肢下横铺 2 层夹大单，自臀部往下并覆盖健侧下肢；②治疗巾对折 1 块围绕手术部位上方，裹住消毒气囊止血带，以布巾钳固定；③折合中单包裹手术区下方未消毒区域，绷带包扎固定；④手术部位上缘用夹大单盖上身，与另夹大单连接处用两把布巾钳固定。

4. 髋部手术无菌单的铺置 ①患侧髋下垫对折中单 1 块，覆盖健侧下肢；②双折夹小从大腿根部绕至髋部，再在上身铺置一夹大单与此交叉，以两把布巾钳固定；③下肢用一折合中单 1 块，用绷带包扎固定。

（四）护理评估

1. 手术情况 了解麻醉种类、手术方式、手术出血量、尿量、术中输血、补液及用药情况。
2. 麻醉情况 评估患者神志、呼吸和循环功能、肢体感觉和运动等情况，判断麻醉程度。
3. 身体各系统的功能 ①呼吸系统：观察呼吸运动、呼吸频率、深度和节律性，必要时测血气分析，以评估呼吸功能；②循环系统：检测血压、脉搏的变化，评估循环功能；③神经系统：评估患者感觉、运动功能。

（五）护理诊断

1. 焦虑、恐惧 与环境陌生、对手术不了解；害怕麻醉、手术不安全；害怕术后疼痛或发生并发症有关。
2. 有受伤的危险 与麻醉后患者感觉减退及术中出血有关。
3. 有血管神经功能异常的危险 与手术止血带、约束带的使用过久有关。
4. 有皮肤完整性受损的危险 与手术体位固定过久、术中使用电刀有关。
5. 有感染的危险 与手术伤口开放，手术时间长有关。

（六）护理措施

1. 心理护理
（1）热情迎接患者，介绍手术室环境，以减轻患者的焦虑感。
（2）采取语言保护性措施，酌情介绍麻醉及手术程序，消除患者恐惧感。
（3）鼓励患者诉说自己的感受，给予心理安慰。
2. 体位护理 根据手术要求摆放体位，患者意识清醒时应给予解释其体位的目的及重要性，以取得患者合作。摆放体位的注意事项如下。
（1）保证患者舒适与安全。
（2）充分暴露手术部位。
（3）保持呼吸道通畅，防止颈部、胸部受压而影响呼吸。保持循环正常，避免约束带固定过紧影响肢体血液循环。
（4）保护受压部位，以防神经、肌肉过度牵拉而造成损伤。
（5）注意保暖，避免身体不必要的暴露。
3. 避免患者受到意外损伤
（1）严格遵守手术室查对制度，仔细核对患者的姓名、性别、年龄、科别、床号、诊断、手术名称、术前准备、术前用药及药物过敏试验等。接送患者途中，注意保暖，防止患者坠床。
（2）严格遵守无菌操作原则，以预防伤口感染、保证患者安全。①手术人员穿上无菌手术衣后，从腰部到肩前缘以下，袖口到手肘以上的 10cm 为无菌区。手术台及器械台的台面以上是无菌区。②传递器械，不允许在手术者背后传递。手术者同侧交换位置时，应背对背进行横向移动换位。③手套污染或破损时，必须立即更换。④接触污染区的器械应放在另一个弯盘内，不能重复使用于无菌区。
（3）维持皮肤完整：①保护受压部位，防止压疮：保持床单干燥平整，对易受压部位用软枕垫好，必要时给予按摩。②防止烫伤或灼伤：术中使用高频电刀时，电极板应摆放平整，要放在肌肉丰富的部位，以防止皮肤灼伤。③使用约束带、绷带时注意给予衬垫保护受压部位。
（4）根据麻醉要求安置体位，全身麻醉或神志不清的患者或儿童，应适当约束或专人看护，防止坠床。
4. 维持四肢神经血管功能 摆放患者体位时，应使肢体处于功能位；使用约束带时，防止固定过紧导致肢体血液循环障碍及神经受压；观察肢端皮肤有无苍白或发绀，有无肿胀、感觉减退、不能活动、远端动脉搏动减弱或消失等血管神经功能异常情况。

5. 病情观察

（1）观察有无麻醉意外的发生，做到早发现、早治疗、早处理。常见的麻醉意外有：①呼吸道梗阻；②呼吸抑制及呼吸延长麻痹；③缺氧及 CO_2 蓄积；④低血压及高血压；⑤心律失常或心搏骤停。

（2）手术过程中密切观察患者生命体征情况，如出现大出血、心搏呼吸骤停等意外时，应立即配合医生及麻醉师进行抢救。

6. 药物应用的护理　手术中用药时应注意认真核对药名、浓度、剂量、有效期及药物的质量、用法等，执行后应及时记录；紧急情况下可执行口头医嘱，但需复述一遍，确认无误后再执行；使用可能导致过敏的药物前需核对病历，检查有无过敏史后再使用；应用药物后应注意观察药物反应；用过的药瓶、血袋等应放在固定位置，保留至手术结束后方可丢弃，以备查对。

四、骨科患者的术后护理

手术后护理的工作重点是尽快恢复患者的正常生理功能，观察并预防并发症的发生，积极采取措施促进伤口愈合，以及最大限度地促进关节功能的恢复。

（一）手术后的各项准备

1. 病室准备　病室内应安静，空气清新，光线柔和，温湿度适宜，保持室温在 18～22℃，湿度 50%～60%。

2. 床单位准备　①以硬板床为主铺麻醉床，臀下及患肢切口处垫一次性防渗垫，避免尿液及切口渗出液污染床单，全身麻醉患者头部也应垫防渗垫，防止呕吐物污染床单；②根据患者术后体位要求备好体位垫，以达到抬高患肢及保持肢体功能位的目的。

3. 用物准备　①床旁常规准备输液架、一次性引流瓶（袋）等物品，全身麻醉及大手术患者需准备心电监护仪、吸氧装置、负压吸引器等；②颈椎手术床头应备气管切开包；股骨颈骨折手术要备矫形鞋、弹力绷带，需牵引者备牵引装置；截肢术备止血带、沙袋；显微外科手术备烤灯、室温计、电暖器等。

（二）护理评估

1. 手术情况　了解麻醉种类、手术方式、手术出血量、尿量、术中补液、输血及用情况；引流管的放置及外固定方式，是否应用持续镇痛泵等。

2. 身体状况

（1）麻醉恢复情况：评估患者神志、呼吸和循环功能、肢体感觉和运动等情况，判断麻醉是否苏醒及苏醒程度。

（2）身体各系统的功能：①呼吸系统：观察呼吸运动，呼吸频率、深度和节律性，必要时测血气分析，以评估呼吸功能；②循环系统：监测血压、脉搏的变化，评估循环功能；③泌尿系统：观察有无尿潴留，以及尿液的量及性状；④消化系统：询问患者有无恶心、呕吐、腹胀、便秘等情况；⑤神经系统：评估患者感觉、运动功能。

（3）伤口及引流情况：①观察伤口敷料有无渗血、渗液及其量、性状；②观察伤口有无红肿、压痛、渗液等感染症状；③观察引流是否通畅、有效，评估引流液的量及性状。

（4）体位：评估患者有无消极心理反应。手术后患者常出现焦虑、抑郁，多因渴望了解疾病的真实情况，担忧手术效果和功能的恢复，伤口疼痛等不适而发生。

（三）护理诊断

1. 有窒息的危险　与呼吸道阻塞、颈部手术后血肿等压迫气管有关。

2. 有误吸的危险　与麻醉、昏迷后咳嗽反射减弱或呕吐等因素有关。

3. 体液不足　与术中血液、体液的丢失或术后呕吐、引流等有关。

4. 疼痛　与手术有关。

5. 尿潴留 与紧张疼痛、麻醉后排尿反射受抑制、不习惯床上排尿有关。

6. 有感染的危险 与手术、呼吸道分泌物排除不畅、留置导尿管有关。

7. 焦虑、抑郁 与对手术治疗及术后正常反应认识不足有关。

8. 知识缺乏 缺乏术后功能锻炼知识。

（四）护理措施

1. 维持呼吸与循环功能 ①监测生命体征：手术当日严密观察血压、脉搏、呼吸。大手术需给予心电监护，每15~30分钟测量1次，病情稳定后改为每1~2小时1次；中小手术每1~2小时测量1次，病情稳定后可改为4小时1次；②保持呼吸道通畅：全身麻醉未清醒患者，应去枕平卧，头偏向一侧，有利于呼吸道分泌物或呕吐物排出，防止误吸。观察有无呼吸道阻塞现象，防止舌后坠、痰液堵塞气道引起缺氧、窒息。鼓励患者深呼吸、咳嗽、咳痰，病情允许时可给予更换卧位、拍背，促使痰液排出，必要时给予吸痰。痰液黏稠者，可行雾化吸入，稀释痰液，以利排出，保持呼吸道通畅；③注意观察头颈胸石膏或支架固定、髋人字石膏固定患者有无因包扎过紧导致呼吸受限；④观察伤口出血情况，引流物的量及性状。若术中止血不彻底、大血管结扎不牢或结扎缝线松脱，会引起持续的出血，导致血压下降甚至休克而危及生命。因此，手术后需严密观察伤口出血情况，应注意敷料或石膏表面的血迹是否扩大或逐渐变干。石膏内伤口出血的观察，可用铅笔在石膏表面铺出血迹轮廓，隔1~2小时后再观察血迹是否超出划痕，以判断出血是否停止。对于截肢术后患者，应常规在床旁准备橡皮止血带，以备急用。若因大血管的结扎缝线脱落而致大出血，应立即用手紧压出血的部位并抬高患肢，协助医生系好止血带，急送手术室进行止血处理。

2. 改善营养状况，维持水、电解质平衡 使患者了解营养的重要性，多食高蛋白、高热量及富含维生素的食物，如豆类、瘦肉、奶类、蔬菜、粗粮、水果等。手术后应给予静脉补液，可根据病情输血、输入葡萄糖溶液或电解质溶液，以维持营养、保持水电解质平衡。还可将止血药物、抗生素及能量合剂等经静脉通道输入。

3. 术后恶心、呕吐的护理 手术后的恶心、呕吐是麻醉反应，麻醉作用消失后即可自行停止。其护理措施是：①关心、安慰患者，讲解呕吐原因，使患者安静，避免紧张；②呕吐时头应偏向一侧，以防呕吐物坠入呼吸道而引起窒息；③观察呕吐物颜色、量、性状及次数，大量频繁的呕吐可引起水、电解质丢失，应注意患者全身情况，如血压、脉搏等；④呕吐停止后应清理呕吐物，并加强口腔护理；⑤遵医嘱给予镇吐药。

4. 术后疼痛的护理 麻醉作用消失后患者即可感觉切口及手术部位疼痛，一般24~72小时后逐渐减轻。手术后外固定包扎过紧也可引起患肢肿胀和疼痛。疼痛会影响患者的休息和睡眠，需采取措施缓解疼痛，以使患者舒适：①观察患者疼痛的部位、性质及程度，了解疼痛的原因；②介绍疼痛的性质及规律，缓解患者的焦虑情绪；③指导患者运用无创伤性解除疼痛的方法，如松弛疗法、分散注意力等；④疼痛剧烈时，可适当给予镇痛剂或使用镇痛泵，并观察用药后的效果；⑤保持患肢功能位，抬高患肢15°~30°，促进静脉回流，减轻肿胀；⑥减少或消除引起疼痛的原因，如石膏包扎过紧时，可做石膏开窗或剖开，解除石膏、绷带对患部的压迫。

5. 术后腹胀的护理 手术后腹胀多因胃肠蠕动受抑制，肠腔内积气过多所致。其护理措施是：①鼓励患者早期活动，促进肠蠕动；②指导患者不要进食产气食物，严重腹胀时酌情禁饮水，行腹部热敷或腹部按摩，针刺疗法；③必要时遵医嘱给予胃肠减压，肛管排气，新斯的明肌内注射。

6. 术后尿潴留的护理 手术后麻醉导致排尿反射受抑制，患者紧张、疼痛，不习惯床上排尿等，都可引起尿潴留，解除尿潴留的措施是：①安慰患者，向患者解释尿潴留的原因，消除紧张心理；②创造良好的环境，鼓励患者自行排尿，病情允许时坐起或下床排尿；③按摩下腹部，应用诱导排尿法；④经上述处理仍不能解除尿潴留时，可采用导尿术。

7. 促进伤口愈合 ①保持切口敷料清洁干燥，观察切口有无渗液、渗血，及时更换敷料。②观察切口有无发红、肿胀、热感、疼痛等感染症状。如有感染，应及时引流。③手术后应保证及时给予足量、有效的抗生素，预防切口感染。④注意引流管护理：手术中可放置引流管，连接引流袋或负压引流器，将渗出物引出体外，促进切口愈合。一般术后 2~3 日内渗血量逐渐减少并自行停止。应妥善固定引流管，防止扭曲、受压；保持引流通畅，观察引流量及性状；每日更换引流袋，严格遵守无菌技术。

8. 患肢血液循环及神经功能的观察　手术后固定包扎过紧，原发创伤和手术创伤所致的肿胀均对肢体形成压迫，能引起血液循环、神经功能障碍。如长时间的缺血，会造成肢体坏疽并可导致严重的全身并发症，例如休克、酸中毒、高血钾症及肾衰竭等。因此，手术后 1 周内必须严密观察患肢血液循环状况，以便及时发现早期缺血症状并及时处理。其护理措施有：①密切观察患肢血液循环，有无皮肤苍白或青紫、温度降低；肢端有无剧烈疼痛或麻木；肢端动脉搏动有无减弱或消失；毛细血管充盈时间是否延长，如发现异常应及时处理；②切口内放置引流管，用以引流术后切口内的渗血，保持引流管的通畅，有利于减轻患肢肿胀、改善患肢血液循环；③石膏、绷带包扎不可过紧，术后需严密观察有无肢体受压症状，表现为持久性局限性疼痛；④抬高患肢 15°~30°，以促进静脉回流，利于消肿；⑤密切观察、早期发现、及时消除影响患肢血液循环及神经功能的因素。

9. 心理护理　手术后消极的情绪反应能影响患者的康复。因此，患者回病房或麻醉清醒后，应及时安慰患者手术已顺利完成，手术的目的已达到，以减轻心理负担。如手术效果不好或术后带来残疾，应同情关心患者，鼓励患者承认现实，正确面对长期的恢复过程，积极配合治疗，以取得最佳的治疗效果。对于术后疼痛的患者，应指导患者运用松弛疗法，疼痛剧烈时，遵医嘱给予镇痛剂，以减轻疼痛，解除焦虑。

10. 功能锻炼　①应遵循循序渐进的原则：手术后 1~2 周内，练习患肢的肌肉等长收缩运动及健肢的全关节运动，每日数次，每次 5~20 分钟，以防止肌肉萎缩与关节粘连。小夹板外固定患者在早期即可进行带夹板的关节活动练习。外固定拆除后，则需加强骨关节的各种活动练习，使之尽可能地达到其应有的功能范围。锻炼的强度、时间及范围，应随全身及局部情况的好转而逐渐增加，不可使患者感到疲劳或疼痛；②以恢复患者的固有生理功能为主：上肢以恢复手部灵活性为主，主要练习伸指、握拳、拇指对掌等功能；肩、肘、腕则以伸、屈、旋转练习为主；下肢功能主要是负重及行走，可通过屈伸、蹲站等练习而达到恢复功能的目的；③以主动运动为主，被动运动为辅：功能锻炼应以主动运动为主，促进血液循环，防止肌肉萎缩和关节僵硬，以帮助肢体功能的恢复，而且患者可自行调整活动强度及幅度，避免疼痛或加重损伤。对于年老体弱、大手术后、截瘫或关节僵硬患者可协助做全身或肢体的被动运动。

11. 并发症的预防及护理　患者长期卧床，可能发生一些并发症如压疮、坠积性肺炎、泌尿系感染、血栓性静脉炎等。因此手术后应注意并发症的预防。①压疮：骨科手术后因用石膏、夹板、支架等固定患肢而限制肢体的活动，有些患者也因疼痛、神经麻痹而未进行活动，因而易发生压疮，尤其是截瘫患者及年老体弱、营养不良的患者。其预防措施是：勤翻身、避免骨突起部位长时间受压；受压部位给予按摩，以促进局部血液循环；保持床单平整，易受压部位用气垫及棉圈托起，使其不与床面接触而避免受压。一旦发生压疮，应积极治疗；②坠积性肺炎、泌尿系感染等并发症：其预防措施是加强翻身拍背、协助肢体活动、鼓励患者做深呼吸及咳痰、多饮水等。截瘫患者应注意导尿管护理，防止发生尿路感染；③血栓性静脉炎：由于肢体活动减少，以及静脉输液对血管的损伤与刺激，骨科术后的患者易并发下肢静脉血栓形成及血栓性静脉炎。在病情允许的情况下，应鼓励患者多进行患肢的功能锻炼，并协助进行瘫痪肢体的被动活动及按摩。如已发生静脉血栓或静脉炎时，应立即停止活动，遵医嘱给予抗凝治疗。

12. 拆线　骨科手术切口多在四肢或躯干，伤口较长。活动多、张力较大、过早拆线等易导致切口裂开，因此拆线时间较其他外科手术迟，一般术后 10~14 日拆线。可先行间断拆线，3~4 日后观察切口，若生长良好，再拆除余线。

（杨　彦）

第二节 骨折概述

一、骨折的定义与病因

骨的连续性和完整性中断称为骨折。

骨折可因创伤所致，也可由于骨骼疾病，如骨髓炎、骨肿瘤导致骨质破坏，受轻微的外力作用即发生骨折，前者称为创伤性骨折，后者称为病理性骨折。骨折的产生原因如下。

1. 直接暴力　暴力直接作用于骨骼，使受撞击的部位发生骨折，常伴有不同程度软组织损伤或有开放伤口。例如，汽车辗压小腿引起的胫腓骨骨折。

2. 间接暴力　暴力通过传导、杠杆、旋转和肌肉收缩作用造成暴力作用点以外的远处部位骨折。如滑倒时手掌撑地，外力经传导而致肱骨髁上骨折；高处坠落，双足着地导致胸腰段椎体的压缩骨折；骤然跪倒时，股四头肌猛烈收缩，致髌骨骨折。

3. 积累劳损　骨骼某处长久承受一种持续应力，使该处发生骨折，称为疲劳骨折。如长距离跑步、行军造成的第 2、3 跖骨和腓骨干下 1/3 处骨折。

4. 骨骼疾病　当骨骼处于病理状态时，即使遭受轻微外力或肌肉拉力，就可发生骨折，称为病理性骨折。如骨髓炎、骨肿瘤、骨质疏松症并发的骨折。

二、骨折的分类

骨折依据其受伤机制与伤后解剖状态，可以分为若干类型。这些分类复杂而重叠。对骨折的治疗、护理方法的选择、预后判断和效果评价极为重要。骨折有以下几种分类。

1. 按骨折发病原因分类　分为外伤性骨折和病理性骨折。

2. 按骨折断端是否与外界相通分类

（1）闭合性骨折：骨折处皮肤或黏膜完整，骨折端与外界不相通。

（2）开放性骨折：骨折附近的皮肤或黏膜破损，骨折端与外界相通。

3. 按骨折的程度及形态分类

（1）不完全性骨折：骨的连续性或完整性部分中断，尚有一部分骨组织保持连续，按其形态又可分为以下几种。

1）青枝骨折：多见于儿童。骨质和骨膜部分断裂，有时可有成角畸形。表现为骨皮质劈裂，如同青嫩树枝被折，因而称为青枝骨折。

2）裂缝骨折：骨质发生裂缝，像瓷器上的裂纹，无移位，常见于颅骨、肩胛骨等处骨折。

（2）完全性骨折：骨的连续性或完整性全部中断。根据骨折线的方向和形态可分为以下几种。

1）横骨折：骨折线与骨干纵轴接近垂直。

2）斜骨折：骨折线与骨干纵轴呈一定角度。

3）螺旋骨折：骨折线呈螺旋状，多由于扭转性外力所致。

4）粉碎骨折：骨折碎裂成两块以上，多因受较大的直接暴力打击而引起。

5）压缩骨折：骨松质因外力压缩而变形。多见于脊椎骨和跟骨。

6）嵌插骨折：骨干的坚质骨嵌插入骺端的松质骨内，发生在长管状骨干骺端骨皮质与骨松质交界处，如股骨颈骨折、肱骨外科颈骨折，多因压缩性间接外力所致。

7）凹陷性骨折：骨折块局部下陷，如颅骨、颜面骨骨折。

8）骨骺分离：通过骨骺的骨折，骨骺的断面可带有部分骨组织，多见于少年儿童的骨折。

4. 按骨折发生的时间分类

（1）新鲜骨折：一般指 3 周内的骨折，血肿未完全机化，两骨折断端尚未愈合，仍可闭合复位者。

（2）陈旧骨折：一般伤后 3 周以上的骨折。

5. 按骨折后或骨折复位固定后的移位倾向分类

（1）稳定性骨折：骨折端不易移位或复位后不易再移位的骨折，如不完全骨折、压缩及嵌插骨折、复位后较稳定的横骨折、裂缝骨折、青枝骨折等。

（2）不稳定骨折：骨折端易移位或复位固定后骨折端易再发生移位的骨折，如斜骨折、粉碎骨折、螺旋骨折以及有缺损的骨折、负重大并有支持功能部位的横骨折（如股骨干骨折）等。

三、骨折的临床表现

1. 全身表现

（1）休克：多见于多发性骨折、股骨骨折、骨盆骨折、脊柱骨折和严重的开放性骨折。患者因广泛的软组织损伤、大量出血、剧烈疼痛或并发内脏损伤而引起休克。

（2）体温略高于正常：当严重骨折，如股骨骨折、骨盆骨折伴有大量内出血，血肿吸收，使体温高于正常，通常不超过38℃。开放性骨折伴有体温升高时，应考虑感染。

2. 局部表现

（1）骨折与一般组织损伤共有的体征

1）疼痛、压痛、活动痛：这三种痛是任何组织损伤都有的表现，没有骨折的痛局限于肢体一侧，骨折压痛绕肢体1周。

2）局部肿胀、瘀斑：肿胀严重的部位皮肤可以出现水疱。

3）功能障碍：由于骨折后肢体内部支架结构断裂，肌肉失去附着或失去应有的杠杆作用，加之疼痛、肿胀、肌肉痉挛或神经损伤，可使肢体部分或全部丧失活动功能。

（2）骨折的特有体征

1）畸形：骨折后由于骨折段的移位可使患肢的外形发生改变，表现为成角、侧方、旋转、短缩等。

2）反常活动：骨折部位失去正常的稳定和支持功能，则出现异常的假关节活动。

3）骨擦音或骨擦感：骨折断端相互碰撞摩擦出现骨擦音或骨擦感，这在一般检查中可触及，但不可故意试验。

以上三项体征，只会在骨折后出现。单一或全部出现时，都可确诊骨折。

四、骨折的辅助检查

1. X线检查　对于了解骨折的具体情况有重要参考价值，对骨折的诊断及治疗有重大的指导意义，X线摄片应拍正、侧位片，并需包括邻近关节，有时还要加拍特定位置或健侧相应部位的对比X线片。它能发现临床检查难于发现的损伤和移位，应根据健康史和体格检查确定X线片投照体位、部位、范围以及投照中心。

（1）两个角度摄片观察：一般摄正、侧位片，必要时再加斜位或切线位等。

（2）摄片的两个时机：一般骨折在损伤后立即摄片可明确诊断，但有些骨折如腕舟状骨骨折、股骨颈裂纹或嵌插骨折，在损伤当时不易发现，需在10天后，即骨折端有吸收时常可出现骨折线，摄片将有助于诊断。

（3）两个关节摄片：前臂和小腿骨折X线片应包括邻近两个关节。

（4）两个肢体对照：为诊断骨损害的程度和性质，有时需要健侧对比，如儿童股骨头骨骺疾病，一定要对比方可看出来。

2. CT检查　有些部位的骨折仅靠X线诊断很困难，需借助于CT。如肩部、髋部的骨折或脱位，脊柱骨折或脱位，病理性骨折等。

五、骨折的治疗原则

1. 骨折的复位　复位是将移位的骨折段恢复正常或接近正常的解剖关系，重新建立骨骼的支架作用。

（1）骨折是否需要复位：多数骨折需要复位，通过复位可以恢复对线和断端接触面，从而增加骨折的稳定性。但有些骨折复位后可能失去稳定性，如肱骨外科颈嵌入骨折，复位反而失去稳定性；没有神经损伤的椎体附件及小于正常椎体1/3的椎体压缩骨折，则不需要复位。

（2）复位的时机：原则上应当尽早复位，伤后立即进行，在反应性肿胀之前复位容易成功。对于严重肿胀，皮肤有张力性水疱者可暂缓复位，采用牵引维持5~7天，待肿胀消退后再行复位。

（3）骨折复位的标准

1）解剖复位：将移位的骨折段恢复正常的解剖关系，对位（指两骨折端的接触面）、对线（指两骨折端在纵轴上的关系）良好，重建骨的支架作用。

2）功能复位：复位尽了最大的努力，仍未达到解剖复位，但骨折愈合后对肢体功能没有明显影响者。其基本要求是：①侧方错位不超过骨折断端的1/3；②成角不超过10°；③短缩在成人下肢不超过1cm，儿童不超过2cm；④上肢允许10°以内的旋转错位；⑤无分离错位。

满足上述条件，骨折愈合后可不影响生理功能。

（4）复位的方法

1）手法复位：应用手法使骨折复位，称为手法复位。手法复位是最基本的复位方法，绝大多数闭合骨折应当首先选择手法复位。复位可在适当的麻醉下进行，手法准确，用力恰当，严禁粗暴和反复多次的复位，力求复位一次成功。

2）牵引复位：是用牵引力和反牵引力对骨折进行治疗。根据牵引实施的方法可分为：①一次牵引法：即在较短时间内完成牵引任务，如手力牵引。一次牵引法仅有使骨折复位的作用。②持续牵引法：即需要数日或数月方能完成牵引任务，如持续皮肤牵引和持续骨牵引。持续牵引法兼有复位和外固定两种作用，通过牵引，骨折可以自行复位。无论采取哪种牵引方法，都应防止因牵引过度而引起的骨折断端持久分离，从而造成骨折延迟愈合或不愈合。

3）切开复位：切开复位是采取手术的形式切开骨折部位的软组织，暴露骨折端，在直视下将骨折复位。然后根据不同情况选择应用对人体无不良反应的金属内固定物或自体、异体植骨片固定骨折端，从而达到解剖复位和相对固定的要求。切开复位争取在2周内进行。切开复位适应证：①关节内骨折手法复位后对位不良，可能影响关节功能者；②骨折断端间有软组织嵌入者；③由于肌肉或肌腱牵拉，致骨折端分离者；④多发骨折，特别同一肢体多发骨折，不易闭合复位固定者；⑤并发血管、神经损伤需要手术探查者；⑥经手法复位未达到功能复位标准，严重影响患肢功能者。

2.骨折的固定　只要是完全骨折，从整复后到骨折愈合之前，骨折段仍然要受到肢体重力的影响和肌肉牵拉的作用，始终存在着再移位的倾向。而骨折愈合需要一个相当长时间的过程，在这段时间里，为了持续有效地保持骨折复位的良好位置，必须用各种方法对骨折肢体加以固定。

（1）外固定：主要用于骨折经手法复位后的患者，也有些骨折经切开复位内固定术后需加用外固定者，其主要方式有小夹板固定、石膏绷带固定、外展架固定、外固定器固定和持续牵引固定。

（2）内固定：内固定是通过手术将固定物直接作用于骨折段。骨折内固定的方法有闭合整复经皮穿针内固定和通过手术切开复位，使用钢丝、钢针、螺钉、钢板螺钉、髓内钉、加压螺钉内固定以及自体、异体移植骨片内固定。从而使骨折达到解剖复位和相对固定的要求。

3.功能锻炼　功能锻炼是骨折治疗和护理的重要环节之一。没有积极、正确、合理的功能锻炼，即使复位固定都很满意，也往往得不到良好的功能。因而，在骨折复位及固定后，应鼓励患者早期进行功能锻炼，最大限度地恢复伤肢的功能，减少骨折并发症的发生。

（1）早期锻炼：一般在骨折后2周内。此时，损伤部肿胀消退，骨痂尚未形成。锻炼方式主要限于肢体原位不动，自主的肌肉收缩和舒张，如握拳和足趾运动。

（2）中期锻炼：一般在骨折后3~6周。损伤反应消退，肿胀消失，骨痂逐步生长成熟。上肢可较大幅度地活动肩、肘、腕关节，下肢练习抬腿及伸膝关节。

（3）晚期锻炼：此期是关键时期，此期骨折已达临床愈合标准，特别是早、中期功能恢复不足的患者，肢体部分肿胀和关节僵硬应通过锻炼，尽早使之消除，并辅以药物熏洗和物理治疗，促使关节活动范围和肌力的恢复，早日恢复正常功能。可以除去外固定，进行全面锻炼，直到功能恢复。

六、影响骨折愈合的因素

1. 全身因素

（1）年龄：儿童骨折愈合较成人迅速。

（2）健康状况：营养不良，严重的肝肾疾病、恶病质、糖尿病、维生素 C 缺乏症（坏血病）、梅毒、老年性骨萎缩、骨软化等状况下，骨折愈合缓慢。

（3）心理状况：保持健康稳定的心理情绪，积极主动配合医护人员的治疗护理，有益于骨折愈合。此外，病室阳光充足，空气流通，温、湿度适宜，舒适的养病环境也有助于骨折愈合。

2. 局部因素

（1）软组织损伤情况：严重软组织损伤或缺损不利于骨折愈合。

（2）骨折类型：闭合骨折较开放骨折愈合快，长斜面骨折较短斜面骨折愈合快，严重粉碎骨折不利于愈合。

（3）局部血液供应：骨折局部血液供应状况是影响骨折愈合的根本因素。骨的血液供应来自骨的滋养血管以及关节囊、韧带、肌肉附着处，如长骨骨折一端血运障碍则愈合缓慢。

（4）骨膜完整性的破坏：骨折端骨膜剥离部分越广泛骨折端骨质和骨膜缺血程度越严重，直接影响骨膜内成骨，影响骨折愈合。

（5）骨断端的接触和稳定：骨折两断端间有紧密的接触，有一定的生物压力则骨折愈合快；如骨折两断端间有软组织嵌入或分离时，骨折将不愈合。

（6）感染的影响：开放骨折若发生感染则影响骨折愈合，内固定手术后感染不利于骨折愈合。

3. 医源性因素　如果骨折治疗护理过程中操作不正确、不恰当，也会严重影响骨折的顺利愈合。

（1）复位：粗暴或反复多次的手法整复会加重骨折周围软组织和骨外膜的损伤，不利于骨折愈合。

（2）手术：开放性骨折清创时，若过多地摘除骨折碎片，造成骨质缺损，不利于骨折愈合。切开复位时因需切开软组织及剥离骨外膜，势必进一步破坏骨折局部的血液供应，导致骨折延迟愈合。如果手术操作粗暴，剥离骨外膜广泛，将可能导致骨折不愈合。

（3）牵引：持续性骨牵引治疗时若牵引过度，使骨折分离移位，将导致骨折延迟愈合或不愈合。

（4）固定：骨折复位后固定不牢固，骨折部仍有剪力或旋转力存在，妨碍骨痂生长，影响骨折愈合。

（5）功能锻炼：骨折复位固定后科学的功能锻炼可改善患肢的血液循环，加快血肿吸收和骨痂生长，并能减少失用性肌萎缩、骨质疏松、关节僵硬等并发症发生，有利于骨折愈合和肢体功能恢复。过早和不恰当的功能锻炼会妨碍骨折部位的固定，将影响骨折愈合。

影响骨折愈合的因素错综复杂，因此，在实际治疗护理工作中，应针对每一位患者的实际情况，根据骨折愈合的客观规律，善于发挥有利因素的作用，积极预防、纠正或补救不利因素的干扰，促进骨折顺利愈合。

七、骨折的愈合过程

1. 血肿机化期　骨折后，骨断端及周围软组织内血肿形成。几天内，新生的毛细血管、成纤维细胞和吞噬细胞侵入血肿，继而形成纤维组织并逐渐增多，把骨折两端连在一起，达到纤维愈合。这一过程需 2~3 周。

2. 骨痂形成期　骨断端通过骨膜的成骨细胞形成骨样组织，并逐渐钙化，称为骨膜内骨化，分别形成内骨痂和外骨痂。内骨痂、外骨痂及桥梁骨痂三者汇集融合，成为骨断端的支持，达到骨折的临床愈合期。此期约从伤后 3 周开始。

3. 骨痂改造塑形期　随着肢体的活动和负重，在应力轴线上的骨痂不断地得到加强和改造；在应力线以外的骨架逐步被清除；使原始骨痂逐步被改造成为永久骨痂。此为骨性愈合期，从伤后6~8周开始，但完成塑形需要相当长的时间。

八、骨折的愈合标准

1. 临床愈合标准 骨折后经过一段时间，当两骨间形成骨痂时，虽然X线片示仍有骨折缝隙，而断端间已经足够稳定，可完成一定的负重功能，称为临床愈合。临床愈合标准包括：①骨折局部无压痛及纵向叩击痛；②局部无反常活动；③X线片显示骨折线模糊，有连续的骨痂；④外固定解除后肢体能满足以下要求：上肢能向前平举1kg重物持续达1分钟；下肢能不扶拐在平地连续行走3分钟，并不少于30步；⑤连续观察2周骨折不变形。

骨性愈合标准有：①具备临床愈合标准；②X线片显示骨痂通过骨折线，骨折线消失或接近消失。

2. 临床愈合所需时间 从观察开始之日推算到最后一次复查的日期，为临床愈合所需时间。成人常见各部位骨折的临床愈合所需时间见表12-1。

表12-1 骨折临床愈合时间（月）

上肢	时间（月）	下肢	时间（月）
锁骨骨折	1~1.5	股骨颈骨折	3~6
肱骨外科颈骨折	1~1.5	股骨粗隆间骨折	2~2.5
肱骨干骨折	1~2	股骨干骨折	2~3
肱骨髁上骨折	1~1.5	胫、腓骨骨干骨折	2~2.5
尺骨、桡骨骨干骨折	1.5~2	踝部骨折	1~1.5
桡骨下端骨折	1~1.5	跖骨骨折	1~1.5
掌骨、指骨骨折	0.5~1		

九、骨折的并发症与护理

1. 早期全身并发症

（1）失血性休克：多见于长骨骨折、骨盆骨折及多发性骨折。处理措施为：①监测脉搏、呼吸、血压、尿量、局部出血情况；②及时补充血容量和液体；③吸氧、保暖；④患肢及时固定，避免搬动，减少出血。

（2）脂肪栓塞：成人骨干骨折时，由于骨髓被破坏，局部压力升高时，脂肪滴进入破裂的静脉，随血流而引起肺、脑、肾、下肢等周身性脂肪栓塞，可危及生命。

对长管状骨折，尤其是以股骨干为主的多发性骨折患者应提高警惕。脂肪栓塞多以肺为主，临床表现为烦躁不安、呼吸困难、神志障碍、皮下瘀点、血压下降、进行性低氧血症等，胸部X线片显示多变、进行性加重的肺部阴影。一经确诊，立即转入监护病房。

2. 早期局部并发症

（1）感染：开放性骨折，皮肤、黏膜保护屏障被破坏，局部组织挫伤及污染都可能导致感染。感染可为化脓性感染，也可为厌氧菌感染，如破伤风、气性坏疽。处理措施为：①现场抢救及时正确，避免创口再次感染；②早期手术清创；③增强体质，增强抗病能力；④使用有效抗生素；⑤密切观察伤口。

（2）内脏并发伤：如肋骨骨折并发肺损伤，引起血胸或血气胸，游离肋骨骨折并发肝、脾、肾损伤，骨盆骨折并发膀胱、尿道损伤等。处理措施有：①严密观察生命体征，特别注意呼吸的频率、节律及深度的变化；②重视患者的主诉，发现异常及时处理，并做好手术前的准备工作；③注意排尿情况，如疑有尿道损伤者，应留置导尿管，严禁患者自行排尿，以免尿液外渗，引起腹膜炎和盆腔炎。

（3）神经损伤：颈椎、胸椎骨折脱位，可以造成脊髓损伤，其后果更重于骨折本身；腰、骶骨折，可造成马尾神经丛损害；上肢骨折可造成桡神经、正中神经、尺神经损伤；下肢骨折可造成腓总神经损伤。处理措施有：①急救现场体位摆放正确，脊柱不得扭曲，减轻脊髓压迫的程度；②翻身时，头、颈、躯干、下肢要保持在同一轴线上，避免脊柱扭曲而加重脊髓损伤；③观察排尿、排便功能；④观察肢体的感觉是否麻木、刺痛或变冷，有无垂腕、垂足的现象；⑤搬运时肢体应妥善固定于功能位，防止进一步损伤。

（4）大血管损伤：肱骨髁上骨折可能伤及肱动脉，股骨髁上骨折可能伤及腘动脉，胫骨上段骨折可能伤及胫前或胫后动脉。处理措施有：①观察生命体征；②观察肢体远端的血液循环；③有活动性出血时，应用止血带止血；④做好手术探查的准备。

3. 晚期全身并发症　坠积性肺炎、尿路感染及结石、压疮、静脉血栓形成。护理：参见"骨科患者的术后护理"。

4. 晚期局部并发症

（1）创伤性关节炎：关节内骨折未能准确复位，致畸形愈合后，由于关节面不平整，可造成创伤性关节炎，活动时引起疼痛。处理措施有：①关节内骨折后解剖复位：是防止创伤性关节炎发生的关键，如手法整复不能达到解剖复位，应早期手术复位，并做好手术前后相关的护理；②注意鉴别关节活动后引起的疼痛，如果确定为创伤性关节炎，注意减少负重活动，以免增加关节面的磨损和破坏。

（2）损伤性骨化（骨化性肌炎）：关节或关节附近骨折、扭伤、脱位等，骨膜剥离后，形成骨膜下血肿，经机化骨化后，在关节附近软组织内形成骨化样组织，引起疼痛，影响关节活动功能。肘关节损伤最易发生。处理措施有：①防止广泛的骨膜剥离和血肿形成是预防本并发症发生的关键，应及时固定骨折或脱位，减轻骨膜损伤和局部出血；②注意患肢固定与休息，早期功能锻炼以肌肉舒缩练习为主，切勿活动受伤关节，更禁忌做强力的被动牵伸，以防再次出血加重血肿；③损伤早期不做理疗，防止过量出血及血肿增大。

（3）关节僵硬：受伤肢体长时间固定缺乏关节功能活动，关节周围组织中纤维蛋白沉积，关节周围组织粘连，肌肉挛缩，关节活动障碍，称为关节僵硬。处理措施有：①长期卧床的患者应卧硬板床，忌卧各种软床，肢体置于功能位；②患者穿"丁"字鞋将足踝固定于功能位，被子等重物不要压在足趾上，防止垂足畸形；③瘫痪肢体的关节、肌肉要经常按摩、理疗，辅以被动活动，促进局部的血液供应；④早期适量的功能锻炼是防止关节僵硬的有效方法。

（4）缺血性骨坏死：骨折后骨折段的血液供应被切断使骨组织远端坏死，称为缺血性坏死。最常见于股骨颈骨折后股骨头缺血性坏死，其次为腕舟骨骨折、距骨颈骨折等。

骨缺血坏死一般在伤后2周开始，但X线征象出现较晚，其中50%在2～3年后出现。目前尚无有效的预防办法，对容易发生缺血性坏死的骨骼应延长固定时间，对股骨颈骨折可能发生缺血坏死的患者，应推迟下床活动时间及患肢负重时间，以减轻骨骼变形。

（5）骨折延迟愈合：骨折经过治疗后，如果超过同类骨折的平均愈合时间仍未形成骨性愈合时，即为骨折延迟愈合。表现为骨折部位水肿、疼痛、压痛持续存在。X线摄片见骨痂稀少，骨折线清晰，但两骨折端尚无硬化或髓腔封闭现象。

骨折延迟愈合并非不愈合，一旦发现，及时确定引起延迟愈合的原因。影响骨折愈合的不良因素解除后，骨折仍有愈合可能。因此，在治疗护理中应排除不利因素，加强有利因素，如给患者加强营养；积极治疗各种影响骨折愈合的全身性慢性疾病，使骨折满意复位；正确固定，科学的功能锻炼，使骨折顺利愈合。

（6）骨折不愈合：骨折不愈合是指骨折正常修复过程完全停止，已不能形成骨性连接。临床表现为：患肢持续疼痛，局部肿胀、压痛、无力。此时，骨折断端形成假关节，检查时可发现异常活动。X线摄片两骨折端被浓密硬化的骨质所封闭，骨折面平滑且相分离。

一旦形成骨折不愈合，需要手术治疗，植骨、内固定并加用管形石膏外固定。手术后护理与骨折手术后护理相同。

（7）骨折畸形愈合：骨折畸形愈合是指骨折愈合的位置未能达到功能复位的要求，有成角、旋转或重叠畸形。其发生的主要原因是复位不满意和因复位后固定不牢固骨折端再移位。处理措施有：①早期满意的整复和有效固定是防止发生畸形愈合的关键。关节内骨折应采取手术治疗使骨折解剖复位。②较轻度畸形愈合如不影响功能不需治疗，通过骨折塑形能得到一定程度的改善和纠正。③畸形严重、功能影响严重者需及时治疗。对于病程较短、骨折愈合不牢固的，可在麻醉下将骨折处重新折断、重新整复或结合牵引复位。如畸形愈合已达到骨性愈合而无法折断时，采用手术将骨凿断重新对合或截骨矫形。④无论手术或非手术疗法，其愈合速度都要比新鲜骨折慢，因此，外固定应更加牢固，治疗时间也相对延长。

十、骨折的护理措施

1. 心理护理　骨折多因意外创伤所致，严重者会构成生命威胁。患者因疼痛、出血以及肢体功能障碍等而出现不同程度的紧张、痛苦、焦虑、愤怒等情绪变化，护士要态度和蔼，多与患者沟通，了解患者的思想情绪，护理操作要轻柔、认真、熟练，以取得患者的信任。向患者报告成功的病例及病情好转的佳音，不谈有损患者情绪的话，使患者树立治疗疾病的信心和勇气。

2. 卧位护理

（1）保持室内空气新鲜，温湿度适宜，床单位干净整齐。

（2）取平卧位，四肢骨折患者可抬高患肢略高于心脏水平，以利于静脉血液及淋巴液回流，减轻或消除肢体肿胀。

3. 病情观察

（1）注意生命体征的观察，尤其是严重创伤患者，给予心电监护，对意识状态、呼吸、血压、脉搏、体温、尿量及用药用氧等情况做好记录。

（2）观察骨折肢体末梢血液循环及感觉、运动情况，发现异常及时通知医生，如肢体肿胀伴有血液循环障碍，应注意检查外固定物是否过紧；除创伤、骨折引起患者疼痛外，固定不满意、组织受压缺血等也会引起疼痛，应加强临床观察，不要盲目给予镇痛剂，警惕骨筋膜室综合征的发生。

4. 疼痛护理

（1）针对疼痛的不同原因对症处理，确定为创伤疼痛者，在局部对症处理前可应用吗啡、哌替啶等镇痛药，以减轻患者的痛苦。

（2）护理操作时动作要轻柔、准确，勿粗暴剧烈，如移动患者时，应先取得患者配合，在移动过程中，对损伤部位重点扶托保护，缓慢移至舒适体位，争取一次性完成，以免引起和加重患者疼痛。

5. 生活护理

（1）指导患者进食高营养、高蛋白、高维生素、富含纤维易消化饮食，以保证机体营养的需求；鼓励患者多饮水，每日进行腹部按摩，预防便秘。

（2）给予患者生活上的照顾，满足基本需要，协助其翻身、排便等，定期为患者擦浴、洗头、剪指甲、更换衣服床单，使患者感觉舒适。

6. 预防并发症

（1）对长期卧床的患者，定时给予翻身叩背，按摩骨隆突处，并鼓励患者有效咳嗽、咳痰，防止压疮及坠积性肺炎的发生。

（2）骨折或软组织损伤后伤肢局部发生反应性水肿、骨折局部内出血、感染、血循环障碍等也会造成伤肢不同程度的肿胀，应迅速查明肿胀的原因，及时对症处理；加强牵引或石膏固定的护理，警惕骨筋膜室综合征的发生。

7. 功能锻炼

（1）在病情允许的情况下，尽早鼓励患者进行伤肢的功能锻炼，防止关节僵硬及肌肉失用性萎缩。

（2）锻炼应遵循循序渐进的原则，活动范围从小到大，次数由少到多，时间由短至长，强度由弱至强，与患者共同制订锻炼计划。具体参见"功能锻炼的原则"。

（杨　彦）

第三节　上肢骨折概述

常见的上肢骨折包括：锁骨骨折、肱骨外科颈骨折、肱骨干骨折、肱骨髁上骨折、尺桡骨骨折等。

一、上肢骨折的护理评估

1. 术前评估

（1）健康史：患者的年龄、受伤经过。既往有无骨骼病变，如肿瘤、炎症等；有无骨折、外伤史。

（2）身体状况

1）局部：骨折的类型及局部体征和患肢功能状况；患肢的外固定装置是否有效、夹板的松紧度是否适宜、石膏有无断裂；骨突部皮肤组织有无红肿、破溃；有无胶布过敏反应；骨牵引针处有无红肿及渗出等。

2）全身：生命体征是否平稳，有无合并其他部位损伤或并发症。

（3）心理-社会状况：评估患者及其家属对骨折的心理反应、认知状况、对骨折复位后康复知识的了解及支持程度。

2. 术后评估

（1）手术情况：麻醉和手术的方式、术中补液、输血情况等。

（2）康复状况：包括生命体征、引流状况、伤口愈合及功能恢复程度；有无并发症的发生。

（3）心理和认知状况：患者和家属对术后康复治疗的配合、活动及康复锻炼相关知识的了解程度及心理反应等。

二、上肢骨折的护理措施

石膏固定在骨科领域中，常被用作维持骨折固定。上肢骨折在骨折中占首位，一般采用石膏或小夹板固定。肱骨髁上骨折因为移位而引起肱动脉的损伤，造成损伤性动脉痉挛、血栓形成及缺血性肌挛缩等许多不良后果。这在儿童是多见的，需要高度警惕。骨筋膜室综合征患者切开减压术后伤肢应平放，防止手的动脉闭塞。切开复位内固定患者要观察切口渗血情况，局部有无红、肿、热等。强调对上肢骨折并发肌腱、神经损伤的患者，要观察手的功能恢复，指导患者做好患肢功能锻炼。

三、上肢骨折的健康教育

1. 营养指导　调整膳食结构，保证营养素的供给。

2. 功能锻炼　指导患者有计划和正确地进行功能锻炼，早期进行远端关节的功能锻炼，待快愈合时进行近端关节的功能锻炼。

3. 随访　遵医嘱定期复查，评估功能恢复情况。

（杨　彦）

第四节　锁骨骨折

锁骨为 1 个 S 形的长骨，横形位于胸部前上方，有 2 个弯曲，内侧 2/3 呈三棱棒形，向前凸起，外侧 1/3 扁平，凸向后方。其内侧端与胸骨柄构成胸锁关节，外侧端与肩峰形成肩锁关节，从而成为上肢与躯干之间联系的桥梁。锁骨骨折多发生于锁骨中、外 1/3 交界处，是常见的骨折之一，约占全身骨折的 6％。直接暴力和间接暴力均可造成锁骨骨折，但多为间接暴力，如跌倒时手掌着地或肘、肩着地，暴力均可传达至锁骨引起骨折。锁骨骨折可发生于各种年龄，但多见于儿童及青壮年，约有 2/3 为儿童患者，其中以幼儿多见。

一、临床表现

局部肿胀、疼痛，锁骨中外 1/3 畸形。肩关节活动受限，患肩下垂，患者常以健手扶托患肘以减轻因牵拉造成的疼痛。局部压痛，可摸到移位的骨折端，可触及异常活动与骨擦感。

二、辅助检查

1. 触摸检查 检查时，可扪及骨折端，有局限性压痛，有骨摩擦感。
2. X 线检查 上胸部的正位 X 线检查一般能发现骨折线，即可确诊。
3. CT 检查 无位移的骨折 X 线诊断困难时可行 CT 检查明确诊断。

三、治疗原则

1. 非手术治疗
（1）儿童青枝骨折及成年人的无移位骨折，用三角巾或颈腕吊带固定 3 ~ 6 周。
（2）有位移的中段骨折，采用手法复位，肩横 "8" 字绷带或棉捆 "T" 形板固定。儿童固定 2 ~ 3 周，成年人固定 4 周，粉碎骨折者固定 6 周。
2. 手术治疗 有以下情况者可考虑行切开复位内固定术。
（1）患者不能忍受横 "8" 字绷带固定的痛苦。
（2）复位后再移位，影响外观。
（3）并发神经、血管损伤。
（4）开放性骨折。
（5）陈旧骨折不愈合。
（6）锁骨外端骨折，并发喙锁韧带断裂。

四、护理评估

1. 健康史
（1）评估患者受伤的原因、时间；受伤的姿势；外力的方式、性质；骨折的轻重程度。
（2）评估患者受伤时的身体状况及病情发展情况。
（3）了解伤后急救处理措施。
2. 身体状况
（1）评估患者全身情况：评估意识、体温、脉搏、呼吸、血压等情况。观察有无休克和其他损伤。
（2）评估患者局部情况。
（3）评估牵引、石膏固定或夹板固定是否有效，观察有无胶布过敏反应、针眼感染、压疮、石膏变形或断裂，夹板或石膏固定的松紧度是否适宜等情况。
（4）评估患者自理能力、患肢活动范围及功能锻炼情况。
（5）评估开放性骨折或手术伤口有无出血、感染征象。
3. 心理 - 社会评估 由于损伤发生突然，给患者造成的痛苦大，而且患病时间长，并发症多，就需要患者及家属积极配合治疗。因此应评估患者的心理状况，了解患者及家属对疾病、治疗及预后的认知程度，家庭的经济承受能力，对患者的支持态度及其他的社会支持系统情况。

五、护理诊断

1. 有体液不足的危险 与创伤后出血有关。
2. 疼痛 与损伤、牵引有关。
3. 有周围组织灌注异常的危险 与神经血管损伤有关。
4. 有感染的危险 与损伤有关。

5. 躯体移动障碍　与骨折脱位、制动、固定有关。

6. 潜在并发症　脂肪栓塞综合征、骨筋膜室综合征、关节僵硬等。

7. 知识缺乏　缺乏康复锻炼知识。

8. 焦虑　与担忧骨折预后有关。

六、护理措施

1. 非手术治疗及术前护理

（1）饮食护理：给予高蛋白、高维生素、高钙及粗纤维饮食。

（2）心理护理：青少年及儿童锁骨骨折后，因担心肩部、胸部畸形，影响发育和美观，常会产生焦虑、烦躁心理。应告知其锁骨骨折只要不伴有锁骨下神经、血管损伤，即使是在叠位愈合，也不会影响患侧上肢的功能，局部畸形会随着时间的推移而减轻甚至消失，治疗效果较好，以消除患者心理障碍。

（3）体位护理：局部固定后，患者宜睡硬板床，取半卧位或平卧位，避免侧卧位，以防外固定松动。平卧时不用枕头，可在两肩胛间垫上一个窄枕，使两肩后伸外展；在患侧胸壁侧方垫枕，以免悬吊的患肢肘部及上臂下坠。患者初期对去枕不习惯，有时甚至自行改变卧位，应向其讲清治疗卧位的意义，使其接受并积极配合。告诉患者日间活动不要过多，尽量卧床休息，离床活动时用三角巾或前臂吊带将患肢悬吊于胸前，双手叉腰，保持挺胸、提肩姿势，可缓解对腋下神经、血管的压迫。

（4）病情观察：观察上肢皮肤颜色是否发白或青紫，温度是否降低，感觉是否麻木，如有上述现象，可能系"8"字绷带包扎过紧所致。应指导患者双手叉腰，尽量使双肩外展后伸，如症状仍不缓解，应报告医生适当调整绷带，直至症状消失。"8"字绷带包扎时禁忌做肩关节前屈、内收动作，以免腋部血管、神经受压。

（5）功能锻炼

1）早、中期：骨折急性损伤经处理后2～3日，损伤反应开始消退，肿胀和疼痛减轻，在无其他不宜活动的前提下，即可开始功能锻炼。

准备：仰卧于床上，两肩之间垫高，保持肩外展后伸位。

第1周：做伤肢近端与远端未被固定的关节所有轴位上的运动，如握拳、伸指、分指，屈伸、腕绕环、肘屈伸、前臂旋前、旋后等主动练习，幅度尽量大，逐渐增大力度。

第2周：增加肌肉的收缩练习，如捏小球、抗阻腕屈伸运动。

第3周：增加抗阻的肘屈伸与前臂旋前、旋后运动。

2）晚期：骨折基本愈合，外固定物去除后进入此期。此期锻炼的目的是恢复肩关节活动度，常用的方法有主动运动、被动运动、助力运动和关节主动牵伸运动。

第1～2日：患肢用三角巾或前臂吊带悬挂胸前站立位，身体向患侧侧屈，做肩前后摆动；身体向患侧侧屈并略向前倾，做肩内外摆动。应努力增大外展与后伸的运动幅度。

第3～7日：开始做肩关节各方向和各轴位的主动运动、助力运动和肩带肌的抗阻练习，如双手握体操棒或小哑铃，左右上肢互助做肩的前上举、侧后举和体后上举，每个动作5～20次。

第2周：增加肩外展和后伸主动牵伸，双手持棒上举，将棍棒放颈后，使肩外展、外旋，避免做大幅度和用大力的肩内收与前屈练习。

第3周：增加肩前屈主动牵伸，肩内外旋牵伸，双手持棒体后下垂将棍棒向上提，使肩内旋。

以上练习的幅度和运动量以不引起疼痛为宜。

2. 术后护理

（1）体位护理：患侧上肢用前臂吊带或三角巾悬吊于胸前，卧位时去枕，在肩胛区垫枕使两肩后伸，同时在患侧胸壁侧方垫枕，防止患侧上肢下坠，保持上臂及肘部与胸部处于平行位。

（2）症状护理

1）疼痛：疼痛影响睡眠时，适当给予镇痛、镇静剂。

2）伤口：观察伤口有无渗血、渗液情况。

（3）一般护理：协助患者洗漱、进食及排泄等，指导并鼓励患者做些力所能及的自理活动。

（4）功能锻炼：在术后固定期间，应主动进行手指握拳、腕关节的屈伸、肘关节屈伸及肩关节外展、外旋和后伸运动，不宜做肩前屈、内收的动作。

七、健康教育

（1）患者早期以卧床休息为主，可间断下床活动。

（2）向患者讲清去枕仰卧位的治疗意义。

（3）多食高蛋白、高维生素、含钙丰富、刺激性小的食物。

（4）告诉患者锁骨骨折以非手术治疗为主，即使手法复位有时难以达到解剖复位的要求，但骨折端重叠愈合后，不会影响上肢的功能，消除患者的疑虑。

（5）"8"字绷带或锁骨带固定后，嘱患者经常保持挺胸提肩的姿势，双手叉腰以缓解对双侧腋下神经、血管的压迫。

（6）强调功能锻炼的重要性。指导患者进行正确的功能锻炼。愈合期禁忌做肩前屈、内收动作，以免影响骨折愈合，并防止腋部血管、神经受压。伤口愈合良好，术后10天拆除缝线。

（7）出院指导

1）保持患侧肩部及上肢于有效固定位，并维持3周。

2）循序渐进地进行肩关节的锻炼。先练习肩关节每个方向的动作，再进行各个方向的综合练习，如肩关节环转运动、两臂做划船动作等。

3）如出现患肢麻木、手指颜色改变、温度低时需随时复查。术后1个月进行X线摄片复查，了解骨折愈合情况，内固定物于骨折完全愈合后取出。

4）术后1个月、3个月、6个月需进行X线摄片复查，了解骨折愈合情况。有内固定者，于骨折完全愈合后取出。对于手法复位外固定患者，如出现下列情况需随时复查：骨折处疼痛加剧、患肢麻木、手指颜色改变、温度低于或高于正常等。

（杨　彦）

第五节　肱骨干骨折

肱骨干骨折是发生在肱骨外科颈下1~2cm至肱骨髁上2cm段内的骨折。直接暴力和间接暴力均可造成肱骨干骨折，直接暴力常由外侧打击肱骨干中段，致横形或粉碎性骨折。间接暴力常由于手部着地或肘部着地，力向上传导，加上身体倾倒所产生的剪式应力，导致中下1/3骨折。有时因投掷运动或"掰腕"也可导致中下1/3骨折，多为斜行或螺旋形骨折。肱骨干中、下1/3交界处后外侧有桡神经自内上斜向外下行走，此处骨折易伤及桡神经。肱骨干骨折常见于青年人和中年人，肱骨近端的骨折，尤其是嵌插和位移性骨折多见于老年人。

一、临床表现

1. 症状　患侧上臂出现疼痛、肿胀、皮下瘀斑，上肢活动障碍。

2. 体征　患侧上臂可见畸形、反常活动、骨摩擦感/骨擦音。若并发桡神经损伤，可出现患侧垂腕畸形，各手指掌指关节不能背伸，拇指不能伸直，前臂旋后障碍，手背桡侧皮肤感觉减退或消失。

二、辅助检查

X线正侧位片可显示骨折的部位和类型。X线片内应包括肩关节及肘关节，以排除关节内的骨折及脱位。还应常规检查上肢神经功能及肱动脉有无损伤。病理性骨折的患者，应行CT或MRI检查，以便进一步了解病变的性质及范围。

三、治疗原则

1. 无移位骨折　夹板或石膏固定 3～4 周。

2. 有移位的骨折　采用手法整复后行夹板固定或石膏外固定。成年人固定 6～8 周，儿童固定 3～5 周。肱骨中、下 1/3 骨折固定时间适当延长，X 线复查有足够骨痂生长之后，才能解除固定。

3. 手术治疗　适用于开放性骨折、陈旧性骨折不愈合或畸形愈合、手法复位失败者。对开放性骨折并发桡神经损伤者，可行手术切开复位、桡神经探查术；闭合性骨折并发桡神经损伤者，可先观察 2～3 个月，如无恢复迹象且有手术指征者，可手术探查。

四、护理评估

1. 健康史

（1）评估患者受伤的原因、时间；受伤的姿势；外力的方式、性质；骨折的轻重程度。

（2）评估患者受伤时的身体状况及病情发展情况。

（3）了解伤后急救处理措施。

2. 身体状况

（1）评估患者全身情况：评估意识、体温、脉搏、呼吸、血压等情况。观察有无休克和其他损伤。

（2）评估患者局部情况。

（3）评估牵引、石膏固定或夹板固定是否有效，观察有无胶布过敏反应、针眼感染、压疮、石膏变形或断裂，夹板或石膏固定的松紧度是否适宜等情况。

（4）评估患者自理能力、患肢活动范围及功能锻炼情况。

（5）评估开放性骨折或手术伤口有无出血、感染征象。

3. 心理 - 社会状况　由于损伤发生突然，给患者造成的痛苦大，而且患病时间长，并发症多，就需要患者及家属积极配合治疗。因此应评估患者的心理状况，了解患者及家属对疾病、治疗及预后的认知程度，家庭的经济承受能力，对患者的支持态度及其他的社会支持系统情况。

五、护理诊断

1. 有体液不足的危险　与创伤后出血有关。

2. 疼痛　与损伤、牵引有关。

3. 有周围组织灌注异常的危险　与神经血管损伤有关。

4. 有感染的危险　与损伤有关。

5. 躯体移动障碍　与骨折脱位、制动、固定有关。

6. 潜在并发症　脂肪栓塞综合征、骨筋膜室综合征、关节僵硬等。

7. 知识缺乏　缺乏康复锻炼知识。

8. 焦虑　与担忧骨折预后有关。

六、护理措施

1. 手术治疗及术前护理

（1）饮食护理：给予高蛋白、高热量、高维生素、含钙丰富的饮食，以利于骨折愈合。

（2）心理护理：肱骨干骨折，特别是伴有桡神经损伤时，患肢伸腕、伸指功能障碍，皮肤感觉减退，患者心理压力大，易产生悲观情绪。应向患者介绍神经损伤修复的特殊性，告知骨折端将按每天 1mm 的速度由近端向远端生长，治疗周期长，短期内症状改善不明显，使患者有充分的思想准备，以预防不良情绪的产生。关注患者感觉和运动恢复的微小变化，并以此激励患者，使其看到希望。

（3）体位护理："U"形石膏托固定时可平卧，患侧肢体以枕垫起，保持复位的骨折不移动。悬垂石膏固定 2 周内只能取坐位或半卧位，以维持其下垂牵引作用。但下垂位或过度牵引，易引起骨折端分离，特别是中、下 1/3 处横行骨折，其远折端血供差，可致骨折延迟愈合或不愈合，需予以注意。

（4）皮肤护理：桡神经损伤后，引起支配区域皮肤营养改变，使皮肤萎缩干燥，弹性下降，容易受伤，而且损伤后伤口易形成溃疡。预防措施有：①每日用温水擦洗患肢，保持清洁，促进血液循环；②定时变换体位，避免皮肤受压引起压疮；③禁用热水袋，防止烫伤。

（5）观察病情：①夹板或石膏固定者，观察伤口及患肢的血运情况，如出现患肢青紫、肿胀、剧痛等，应立即报告医生处理；②伴有桡神经损伤者，应观察其感觉和运动功能恢复情况。通过检查汗腺功能，可了解自主神经恢复情况；③如骨折后远端皮肤苍白、皮温低，且摸不到动脉搏动，在排除夹板、石膏固定过紧的因素外，应考虑有肱动脉损伤的可能；如前臂肿胀严重，皮肤发绀、湿冷，则可能有肱静脉损伤。出现上述情况应及时报告医生处理。

（6）早、中期功能锻炼：骨折固定后立即进行上臂肌肉的早期舒缩活动，可加强两骨折端在纵轴上的压力，以利于愈合。握拳、腕屈伸及主动耸肩等动作每日 3 次，并根据骨折的部位，选择相应的锻炼方法。

1）肱骨干上 1/3 段骨折，骨折远端向外上移位。①第 8 日站立位，上身向健侧侧屈并前倾 30°，患肢在三角巾或前臂吊带支持下，自由下垂 10～20 秒，做 5～10 次；②第 15 日增加肩前后摆动 8～20 次，做伸肘的静力性收缩练习 5～10 次，抗阻肌力练习，指屈伸、握拳和腕屈伸练习，前臂旋前、旋后运动；③第 22 日增加身体上身向患侧侧屈，患肢在三角巾或吊带支持下左右摆动 8～20 次。

2）肱骨干中 1/3 段骨折，骨折远端向上、向内移位。①第 8 日站立位，上身向患侧侧屈并前倾约 30°，患肢在三角巾或吊带支持下，自由下垂 10～20 秒，做 5～10 次；②第 15 日增加肩前后摆动练习，做屈伸肘的静力性收缩练习 5～10 次。伴有桡神经损伤者，用弹性牵引装置固定腕关节功能位，用橡皮筋将掌指关节牵拉，进行手指的主动屈曲运动。在健肢的帮助下进行肩、肘关节的运动，健手握住患侧腕部，使患肢向前伸展，再屈肘后伸上臂。

3）肱骨干下 1/3 段骨折，此型骨折易造成骨折不愈合，更应重视早期锻炼。①第 3 日患肢三角巾胸前悬吊位，上身向患侧侧屈并前倾约 30°做患肢前后、左右摆动各 8～20 次；②第 15 日增加旋转肩关节运动，即身体向患侧倾斜，屈肘 90°，使上臂与地面垂直，以健手握患侧腕部，做划圆圈动作。双臂上举运动，即两手置于胸前，十指相扣，屈肘 45°，用健肢带动患肢，先使肘屈曲 120°，双上臂同时上举，再缓慢放回原处。

（7）晚期功能锻炼：去除固定后第 1 周可进行肩摆动练习，站立位上身向患侧侧屈并略前倾，患肢做前后、左右摆动，垂直轴做绕环运动；第 2 周用体操棒协助进行肩屈、伸、内收、外展、内旋、外旋练习，并做手爬墙练习，用拉橡皮带做肩屈、伸、内收、外展及肘屈等练习，以充分恢复肩带肌力。

2. 术后护理

（1）体位护理：内固定术后，使用外展架固定者，以半卧位为宜。平卧位时，可于患肢下垫一软枕，使之与身体平行，并减轻肿胀。

（2）疼痛的护理：①找出引起疼痛的原因：手术切口疼痛在术后 3 日内较剧烈，以后逐日递减。组织缺血引起的疼痛，表现为剧烈疼痛且呈进行性，肢体远端有缺血体征。手术 3 日后，如疼痛呈进行性加重或搏动性疼痛，伴皮肤红、肿、热，伤口有脓液渗出或有臭味，则多为继发感染引起。②手术切口疼痛可用镇痛药；缺血性疼痛需及时解除压迫，松解外固定物；如发生骨筋膜室综合征需及时切开减压；发现感染时报告医生处理伤口，并应用有效抗生素。③移动患者时，对损伤部位要重点托扶保护，缓慢移至舒适体位，以免引起或加重疼痛。

（3）预防血管痉挛：行神经修复和血管重建术后，可能出现血管痉挛。①避免一切不良刺激：严格卧床休息，石膏固定患肢 2 周；患肢保暖，保持室温 25℃左右；不在患肢测量血压；镇痛；禁止吸烟。②1 周内应用扩血管、抗凝药，保持血管的扩张状态。③密切观察患肢血液循环的变化：检查皮肤颜色、温度、毛细血管回流反应、肿胀或干瘪、伤口渗血等。

（4）功能锻炼：参见术前护理相关内容。

七、健康教育

（1）患者多食高蛋白、高维生素、含钙丰富、刺激性小的食物。

（2）患者需注意休息，保持心情愉快，勿急躁。

（3）肱骨干骨折的复位要求较其他部位骨折低，遗留20°以内的向前成角和30°以内的向外成角畸形并不影响功能；斜形骨折愈合即使有缩短2.5cm，也不会发现明显的异常。应向患者及家属讲解明确，以减轻心理负担。

（4）肱骨干骨折伴有桡神经损伤时，患肢伸腕、伸指功能障碍，短期内症状改善不明显，治疗周期长，患者心理压力大，易产生急躁悲观的情绪。可介绍治疗措施，对患者感觉和运动恢复的微小变化予以重视，并以此激励患者，主动配合治疗。

（5）对桡神经损伤后行外固定者，应确保外固定的稳定，以保持神经断端于松弛状态有利于恢复。悬吊石膏固定的患者2周内不能平卧，只能取坐位或半卧位。并向患者讲解该体位的治疗意义。

（6）手法复位行外固定患者，指导其进行肌肉等长收缩训练，握拳伸掌运动，可加强两骨折端在纵轴上的压力，有利于愈合。

（7）出院指导

1）伴桡神经损伤者，口服营养神经药物并配合理疗1~2个月。

2）告知患者出院后继续功能锻炼的意义及方法，指导患者出院后继续上肢功能锻炼。防止出现两种倾向：一种是放任自流，不加强锻炼；另一种是过于急躁，活动幅度过大，力量过猛，造成软组织损伤。

3）复查指征及时间：术后1个月、3个月、6个月需进行X线摄片复查，了解骨折愈合情况。有内固定者，于骨折完全愈合后取出。对于手法复位外固定患者，如出现下列情况需随时复查：骨折处疼痛加剧，患肢麻木，手指颜色改变，温度低于或高于正常等。

（杨　彦）

第六节　肱骨髁上骨折

肱骨髁上骨折是指肱骨干与肱骨髁交界处发生的骨折。肱骨远端呈前后扁平状，前有冠状窝，后有鹰嘴窝，两窝之间仅为一薄层骨质，此处最易发生骨折，约占全身骨折的11.1%，占肘部骨折的50%~60%。肱骨髁上骨折多发生于10岁以下儿童。在肱骨髁内、前方有肱动脉和正中神经，肱骨髁的内侧和外侧分别有尺神经和桡神经，骨折断端向前移位或侧方移位时可损伤相应神经和血管。在儿童期，肱骨下端有骨骺，若骨折线穿过骺板，有可能影响骨骺发育，导致肘内翻或外翻畸形。严重者需要手术矫正。

一、临床表现

1. **症状**　受伤后肘部出现疼痛、肿胀和功能障碍，肘后凸起，患肢处于半屈曲位，可有皮下瘀斑。

2. **体征**　局部明显压痛和肿胀，有骨摩擦音及反常活动，肘部可扪到骨折断端，肘后三角关系正常。若正中神经、尺神经或桡神经受损，可有手臂感觉异常和运动功能障碍。若肱动脉挫伤或受压，可因前臂缺血而表现为局部肿胀、剧痛、皮肤苍白、发凉、麻木，桡动脉搏动减弱或消失，被动伸指疼痛等。由于肘后方软组织较少，骨折断端锐利，屈曲型骨折端可刺破皮肤形成开放骨折。

二、辅助检查

肘部正、侧位X线拍片能够确定骨折的存在并判断骨折移位情况。

三、治疗原则

1. 切开复位内固定　手法复位失败或有神经血管损伤者，在切开直视下复位后做内固定。

2. 手法复位外固定　对受伤时间短，局部肿胀轻，没有血液循环障碍者，可进行手法复位外固定。复位后用后侧石膏托在屈肘位固定4~5周，屈肘角度以能清晰地扪到桡动脉搏动，无感觉运动障碍为宜。伤后时间较长，局部组织损伤严重，出现骨折部严重肿胀时，应卧床休息，抬高患肢，或用尺骨鹰嘴悬吊牵引，牵引重量1~2kg，同时加强手指活动，待3~5日肿胀消退后进行手法复位。

3. 康复治疗　复位固定后应严密观察肢体血液循环及手的感觉、运动功能，同时进行功能锻炼。

伸直型肱骨髁上骨折由于近折端向前下移位，极易压迫或刺破肱动脉，加上损伤后的组织反应使局部严重肿胀，均会影响远端肢体血液循环，导致前臂骨筋膜室综合征。因此在治疗过程中，一旦确定骨筋膜室高压存在，应紧急手术，切开前臂掌、背侧深筋膜，充分减压，辅以脱水剂、扩血管药等治疗，则可能预防前臂缺血性肌挛缩的发生。

若儿童骨折的桡侧或尺侧移位未被纠正，或并发了骨骺损伤，则骨折愈合后可出现肘内翻或外翻畸形。不严重的畸形可在儿童生长发育过程中逐渐得到纠正。若随着生长发育，畸形有加重的趋势且有功能障碍者，可在12~14岁时做肱骨下端截骨矫正术。

四、护理评估

1. 健康史

（1）评估患者受伤的原因、时间；受伤的姿势；外力的方式、性质；骨折的轻重程度。

（2）评估患者受伤时的身体状况及病情发展情况。

（3）了解伤后急救处理措施。

2. 身体状况

（1）评估患者全身情况：评估意识、体温、脉搏、呼吸、血压等情况。观察有无休克和其他损伤。

（2）评估患者局部情况。

（3）评估牵引、石膏固定或夹板固定是否有效，观察有无胶布过敏反应、针眼感染、压疮、石膏变形或断裂，夹板或石膏固定的松紧度是否适宜等情况。

（4）评估患者自理能力、患肢活动范围及功能锻炼情况。

（5）评估开放性骨折或手术伤口有无出血、感染征象。

3. 心理-社会状况　由于损伤发生突然，给患者造成的痛苦大，而且患病时间长，并发症多，就需要患者及家属积极配合治疗。因此应评估患者的心理状况，了解患者及家属对疾病、治疗及预后的认知程度，家庭的经济承受能力，对患者的支持态度及其他的社会支持系统情况。

五、护理诊断

1. 有体液不足的危险　与创伤后出血有关。

2. 疼痛　与损伤、牵引有关。

3. 有周围组织灌注异常的危险　与神经、血管损伤有关。

4. 有感染的危险　与损伤有关。

5. 躯体移动障碍　与骨折脱位、制动、固定有关。

6. 潜在并发症　脂肪栓塞综合征、骨筋膜室综合征、关节僵硬等。

7. 知识缺乏　缺乏康复锻炼知识。

8. 焦虑　与担忧骨折预后有关。

六、护理措施

1. 非手术治疗及术前护理

（1）心理护理：因儿童语言表达能力差，不能准确叙述自己的不适及要求，应关心爱护患儿，及时了解他们的痛苦与需要。

（2）饮食护理：给予高蛋白、高维生素，含钙丰富的饮食，注意食物的色、香、味，增加患儿食欲。

（3）体位护理：行长臂石膏托固定后，平卧时患肢垫枕与躯干平行，离床活动时，用三角巾悬吊前臂于胸前。行尺骨鹰嘴持续骨牵引治疗时，应取平卧位适当支撑患肢，减少疲劳感。

（4）并发症的护理

1）骨筋膜室综合征：是由于外固定过紧或肢体高度肿胀而致骨筋膜室内高压，前臂组织血液灌流不足引起。当患儿啼哭时，应引起高度重视，密切观察是否有"SP"征征象。①剧烈疼痛（painlessness）：一般镇痛剂不能缓解。如至晚期，缺血严重，神经麻痹即转为无痛。②苍白或发绀（pallor）。③肌肉麻痹（paralysis）：患肢进行性肿胀，肌腹处发硬，压痛明显；手指处于屈曲位，主动或被动牵伸手指时疼痛加剧。④感觉异常（paresthesia）：患肢出现套状感觉减退或消失。⑤无脉（pulselessness）：桡动脉搏动减弱或消失。

如出现上述表现，应立即松开所有包扎的石膏、绷带和敷料，并立即报告医生，紧急手术切开减压。

2）肘内翻畸形：是由于骨折固定不良、远折端内旋、两断端形成交叉、远端受重力影响向内倾斜而形成。在护理上应保持有效的固定，如伸直尺偏型骨折，应维持屈肘90°、前臂旋前位固定，动态观察，若发现有尺偏时，立即纠正。

3）肘关节僵直：是由于过度的被动牵拉和反复被动活动引起的。因此，在行尺骨鹰嘴牵引时，不要随意增加牵引重量，严格把握牵引时限；肘关节功能锻炼时，以主动活动为主，被动活动以患者不感疼痛为宜。

（5）功能锻炼：功能锻炼的方法力求简单，使患者易于学习和坚持。

1）复位及固定当日开始做握拳、屈伸手指练习。第2天增加腕关节屈伸练习，患肢三角巾胸前悬挂位，做肩前、后、左、右摆动练习。1周后增加肩部主动练习，包括肩屈、伸、内收、外展与耸肩，并逐渐增加其运动幅度。

2）3周后去除固定，主动进行肘关节屈、伸练习，前臂旋前和旋后练习。伸展型骨折着重恢复屈曲活动度，屈曲型骨折则增加伸展活动度。禁止被动反复粗暴屈、伸肘关节，以避免形成骨化性肌炎。

2. 术后护理

（1）维持有效固定：经常观察患者，查看固定位置有无变动，有无局部压迫症状，保持患肢于功能位置。如果肘关节屈曲角度过大，影响桡动脉正常搏动，应适当将肘关节伸直后再固定。

（2）功能锻炼：参见非手术治疗相关内容。

七、健康教育

1. 饮食　高蛋白、高热量、含钙丰富且易消化的饮食，多食蔬菜及水果。

2. 休息　与体位行长臂石膏托固定后，卧床时患肢垫枕与躯干平行；离床活动时，用三角巾或前臂吊带悬吊于胸前。

3. 功能锻炼　家长应督促并指导患儿按计划进行功能锻炼，最大限度地恢复患肢功能。

4. 复查的指征及时间　石膏固定后，如患肢皮肤发绀、发凉、剧烈疼痛或感觉异常，应立即就诊。自石膏固定之日起，2周后复诊，分别在骨折后1个月、3个月、6个月复查X线片，了解骨折的愈合情况，以便及时调整固定，防止畸形愈合。

（孟　倩）

第七节 尺桡骨骨折

前臂骨由尺、桡两骨组成。尺桡骨干双骨折较多见，占各类骨折的 6%，以青少年多见；易并发前臂骨筋膜室综合征。尺桡骨骨折可由直接暴力、间接暴力、扭转暴力引起，有时导致骨折的暴力因素复杂，难以分析其确切的暴力因素。直接暴力多为重物砸伤、撞击伤和压轧伤。以横断、粉碎骨折或多段骨折居多，常并发较重的软组织损伤；间接暴力多因跌倒时，手掌着地，暴力沿桡骨干经骨间膜向近端传导，发生横形骨折或短斜骨折，残余暴力经骨间膜传向尺骨远端，造成较低位尺骨斜形骨折。扭转暴力多为前臂被旋转机器绞伤或跌倒时手掌着地，躯干过分朝一侧倾斜，在遭受传达暴力的同时，前臂又受到一种扭转外力，造成两骨的螺旋形或斜形骨折。骨折线方向是一致的。

一、临床表现

（1）有外伤史。

（2）伤后局部疼痛、肿胀、前臂活动功能丧失，有移位的完全骨折前臂有短缩、成角或旋转畸形，儿童青枝骨折则仅有成角畸形。检查局部压痛明显，有纵向叩击痛、骨擦音和反常活动。严重者可出现疼痛进行性加重、肢体肿胀、手指呈屈曲状态、皮肤苍白发凉、毛细血管充盈时间延长等骨筋膜室综合征的早期临床表现。

二、辅助检查

X 线检查包括肘关节和腕关节，可发现骨折的准确部位、类型和移位方向，以及是否并发桡骨小头脱位或尺骨小头脱位。尺骨上 1/3 骨于骨折并发桡骨小头脱位，称孟氏骨折。桡骨干下 1/3 骨折并发尺骨小头脱位，称盖氏骨折。

三、治疗原则

1. 手法复位外固定 重点在于矫正旋转位移，使骨间膜恢复其紧张度，骨间隙正常；复位后用小夹板或石膏托固定。

2. 手术切开复位内固定 有以下情况时考虑手术治疗：手法复位失败；受伤时间短、伤口污染不重的开放骨折；并发神经、血管、肌腱损伤；同侧肢体有多发性损伤；陈旧骨折畸形愈合或交叉愈合，影响功能。可切开用钢板螺丝钉或髓内钉固定。

3. 康复治疗 无论手法复位外固定或切开复位内固定，术后均应进行康复治疗。

四、护理评估

1. 健康史

（1）评估患者受伤的原因、时间；受伤的姿势；外力的方式、性质；骨折的轻重程度。

（2）评估患者受伤时的身体状况及病情发展情况。

（3）了解伤后急救处理措施。

2. 身体状况

（1）评估患儿全身情况：评估意识、体温、脉搏、呼吸、血压等情况。观察有无休克和其他损伤。

（2）评估患儿局部情况。

（3）评估牵引、石膏固定或夹板固定是否有效，观察有无胶布过敏反应、针眼感染、压疮、石膏变形或断裂，夹板或石膏固定的松紧度是否适宜等情况。

（4）评估患儿自理能力、患肢活动范围及功能锻炼情况。

（5）评估开放性骨折或手术伤口有无出血、感染征象。

3. 心理-社会状况 由于损伤发生突然，给患儿造成的痛苦大，而且患病时间长，并发症多，就需要患儿及家属积极配合治疗。因此应评估患儿的心理状况，了解患儿及家属对疾病、治疗及预后的认知程度，家庭的经济承受能力，对患儿的支持态度及其他的社会支持系统情况。

五、护理诊断

1. 有体液不足的危险　与创伤后出血有关。
2. 疼痛　与损伤、牵引有关。
3. 有周围组织灌注异常的危险　与神经血管损伤有关。
4. 有感染的危险　与损伤有关。
5. 躯体移动障碍　与骨折脱位、制动、固定有关。
6. 潜在并发症　脂肪栓塞综合征、骨筋膜室综合征、关节僵硬等。
7. 知识缺乏　缺乏康复锻炼知识。
8. 焦虑　与担忧骨折预后有关。

六、护理措施

1. 术前护理

（1）病情观察：严密观察患者生命体征的变化，包括体温、血压、脉搏、呼吸，并准确记录生命体征。开放骨折的患者需观察出血情况，如有进行性出血应及时通知并配合医生处理。严密观察肢体肿胀程度、感觉、运动功能及血液循环情况，警惕骨筋膜室综合征的发生。

（2）协助患者做好术前检查：如影像学检查、心电图检查、X线胸片、血液检查、尿便检查等。

（3）基础护理：协助患者生活护理，指导并鼓励患者做些力所能及的自理活动。

（4）做好术前指导

1）备皮、洗澡、更衣，抗生素皮试等。

2）术前1天晚22：00后嘱患者禁食、禁水，术晨取下义齿，贵重物品交家属保管等。

3）嘱患者保持情绪稳定，避免过度紧张焦虑，必要时遵医嘱给予镇静药物，以保证充足的睡眠。

（5）饮食护理：给予高蛋白、高维生素、高钙及粗纤维饮食。

（6）疼痛护理：评估疼痛程度，采取相应的措施。可采用局部冷敷、肢体固定等物理方法减轻伤肢肿胀，起到减轻疼痛的作用。必要时按医嘱给予镇痛药物，并注意观察药物效果及有无不良反应发生。

（7）体位护理及功能锻炼：在术后固定期间，除了必须以卧位保持复位和固定的患者外，均可下地活动。复位、固定后2周内，可做前臂及上臂肌舒缩、握拳、肩肘关节活动等。活动范围和频率逐渐加大。4周拆除外固定后，可做前臂旋转活动及用手推墙，使上、下骨折端产生纵轴挤压力。

（8）心理护理：护理人员应关心、体贴患者，日常生活中主动给予必要的帮助。督促鼓励患者自己料理生活。应尽量下床活动，自己逐步料理生活，做力所能及的事情，以增强患者信心。

2. 术后护理

（1）保持有效固定：钢板固定后，用长臂石膏托将患肢固定于肘关节屈曲90°、前臂中立位3~4周。髓内钉固定者，则用管型石膏固定4~6周。

（2）功能锻炼

1）早、中期：从复位固定后开始。2周内可进行前臂和上臂肌肉收缩活动。①第1日：用力握拳，充分屈伸拇指，对指、对掌。站立位前臂用三角巾悬吊胸前，做肩前、后、左、右摆动及水平方向的绕圈运动。②第4日：开始用健肢帮助患肢做肩前上举、侧上举及后伸动作。③第7日：增加患肢肩部主动屈、伸、内收、外展运动。手指的抗阻练习，可以捏橡皮泥、拉橡皮筋或弹簧等。④第15日：增加肱二头肌等长收缩练习。用橡皮筋带做抗阻及肩前屈、后伸、外展、内收运动。3周内，禁忌做前臂旋转活动，以免干扰骨折的固定，影响骨折的愈合。⑤第30日：增加肱三头肌等长收缩练习，做用手推墙的动作，使两骨折端之间产生纵轴向挤压力。

2）晚期：从骨折基本愈合，外固定除去后开始。①第 1 日做肩、肘、腕与指关节的主动运动。用橡皮筋做阻力的肩屈、伸、外展、内收运动，阻力置于肘以上部位。手指的抗阻练习有捏握力器、拉橡皮筋等。②第 4 日增加肱二头肌抗阻肌力及等长、等张、等速收缩练习。③第 8 日增加前臂旋前、旋后的主动练习，助力练习，肱三头肌与腕屈伸肌群的抗阻肌力练习。有肩关节功能障碍时，做肩关节外旋与内旋的牵引，腕关节屈与伸的牵引。④第 12 日增加前臂旋前、旋后的肌力练习，可用等长、等张、等速收缩练习等方法。前臂旋前、旋后的牵引。⑤还可增加作业练习，如玩橡皮泥、玩积木、洗漱、进餐、穿脱衣服、上厕所、沐浴等，以训练手的灵活性和协调性。

七、健康教育

1. 心理指导　告诉患者及家属出院后继续功能锻炼的意义及方法。向患者宣传功能锻炼的重要意义，使患者真正认识其重要性，制定锻炼计划。锻炼要比骨折愈合的时间长，应使患者有充分的思想准备，做到持之以恒。

2. 功能锻炼　按计划进行功能锻炼，指导患者进行握伸拳练习和肘肩关节运动，最大限度地恢复患肢功能。4 周后可进行各关节的全面运动。

3. 饮食调理　多食高蛋白、高维生素、含钙丰富且易消化、刺激性小的食物，多食蔬菜及水果。

4. 休息　注意休息，保持心情愉快，勿急躁。与体位行长臂石膏托固定后，卧床时患肢垫枕与躯干平行，头肩部抬高；离床活动时，用三角巾或前臂吊带将患肢悬吊于胸前。

5. 复查时间及指征　术后 1 个月、3 个月、6 个月需进行 X 线摄片复查，了解骨折的愈合情况以便及时调整固定，防止畸形愈合。有内固定者，于骨折完全愈合后取出。对于手法复位外固定患者，如出现下列情况需随时复查：骨折处疼痛加剧，患肢麻木，手指颜色改变，温度低于或高于正常等。

（吕少芳）

第八节　桡骨远端骨折

桡骨远端骨折指发生在桡骨远端，距关节面 3cm 以内的骨折。临床上最常见，占全身骨折的 6.7% ~11%，占腕部骨折的第一位，多见于老年人，尤其是女性。

一、临床表现

1. 症状　伤后腕关节局部疼痛和皮下瘀斑、肿胀、功能障碍。

2. 体征　患侧腕部压痛明显，腕关节活动受限。伸直型骨折由于远折端向背侧移位，从侧面看腕关节呈"银叉"畸形；又由于其远折端向桡侧移位，从正面看呈"枪刺样"畸形。屈曲型骨折者受伤后腕部出现下垂畸形。

二、辅助检查

X 线片可见典型移位。伸直型骨折者可见骨折远端向背侧和桡侧移位；屈曲型骨折者可见骨折远端向掌侧和桡侧移位。由于屈曲型骨折与伸直型骨折移位方向相反，也称为反 Colles 骨折。骨折还可并发下尺桡关节损伤、尺骨茎突骨折和三角纤维软骨损伤。

三、治疗原则

1. 手法复位外固定　对伸直型骨折者，手法复位后在旋前、屈腕、尺偏位用超腕关节石膏绷带固定或小夹板固定 2 周。水肿消退后，在腕关节中立位改用前臂管型石膏或继续用小夹板固定。屈曲型骨折的处理原则基本相同，复位手法相反。

2. 切开复位内固定　严重粉碎性骨折移位明显、手法复位失败或复位后外固定不能维持复位者，可行切开复位，用松质骨螺钉、T 形钢板或钢针固定。

四、护理评估

1. 健康史　评估患者，尤其是中老年妇女，是否有跌倒摔伤史。了解受伤时的姿势，跌倒时是手掌撑地还是手背着地，以便估计骨折的类型。

2. 身体状况

（1）一般状况：评估循环、营养、感觉、排泄和精神状况。

（2）肢体局部情况：望诊：腕关节是否肿胀，前臂旋前时，是否有"餐叉样"或"枪刺刀样"畸形。触诊：在腕背的伸肌腱下是否可触及远折段尖端，在腕掌屈肌腱下是否可触及近折段尖端，早期是否有血管扩张所致的皮温升高、水肿、多汗。晚期是否有血管收缩所致的皮温低、汗毛脱落、手指僵硬，以判断是否发生 Sudeck 萎缩。量诊：患肢前臂是否较健侧缩短，腕部是否较对侧增宽。

五、护理诊断

有外周神经血管功能障碍的危险：与骨和软组织损伤、外固定不当有关。

六、护理措施

1. 非手术治疗及术前护理

（1）心理护理：因骨折固定而限制了手的活动，给生活带来不便，易产生焦虑和烦躁心理。应主动关心、体贴他们，帮助其完成部分自理活动。

（2）饮食护理：宜进食高蛋白、高热量、含钙丰富的、易消化的食物，多饮水、多食蔬菜和水果，防止便秘。

（3）维持有效的固定：夹板和石膏固定松紧应适宜，特别是肿胀高峰期和消退后，应随时加以调整。过紧，将影响患肢的血液循环；过松，达不到固定的作用。维持远端骨折段掌屈尺偏位，患肢抬高，减轻肿胀。

（4）预防急性骨萎缩：Sudeck 萎缩的典型症状是疼痛和血管舒缩紊乱所致的皮肤改变，晚期可致手指肿胀，关节僵硬。一旦发生，治疗十分困难，应以预防为主。骨折后，早期应抬高患肢，加强功能锻炼。当出现疼痛、皮温升高或降低、多汗或脱毛等症状时，可进行对症处理，同时加强皮肤护理，防止溃疡形成。还可做理疗，必要时进行交感神经封闭。

（5）功能锻炼：复位固定早期即应进行手指屈伸和握拳活动及肩、肘关节活动。由于远端骨折段常向背侧和桡侧移位，因此，2 周内禁忌做腕背伸和桡侧偏斜活动，以防复位的骨折端再移位。2~3 周行功能位固定后，进行腕关节背伸和桡侧偏斜及前臂旋转活动。4~6 周全部固定解除后，可做腕关节屈、伸、旋转及尺、桡侧偏斜活动。

2. 术后护理

（1）体位与固定：患肢前臂石膏托固定，平卧时以枕垫起；离床活动时用三角巾或前臂吊带悬挂于胸前。

（2）观察伤口及患肢的血运情况。

（3）加强功能锻炼：早、中期手术当日或手术后次日，做肩部悬吊位摆动练习。术后 2~3 日后做肩、肘关节主动运动，手指屈伸、对指、对掌主动练习，逐日增加动作幅度及强度。术后第 2~3 周，做手握拳屈腕肌静力收缩练习。术后第 3 周增加屈指、对指、对掌的抗阻练习，捏橡皮泥或拉橡皮筋。晚期开始腕部的屈、伸主动练习，腕屈曲抗阻练习。3~4 日后增加前臂旋前、旋后练习，两手相对进行腕关节屈伸练习，手掌平放于桌面向下用力，做腕关节背伸抗阻练习。1 周后增加前臂旋转抗阻练习和腕背伸牵引。10 日后增加前臂旋前牵引。2 周后增加前臂旋后牵引。

七、健康教育

1. 向患者介绍疾病相关知识　桡骨下端为骨松质，血供丰富，骨折愈合快。但 Colles 骨折靠近腕关节，愈合不好易影响腕关节的功能，应给予重视。

2. 做好心理安慰　因骨折后固定而限制了手的活动，造成自理能力缺陷，给患者造成很大压力，特别是中老年妇女更易产生焦虑和烦躁心理。应体谅患者的心情，通过各种方法帮助患者完成部分和全部自理活动。

3. 做好饮食调养　多食高蛋白、高热量、含钙丰富、易消化的饮食，多食蔬菜、水果。

4. 向患者介绍功能锻炼的方法及注意点　积极进行手指及肩、肘关节活动的锻炼。由于远侧骨折段常向背侧和桡侧移位，因此，2周内不做腕背伸和桡偏活动，以防止复位的骨折端再移位，2周后进行腕关节活动，并逐渐做前臂旋转活动。

5. 注意休息与体位　石膏固定的患者，卧位时将患肢垫高，以利静脉和淋巴回流；离床活动时用三角巾或前臂吊带将患肢悬挂于胸前，勿下垂和随步行而甩动，以免造成复位的骨折再移动。

6. 出院健康教育

（1）保持正确的体位，维持有效的固定。

（2）严格按锻炼计划进行功能锻炼。

（3）复查指征和时间：当固定的肢体皮肤发绀或苍白、感觉过敏或消退、肿胀和麻木等，立即来院就诊。如患者的石膏固定是维持在掌屈尺偏位，则自固定之日算起，2~3周来复诊，更换石膏托固定于功能位，再过2~3周拆除石膏。骨折后1个月、3个月、6个月来医院复查X线片，了解骨折愈合情况，以便早期发现异常及时调整石膏固定，避免畸形愈合。

（吴清翠）

第九节　下肢骨折概述

常见的下肢骨折包括：股骨颈骨折、股骨粗隆间骨折、股骨干骨折、胫骨平台骨折、胫腓骨骨折、踝关节骨折及足部骨折。

一、护理评估

1. 术前评估

（1）健康史：评估患者的年龄、受伤经过。既往有无骨骼病变，如肿瘤、炎症等；有无骨折、外伤史。

（2）身体状况

1）局部：骨折的类型及局部体征和患肢功能状况；患肢的外固定装置是否有效、夹板的松紧度是否适宜、石膏有无断裂；骨突部皮肤组织有无红肿、破溃；有无胶布过敏反应；骨牵引针处有无红肿及渗出等。

2）全身：生命体征是否平稳，有无合并其他部位损伤或并发症。

（3）心理-社会状况：评估患者及其家属对骨折的心理反应、认知状况，评估其对骨折复位后康复知识的了解及支持程度。

2. 术后评估

（1）手术情况：麻醉和手术的方式、术中补液、输血情况等。

（2）康复状况：包括生命体征、引流状况、伤口愈合及功能恢复程度；有无并发症的发生。

（3）心理和认知状况：患者和家属对术后康复治疗的配合、活动及康复锻炼相关知识的了解程度及心理反应等。

二、护理措施

1. 下肢骨折夹板石膏固定护理　整复完毕后，将患肢放置在正确的位置，适当抬高患肢，用沙袋固定左右，防止因患肢重力而致骨折移位，石膏干硬后才能搬动患者，要保持石膏清洁，并随时观察细带的松紧程度，一般在固定后4天内，可能肢体肿胀加剧，或石膏、夹板固定的松紧度不妥，导致血运不畅，应及时报告医生予以调整。

2. 下肢骨折牵引的护理

（1）皮牵引：多用于无移位骨折或儿童。牵引重量为体重的1/13～1/12。应注意观察胶布及绷带有无松散或脱落，观察有无胶布过敏。4岁以下儿童股骨骨折时，双腿悬吊牵引，臀部必须离开床面。

（2）骨牵引：在下肢骨折使用率最高，主要用于骨折的复位和维持复位的稳定。牵引重量约等于人体重量的1/7。牵引重量不可随意增减，骨折复位后重量要相应减少做维持牵引。牵引重量不够，骨折断端重叠，重量过重会造成骨折断端分离，骨不连续或骨折延迟愈合。

牵引过程中应指导和督促患者功能锻炼，防止肌肉萎缩，关节僵直。

三、健康教育

1. 营养指导 调整膳食结构，保证营养素的供给。

2. 功能锻炼 指导患者有计划和正确地进行功能锻炼（参见以下各种下肢骨折的功能锻炼），早期进行远端关节的功能锻炼，待快愈合时进行近端关节的功能锻炼。

3. 随访 遵医嘱定期复查，评估功能恢复情况。

（胡珊珊）

第十节　股骨颈骨折

股骨颈骨折是指股骨头下端至股骨颈基底部之间的骨折。多发生在中老年人，与骨质疏松导致的骨质量下降有关。患者的平均年龄在60岁以上，年龄越大，骨折愈合越困难。骨折部位常承受较大的剪力，骨折不愈合率较高，为10%～20%。由于股骨头血液供应的特殊性，骨折时易使主要供血来源阻断，不但影响骨折愈合，且有可能发生股骨头缺血坏死及塌陷的不良后果，发生率为20%～40%。

一、病因与分类

股骨颈骨折的发生常与骨质疏松导致骨质量下降有关，使患者在遭受轻微扭转暴力时即发生骨折。患者多在走路时滑倒，身体发生扭转倒地，间接暴力传导致股骨颈发生骨折。青少年股骨颈骨折较少见，常需较大暴力才会引起，且多为不稳定型。

1. 按骨折线部位分类 按骨折线部位可分为：①股骨头下骨折；②经股骨颈骨折；③股骨颈基底骨折。前两者属于关节囊内骨折，由于股骨头的血液供应大部分中断，因而骨折不易愈合和易造成股骨头缺血坏死。基底骨折由于两骨折端的血液循环良好而较易愈合。

2. 按X线表现分类

（1）内收骨折：远端骨折线与两侧髂嵴连线的夹角（Pauwels角）大于50°。由于骨折面接触较少，容易再移位，故属于不稳定性骨折。

（2）外展骨折：远端骨折线与两侧髂嵴连线的夹角小于30°。由于骨折面接触多，不容易再移位，故属于稳定性骨折。

3. 按移位程度分类 常采用Garden分型，可分为：

（1）不完全骨折。

（2）完全骨折但不移位。

（3）完全骨折，部分移位且股骨头与股骨颈有接触。

（4）完全移位的骨折。

二、临床表现

1. 症状 中老年人有摔倒受伤史，伤后感髋部疼痛，下肢活动受限，不能站立和行走。嵌插骨折患者受伤后仍能行走，但数日后髋部疼痛逐渐加重，活动后更痛，甚至完全不能行走，提示可能由受伤时的稳定骨折发展为不稳定骨折。

2. 体征 患肢缩短，出现外旋畸形，一般在 45°～60°。患侧大转子突出，局部压痛和轴向叩击痛。患者较少出现髋部肿胀和瘀斑。

三、辅助检查

髋部正侧位 X 线片可明确骨折的部位、类型、移位情况，是选择治疗方法的重要依据。

四、治疗原则

1. 非手术治疗 无明显移位的骨折、外展型或嵌插型等稳定性骨折者，年龄过大、全身情况差或并发有严重心、肺、肾、肝等功能障碍者，可选择非手术治疗。患者可穿防旋鞋，下肢 30° 外展中立位皮肤牵引，卧床 6～8 周。对全身情况很差的高龄患者应以挽救生命和治疗并发症为主，骨折可不进行特殊治疗。尽管可能发生骨折不愈合，但患者仍能扶拐行走。

2. 手术治疗 对内收型骨折和有移位的骨折，65 岁以上老年人的股骨头下型骨折、青少年股骨颈骨折、股骨颈陈旧骨折不愈合以及影响功能的畸形愈合等，应采用手术治疗。

（1）闭合复位内固定：对所有类型股骨颈骨折患者均可进行闭合复位内固定术。闭合复位成功后，在股骨外侧打入多根空心加压螺钉内固定或动力髋钉板固定。

（2）切开复位内固定：：对闭合复位困难或复位失败者可行切开复位内固定术。经切口在直视下复位，用加压螺钉。

（3）人工关节置换术：对全身情况尚好的高龄患者股骨头下型骨折，已并发骨关节炎或股骨头坏死者，可选择单纯人工股骨头置换术或全髋关节置换术。

五、护理评估

1. 健康史

（1）评估患者受伤的原因、时间；受伤的姿势；外力的方式、性质；骨折的轻重程度。

（2）评估患者受伤时的身体状况及病情发展情况。

（3）了解伤后急救处理措施。

2. 身体状况

（1）评估患者全身情况：评估意识、体温、脉搏、呼吸、血压等情况。观察有无休克和其他损伤。

（2）评估患者局部情况。

（3）评估牵引、石膏固定或夹板固定是否有效，观察有无胶布过敏反应、针眼感染、压疮、石膏变形或断裂，夹板或石膏固定的松紧度是否适宜等情况。

（4）评估患者自理能力、患肢活动范围及功能锻炼情况。

（5）评估开放性骨折或手术伤口有无出血、感染征象。

3. 心理－社会状况 由于损伤发生突然，给患者造成的痛苦大，而且病程时间长，并发症多，就需要患者及家属积极配合治疗。因此应评估患者的心理状况，了解患者及家属对疾病、治疗及预后的认知程度，家庭的经济承受能力，对患者的支持态度及其他的社会支持系统情况。

六、护理诊断

1. 有体液不足的危险 与创伤后出血有关。

2. 疼痛 与损伤、牵引有关。

3. 有周围组织灌注异常的危险 与神经血管损伤有关。

4. 有感染的危险 与损伤有关。

5. 躯体移动障碍 与骨折脱位、制动、固定有关。

6. 潜在并发症　脂肪栓塞综合征、骨筋膜室综合征、关节僵硬等。

7. 知识缺乏　缺乏康复锻炼知识。

8. 焦虑　与担忧骨折预后有关。

七、护理措施

1. 体位护理　向患者及家属说明保持正确体位是治疗骨折的重要措施之一，以取得配合。平卧硬板床，患肢取外展 30° 中立位，脚穿"丁"字鞋，限制外旋。在两大腿之间放一个枕头，防止患肢内收。

2. 密切观察病情变化

（1）老年人生理功能退化，由于创伤的刺激，可诱发或加重心脏病、高血压、糖尿病，发生脑血管意外，所以应多巡视，尤其是夜间。若患者出现头痛、头晕、四肢麻木、表情异常、健肢活动障碍、心前区疼痛、脉搏细速、血压下降等症状，及时报告医生紧急处理。

（2）观察患肢血液循环的变化，包括患肢的颜色、温度、肿胀程度、感觉等，如发现患肢苍白、湿冷、发绀、疼痛、感觉减退及麻木，立即通知医生。

3. 基础护理　协助患者洗漱、进食及排泄等，指导并鼓励患者做些力所能及的自理活动。

4. 饮食护理　给予高蛋白、高维生素、高钙及粗纤维饮食。

5. 维持有效牵引　患肢做皮牵引或骨牵引时，应使患肢与牵引力在同一轴线上，勿将被子压在绳索或患脚上，牵引重量为体重的 1/7；不能随意增减重量，牵引时间 8～12 周。有时牵引 5～7 天，使局部肌肉放松，为内固定手术做准备。

6. 功能锻炼及活动时间

（1）非手术治疗的患者：早期在床上做扩胸运动，患肢股四头肌等长收缩活动，踝关节的背屈、跖屈运动和足趾的屈、伸运动。肌肉收缩推动髌骨时，如固定不动，说明锻炼方法正确。牵引 4～6 周后，可以去掉牵引做直腿抬高运动，练习 7～10 天后，如果下肢肌力良好，3 个月后可扶拐杖下地行走，6 个月后，可弃拐杖行走。

（2）内固定术后，一般不需要外固定。疼痛消失后，即可在床上做下肢股四头肌的等长收缩运动，髋关节及膝关节的主动屈、伸运动。2 天后可扶患者床上坐起；5～7 天后，可坐轮椅下床活动；3～4 周后扶双拐下地，患肢不负重行走；3 个月后患肢稍负重；6 个月后可完全负重行走。

（3）植骨术后 4 周内必须平卧，禁止坐起和下床活动，以防髋关节活动过大造成移植的骨瓣脱落。4～6 周后可逐渐坐起、下床扶拐站立、不负重行走，3 个月后可负重行走。

（4）截骨术改变了下肢负重力线，增宽了负重面。术后以长腿石膏固定，早期不负重，8～10 周后，带石膏扶拐下地行走时，用一根长带兜住石膏腿挂在颈部，以免石膏下坠造成移位。12 周弃拐行走。

（5）人工股骨头置换术或全髋关节置换术

1）搬动患者时需将髋关节及患肢整个托起。指导患者使用牵引架上拉手抬起臀部，患肢保持水平位。防止内收及屈髋大于 90°，避免造成髋关节脱位。

2）鼓励患者早期床上功能锻炼。疼痛消失后，在床上练习股四头肌及臀肌的收缩运动，足的背屈、跖屈运动等，以增强髋关节周围肌肉的力量，以固定股骨头。2 周左右可扶拐下地行走，患肢不负重；6 周后可弃拐负重行走。

7. 并发症的观察与护理

（1）预防坠积性肺炎：教会患者正确的咳痰方法，鼓励自行排痰；卧床患者每 2～3 小时翻身叩背 1 次刺激患者将痰咳出；对张口呼吸者用 2～3 层湿纱布盖于口鼻部以湿润空气；借助吊环行引体向上练习，预防坠积性肺炎；对低效咳痰者每 2～3 小时给予翻身、叩背，刺激咳痰；痰液黏稠者给予雾化吸入，以稀释痰液。注意保暖，避免受凉。

（2）预防心脑血管意外及应激性溃疡：多巡视，尤其在夜间。若患者出现头痛、头晕、四肢麻木、表情异常（如口角偏斜）、健侧肢体活动障碍；心前区不适和疼痛、脉搏细速、血压下降；腹部不适、呕血、便血等症状，应及时报告医生紧急处理。

（3）预防深静脉血栓：肢体肿胀程度、肤色、温度、浅静脉充盈情况及感觉可反应下肢静脉回流情况；将患肢抬高 20°～25°，避免患肢受压，尤其是避免腘窝受压，避免过度屈髋，以促进静脉回流；认真听取患者主诉，严密观察以上指标，必要时测双下肢同一平面周径，发现异常及时汇报、及时处理。

（4）预防压疮：年老体弱、长期卧床的患者，要特别注意受压部位皮肤，给予气垫床或垫海绵垫，同时教会患者引体向上练习方法预防压疮发生。

（5）预防泌尿系感染：指导患者每天饮水 1 500mL 以上。不能进食者，及时行肠外补充。定时清洗外阴、肛门，鼓励患者多饮水增加排泄，达到预防感染的目的。

（6）预防意外伤害：老年患者创伤后，有时出现精神障碍，护士应对每位患者进行评估，如有创伤性精神障碍发生者，应及时给予保护性措施，如加双侧床档和应用约束带等，防止坠床，意外拔管等。24 小时不间断看护。躁动严重者，遵医嘱给予药物治疗。

八、健康教育

1. 饮食调养　多进食含钙质的食物，防止骨质疏松，但应控制体重增加。

2. 活动安排　避免增加关节负荷量，如长时间站或坐、长途旅行、跑步、爬山等。

3. 日常生活　注意不坐矮凳或软沙发，不跷"二郎腿"，不盘腿，禁止蹲位，不侧身弯腰或过度前弯腰。下床方法：先移身体至健侧床边，健侧先离床并使足部着地，患肢外展屈髋小于 45°，由他人协助抬起上身，使患肢离床并使足部着地，再扶住助行器站立。上楼梯时，健肢先上，拐随其后或同时跟进。下楼梯时，拐先下，患肢随后，健肢最后，屈髋角度避免大于 90°。洗澡用淋浴不可用浴缸；如厕用坐便器不用蹲式。患者翻身两腿间应夹一个枕头，取物、下床的动作应避免内收屈髋。

4. 保守治疗

（1）患者可睡普通硬板床，患肢行皮牵引或骨牵引，保持外展中立位，限制外旋，勿将盖被压在绳索上，保持牵引有效。

（2）牵引时间 8～12 周，在牵引期间，应鼓励患者及早进行功能锻炼。患肢要积极训练股四头肌等长收缩活动，可推动髌骨，如固定不动说明方法正确。

（3）牵引 4～6 周后，可以去掉牵引在床上锻炼活动患肢。练习抬腿，锻炼股四头肌的活动。练习 7～10 天后，如果下肢肌力良好即可下地拄双拐行走，但患肢不负重，待 X 线摄片显示骨折完全愈合后，才能弃拐负重，一般需 3～4 个月。

5. 手术治疗

（1）术后第 1 天即可进行患肢的股四头肌收缩锻炼和踝泵运动，可以进行由上至下的肌肉按摩，以防止关节僵硬及静脉血栓。

（2）髋关节置换术后第 2 天可进行双下肢的股四头肌收缩锻炼及踝泵运动，每日 3 组，每组 20 次。

6. 功能锻炼

（1）术后 6～8 周内屈髋不应超过 90°，且以卧、站或行走为主，坐的时间尽量缩短。可以进行直腿抬高、髋关节的伸展及外展练习、单腿平衡站立练习，直至术侧下肢能单腿站立。

（2）患者使用助行器行走 6 周后再改为单拐或手杖辅助行走 4 周，然后逐渐弃拐行走。

7. 预防感染　关节局部出现红、肿、痛及不适，应及时复诊。

8. 随时复诊　遵医嘱定期复查，完全康复后，每年复诊 1 次。

（王艳丽）

第十一节　股骨干骨折

股骨干骨折是指转子下 2～5cm 的股骨骨折。青壮年和儿童常见，约占全身骨折的 6%。多由强大的直接暴力或间接暴力造成，直接暴力包括车辆撞击、机器挤压、重物击伤及火器伤等，引起股骨横断或粉碎性骨折；间接暴力多是高处跌下，产伤等所产生的杠杆作用及扭曲作用所致，常引起股骨的斜形或螺旋骨折。

一、病因与分类

股骨是人体最粗、最长、承受应力最大的管状骨，遭受强大暴力才能发生股骨干骨折，同时也使骨折后的愈合与重塑时间延长。直接暴力容易引起股骨干的横形或粉碎性骨折，同时有广泛软组织损伤；间接暴力常导致股骨干斜形或螺旋形骨折，周围软组织损伤较轻。

1. 股骨上 1/3 骨折　由于髂腰肌、臀中小肌和外旋肌的牵拉，使近折端向前、外及外旋方向移位；远折端则由于内收肌的牵拉而向内、后方向移位；由于股四头肌、阔筋膜张肌及内收肌的共同作用而有缩短畸形。

2. 股骨中 1/3 骨折　由于内收肌群的牵拉，可使骨折向外成角。

3. 股骨下 1/3 骨折　远折端由于腓肠肌的牵拉以及肢体的重力作用而向后方移位，压迫或损伤腘动脉、腘静脉、胫神经或腓总神经；又由于股前、外、内的肌肉牵拉的合力，使近折端向前上移位，形成短缩畸形。

股骨干骨折移位的方向除受肌肉牵拉影响外，还与暴力作用的方向和大小、肢体位置、急救搬运等多种因素有关。

二、临床表现

1. 症状　受伤后患肢疼痛、肿胀，远端肢体异常扭曲，不能站立和行走。

2. 体征　患肢明显畸形，可出现反常活动、骨擦音。单一股骨干骨折因失血量较多，可能出现休克前期表现；若并发多处骨折，或双侧股骨干骨折，发生休克的可能性很大，甚至可以出现休克表现。若骨折损伤腘动脉、腘静脉、胫神经或腓总神经，可出现远端肢体相应的血液循环、感觉和运动功能障碍。

三、辅助检查

1. X 线片　髋、膝关节的股骨全长正、侧位 X 线片可明确诊断并排除股骨颈骨折。

2. 血管造影　如末梢循环障碍，应考虑血管损伤的可能，必要时做血管造影。

四、治疗原则

1. 非手术治疗

（1）皮牵引：儿童股骨干骨折多采用手法复位、小夹板固定，皮肤牵引维持方法治疗。3 岁以下儿童则采用垂直悬吊皮肤牵引，即将双下肢向上悬吊，牵引重量应使臀部离开床面有患儿 1 拳大小的距离。

（2）骨牵引：成人股骨干骨折闭合复位后，可采用 Braun 架固定持续牵引，或 Thomas 架平衡持续牵引，一般需持续牵引 8～10 周。近几年也有采用手法复位、外固定器固定方法治疗。

2. 手术治疗　非手术疗法失败、多处骨折、并发神经血管损伤、老年人不宜长期卧床者、陈旧骨折不愈合或有功能障碍的畸形愈合等患者，可行切开复位内固定。加压钢板螺钉内固定是较常用的方法，带锁髓内钉固定是近几年出现的固定新方法。

五、护理评估

1. 健康史

（1）评估患者受伤的原因、时间；受伤的姿势；外力的方式、性质；骨折的轻重程度。

（2）评估患者受伤时的身体状况及病情发展情况。

（3）了解伤后急救处理措施。

2. 身体状况

（1）评估患者全身情况：评估意识、体温、脉搏、呼吸、血压等情况。观察有无休克和其他损伤。

（2）评估患者局部情况。

（3）评估牵引、石膏固定或夹板固定是否有效，观察有无胶布过敏反应、针眼感染、压疮、石膏变形或断裂，夹板或石膏固定的松紧度是否适宜等情况。

（4）评估患者自理能力、患肢活动范围及功能锻炼情况。

（5）评估开放性骨折或手术伤口有无出血、感染征象。

3. 心理-社会状况　由于损伤发生突然，给患者造成的痛苦大，而且患病时间长，并发症多，就需要患者及家属积极配合治疗。因此应评估患者的心理状况，了解患者及家属对疾病、治疗及预后的认知程度，家庭的经济承受能力，对患者的支持态度及其他的社会支持系统情况。

六、护理诊断

1. 有体液不足的危险　与创伤后出血有关。

2. 疼痛　与损伤、牵引有关。

3. 有周围组织灌注异常的危险　与神经血管损伤有关。

4. 有感染的危险　与损伤有关。

5. 躯体移动障碍　与骨折脱位、制动、固定有关。

6. 潜在并发症　脂肪栓塞综合征、骨筋膜室综合征、关节僵硬等。

7. 知识缺乏　缺乏康复锻炼知识。

8. 焦虑　与担忧骨折预后有关。

七、护理措施

1. 非手术治疗及术前护理

（1）心理护理：由于股骨干骨折多由强大的暴力所致，骨折时常伴有严重软组织损伤，大量出血、内脏损伤、颅脑损伤等可危及生命安全，患者多恐惧不安，应稳定患者的情绪，配合医生采取有效的抢救措施。

（2）饮食护理：高蛋白、高钙、高维生素饮食，需急诊手术者则禁食。

（3）体位护理：抬高患肢。

（4）病情观察

1）全身情况：包括神志、瞳孔、脉搏、呼吸、腹部情况以及失血征象。创伤初期应警惕颅脑、内脏损伤及休克发生。

2）肢体情况：观察患肢末梢血液循环、感觉和运动情况，尤其对于股骨下1/3骨折的患者，应注意有无刺伤或压迫腘动脉、静脉和神经征象。

（5）急救的护理：股骨干骨折的同时常伴有严重的软组织损伤、大量出血、内脏损伤等，常可危及生命。应详细了解健康史，进行必要的检查，全面了解病情，有的放矢地护理。创伤早期应注意有无颅脑、内脏损伤及休克的发生并详细记录；密切观察患者的神志、瞳孔、呼吸、血压、腹部症状和体征，发现异常情况立即通知医生并做出相应处理。

（6）小儿悬吊牵引的护理

1）小儿垂直悬吊牵引时应经常检查两足的血液循环和感觉有无异常，以防止并发症，因为牵引带容易向上移动而压迫腘窝处血管，严重时可产生小腿的缺血性挛缩；压迫足踝部，可出现皮肤破损、溃疡。因此，要密切观察被牵引肢体的血运，经常触摸患儿足部的温度及足背动脉的搏动，观察足趾的颜色，注意倾听小儿主诉，遇到小儿无故哭闹时要仔细查找原因，调整牵引带，预防血液循环障碍及皮肤破损。

2）悬吊牵引时臀部必须离开床面，以产生反牵引力。

3）两腿的牵引重量要相等，一般用 3~4kg 的重量牵引。

（7）成人骨牵引的护理

1）保持牵引有效效能：不能随意增减牵引重量，以免导致过度牵引或达不到牵引效果。在牵引过程中，要定时测量肢体长度和进行床旁 X 线检查，了解牵引重量是否合适。

2）定期测量下肢的长度和力线，以免造成过度牵引和骨端旋转。

3）注意骨牵引针是否有移位。若有移动，应消毒后调整，针眼处应每日用酒精消毒，针孔处形成血痂严禁去除。

4）随时注意肢端血液循环：包括皮肤颜色、皮肤温度、足背动脉搏动、毛细血管充盈情况、足趾活动情况以及患者的主诉，如有疼痛、麻木的感觉等，及时报告医生并做相应处理。

5）预防腓总神经损伤：在膝外侧腓骨头处垫以纱布或棉垫，防止腓总神经受压；经常检查足背伸肌的功能，询问患者有无异常感觉，以便及时处理。

6）因长期卧床，骶尾部易受压而发生压疮。应在受压部位垫以气圈、水波垫，定时按摩受压部位皮肤。保持床铺干燥、清洁，排尿、排便后会阴要擦洗干净。鼓励患者利用牵引架拉手抬起身体，使局部减轻压力。足跟要悬空，不可使托马斯带压迫足跟或跟腱，避免出现压疮。

（8）指导、督促患者进行功能锻炼

1）伤后 1~2 周内应练习患肢股四头肌等长收缩；同时被动活动髌骨（左右推动髌骨）；还应练习踝关节和足部其他小关节，乃至全身其他关节活动。

2）第 3 周健足踩床，双手撑床或吊架抬臀练习髋、膝关节活动，防止股间肌和膝关节粘连。

2. 术后护理

（1）饮食护理：鼓励进食促进骨折愈合的饮食，如排骨汤、牛奶、鸡蛋等。

（2）体位护理：抬高患肢。

（3）病情观察：监测生命体征、患肢及伤口局部情况。

（4）功能锻炼：方法参见术前。

八、健康教育

1. 体位　股骨中段以上骨折患者下床活动时，应始终保持患肢的外展位，以免因负重和内收肌的作用而发生继发性向外成角突起畸形。

2. 术后功能康复锻炼　耐心宣教术后功能康复的重要性，解除患者焦虑心理，增强患者信心，积极配合治疗。

（1）术后第 2 天开始股四头肌收缩锻炼、踝泵运动，促进肢体血液循环，有利于患肢消肿及预防下肢静脉血栓。

（2）术后第 3 天练习深呼吸，利用吊环抬起上半身，以锻炼上肢肌肉和扩胸运动，预防肺部感染；练习伸直膝关节，但膝关节屈曲应遵医嘱执行。

（3）术后 1 周可练习下地站立，逐步进行扶拐行走，患肢由不负重到一部分负重，最后全负重。由于股骨干骨折的愈合及重塑时间延长，因此需较长时间扶拐锻炼。扶拐方法的正确与否与发生继发性畸形、再损伤，甚至臂丛神经损伤等有密切关系。因此，应教会患者正确使用双拐。

3. 保守治疗康复锻炼

（1）行牵引治疗期间，指导患者进行股四头肌收缩锻炼及踝泵运动，20~30 次/组，3 组/日。

（2）去除牵引后，在床上全面锻炼膝关节和肌肉再下地行走，开始时患肢不能负重，需拄拐并注意保护以防跌伤，待适应下地行走后，再逐渐负重。

4. 出院指导

（1）生活规律，心情愉快，保证睡眠。

（2）避免感冒，室内经常通风换气，保持空气清新。

（3）鼓励患者进食高蛋白、高热量、高维生素饮食，多食粗纤维食物，避免大便秘结。指导患者多食含钙高的食物，如牛奶、海米、虾皮等以促进骨折愈合。

（4）出院 1 个月后复查。2~3 个月后行 X 线片复查。若骨折已骨性愈合，可酌情使用单拐而后弃拐行走。

（万　芳）

参考文献

[1] 翁素贞，叶志霞，皮红英. 外科护理. 上海：复旦大学出版社，2016.

[2] 吴军. 康复护理. 北京：中国医药科技出版社，2015.

[3] 王建荣，周玉虹. 外科疾病护理指南. 北京：人民军医出版社，2012.

[4] 李建民，孙玉倩. 外科护理学. 北京：清华大学出版社，2014.

[5] 王庆梅，曾俊. 新编手术室护理学. 北京：军事医学科学出版社，2014.

[6] 高兴莲，郭莉. 手术室专科护理学. 北京：科学出版社，2014.

[7] 温韬雪. 危重症临床护理指南. 北京：人民卫生出版社，2013.

[8] 张小来，李君，马淑贤. 内科护理学. 北京：科学出版社，2013.

[9] 尹安春，史铁英. 内科疾病临床护理路径. 北京：人民卫生出版社，2014.

[10] 李小寒，尚少梅. 基础护理学. 第5版. 北京：人民卫生出版社，2014.

[11] 姜安丽. 新编护理学基础. 第2版. 北京：人民卫生出版社. 2013.

[12] 陈金宝，刘强，姜桂春. 肿瘤护理学. 上海：上海科学技术出版社，2016.

[13] 谭工. 康复护理学. 北京：中国医药科技出版社，2015.

[14] 强万敏，姜永亲. 肿瘤护理学. 天津：天津科技翻译出版公司，2016.

[15] 陆一春，刘海燕. 内科护理学. 北京：科学出版社，2016.

[16] 顾沛. 外科护理学. 上海：上海科学技术出版社，2012：243-249.

[17] 唐少兰，杨建芬. 外科护理. 第3版. 北京：北京科学出版社，2015.

[18] 李艳梅. 神经内科护理工作指南. 北京：人民卫生出版社，2016.

[19] 魏革，刘苏君，等. 手术室护理学. 北京：人民卫生出版社，2014.

[20] 潘瑞红. 专科护理技术操作规范. 武汉：华中科技大学出版社，2016.

[21] 曹伟新，李乐之. 外科护理学. 第5版. 北京：人民卫生出版社，2014.

[22] 马双莲，丁玥. 临床肿瘤护理学. 北京：北京大学医学出版社，2013：231-237.

[23] 胡雁，陆箴琦. 实用肿瘤护理. 上海：上海科学技术出版社，2012：318-337.

[24] 尤黎明，吴瑛. 内科护理学. 第5版. 北京：人民卫生出版社，2014.